Pharmazeutische Synonyma

Unter Berücksichtigung des geltenden und älterer
Deutscher Arzneibücher, pharmazeutischer
Kompendien sowie fremdsprachlicher
Arzneibücher zusammengestellt

von

Dr. Richard Brieger
wissenschaftlichem Redakteur der
Pharmazeutischen Zeitung, Berlin

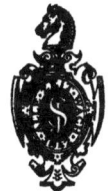

Berlin
Verlag von Julius Springer
1929

Alle Rechte vorbehalten.

ISBN-13: 978-3-642-98771-7   e-ISBN-13: 978-3-642-99586-6
DOI: 10.1007/978-3-642-99586-6
Softcover reprint of the hardcover 1st edition 1929

Vorwort.

Dieses Synonymenverzeichnis verdankt seine Entstehung Nachfragen, die bei der Verlagsbuchhandlung nach einem knapp gehaltenen, kritisch gesichteten Nachschlagebuch aus Fachkreisen einliefen. Es wurde daher nicht möglichst weitgehende Vollständigkeit, sondern eine dem praktischen Bedürfnis angepaßte Auswahl angestrebt. Die Sammlung des Materials erfolgte bei der aus anderen Gründen vorgenommenen Durchsicht deutscher und ausländischer Arzneibücher neuesten wie auch älteren Datums, wozu noch die Durchsicht mehrerer Kompendien, Handbücher und ähnlicher Sammelwerke kam. Es wurden in erster Reihe die der lateinischen Sprache entstammenden Synonyma angeführt. Deutsche Synonyma wurden in Anbetracht dessen, daß Verzeichnisse deutscher und besonders volkstümlicher Arzneimittelbezeichnungen ja überall in Gebrauch sind (so z. B. das von Arends) nur in zweiter Linie berücksichtigt. Da dem Verfasser ferner häufig bei seiner Redaktionstätigkeit Rezepte usw. mit fremdsprachlichem Inhalt vorgelegt wurden, deren Übersetzung den Einsendern Schwierigkeiten bereitet hatte, so wurden auch englische, französische, italienische, spanische und holländische Bezeichnungen, soweit es zweckmäßig schien, in den Rahmen dieser Sammlung mit einbezogen. Was die Auswahl der Mittel, deren Synonyma angeführt wurden, selbst anlangt, so wurden vor allem die in die 6. Ausgabe des Deutschen Arzneibuches aufgenommenen Chemikalien, Arzneipflanzen und galenischen Präparate, darüber hinaus aber noch zahlreiche andere Mittel der genannten Kategorien berücksichtigt.

Die Anordnung erfolgte in der Weise, daß die Bezeichnungen, deren Synonyma angeführt werden, in Fettdruck erscheinen und die Synonyma selbst in der Reihenfolge lateinisch, deutsch, englisch (e), französisch (fr), italienisch (it), spanisch (sp) und holländisch (h) in gewöhnlichem Druck folgen. Um ein gesondertes Register zu vermeiden, wurden, stets im fortlaufenden Alphabet, die Synonyma selbst in Kleindruck mit den Bezeichnungen, zu denen sie gehören, aufgeführt, so daß also Numerierungen oder Seitenhinweise völlig unterbleiben konnten.

Bei den Drogen wolle man bedenken, daß Bezeichnungen wie „Folia" und „Herba" z. B. nicht immer streng auseinandergehalten werden, und daß in manchen fremdsprachlichen Arzneibüchern die Pflanzenbezeichnung für die Droge ohne nähere Angabe bezüglich des Pflanzenteils angewendet wird.

Es dürfte zweckmäßig sein, noch ein Wort darüber zu sagen, daß vielfach einzelne Synonyma als unrichtig bezeichnet werden, und daß die Aufnahme solcher unrichtigen Synonyma in Synonymenverzeichnisse gerügt werden könnte. Diese angebliche Unrichtigkeit kann sogar verschiedenartig sein. Wenn z. B. ein Arzneibuch die Bezeichnung „Flores Croci" für Crocus anführt, so ist das zwar zweifellos an sich unrichtig, trotzdem muß ein solcher Ausdruck aber in ein Synonymenverzeichnis aufgenommen werden, wenn er tatsächlich als Bezeichnung eingeführt ist oder war. Daß dem aber so ist, kann ja keinem Zweifel unterliegen, wenn es sich um die offizielle Bezeichnung eines Arzneibuches handelt. Anders liegt der Fall aber vielfach dann, wenn lediglich bezüglich der Schreibweise Unterschiede bestehen, wie etwa folgendes Beispiel zeigt: Für Unguentum Hydrargyri album fand sich ein Synonym „Unguentum Werhofii". Daneben fanden sich aber auch „Unguentum Werlhofii" und „Unguentum Werthofii". Was ist richtig? Hagers Handbuch der Pharm. Praxis verzeichnet in älteren Ausgaben ein „Unguentum Walhofii", aber das ist nach diesem Handbuch ein Synonym für rote Präzipitatsalbe! Poggendorffs biograph.-literar. Handwörterbuch führt keinen der genannten Namen auf. Schließlich fand sich, daß die heute als Purpura idiopathica (haemorrhagica) bezeichnete Krankheit früher den Namen Morbus maculosus Werlhofi führte. Daß Nachforschungen solcher Art und die Aufnahme von Erläuterungen den Rahmen eines Verzeichnisses, wie des vorliegenden, in jeder Hinsicht überschreiten, bedarf wohl keiner Begründung. Man bekäme sonst an Stelle eines praktisch brauchbaren Nachschlagebuches ein umfangreiches Quellenwerk. Zu Entscheidungen historisch-kritischer Fragen halte ich aber lediglich die Pharmaziehistoriker für zuständig.

Man werte also das vorliegende Buch als das, was es sein soll, ein Hilfsmittel für die Praxis des Arzneiwarenhandels im allgemeinen und des Apothekers im besonderen.

Berlin, im Januar 1929.

Dr. **Richard Brieger**.

Erläuterungen
zum Gebrauch dieses Synonymenverzeichnisses:

Was nicht unter C zu finden ist, suche man unter K bzw. Z. Sulfur wird in den verschiedenen Quellenwerken bald Sulfur, bald Sulphur geschrieben; an Stelle von y findet sich oft i (Oxidum); was wir gewöhnlich als Maskulinum behandeln, ist in ausländischen Arzneibüchern oft Neutrum (Alcohol dehydratum) usw. usw.

ae, oe, ue sind im Alphabet unter a, o, u, eingereiht, außer in den Fällen, in denen es sich nicht um Umlaute handelt, wie z. B. in dem Wort aeratum.

Was sich unter **Folia** nicht findet, suche man unter **Herba** oder umgekehrt, ähnlich bei **Fructus** und **Semen**, **Radix** und **Rhizoma.**

Um Wiederholungen tunlichst zu vermeiden, sind vielfach Klammern angewendet worden. Die Art ihrer Verwendung geht aus folgenden Beispielen hervor:

Ammonium muriaticum ferruginosum (martiale) (martiatum)—Ammonium chloratum ferratum.

ist aufzulösen in

Ammonium muriaticum ferruginosum—Ammonium chloratum ferratum
Ammonium muriaticum martiale—Ammonium chloratum ferratum
Ammonium muriaticum martiatum—Ammonium chloratum ferratum.

Dagegen ist

Sal alcali volatile (v. siccum)—Ammonium carbonicum

aufzulösen in

Sal alcali volatile—Ammonium carbonicum
Sal alcali volatile siccum—Ammonium carbonicum.

(e) verweist auf Bezeichnungen aus englischsprachlichen Arzneibüchern usw.; (US) bedeutet, daß in den Vereinigten Staaten von Nordamerika ein in anderen englischen Sprachgebieten nicht gebräuchlicher Spezialausdruck Anwendung findet; (fr) bedeutet französisch, (it) italienisch, (sp) spanisch und (h) holländisch.

Aalhornbeeren—Fructus Sambuci.
Aalraupenpflaster—Emplastrum Cerussae.
Aardnoten Olie—Oleum Arachidis.
Aberraute—Herba Abrotani.
Abführlatwerge—Electuarium Sennae.
Abführmus—Electuarium Sennae.
Abführsaft—Sirupus Sennae cum Manna.
Abrussamen—Semen Jequirity.
Absinth—Herba Absinthii.
Absynthium—Herba Absynthii.
Abzehrungskräuter—Herba Galeopsidis.
Acacia (e)—Gummi arabicum.
Acacia catechu (L. fil.) Willdenow. Mimosa catechu L. fil.
Acacia Gummi—Gummi arabicum.
Acacia senegal (L.) Willdenow. Acacia verek Guillemin et Perrottet, Mimosa senegal L.
Acacia suma Kurz. Mimosa suma Roxburgh.
Acacia verek Guillemin et Perrottet—Acacia senegal (L.) Willdenow.
Acajou a Pommes—Anacardia.
Acartium—Minium.
Aceite de Almendras dulces—Oleum Amygdalarum.
Aceite de Cacahuete—Oleum Arachidis.
Aceite de Cacao—Oleum Cacao.
Aceite de Croton tiglio—Oleum Crotonis.
Aceite de Grano tiglio—Oleum Crotonis.
Aceite de Higado de bacalao—Oleum Jecoris Aselli.
Aceite de Laurel—Oleum Lauri.
Aceite de Olivas—Oleum Olivarum.
Aceites esenciales—Olea aethera.
Acetanilidum. Antifebrin, Azetylamidobenzol, Azetylanilin, Phenylazetamid.
Acetas Ammonii—Ammonium aceticum.
Acetas Ammonii solutus—Liquor Ammonii acetici.
Acetas aethylicus—Aether aceticus.
Acetas Ferri liquidum—Liquor Ferri acetici.
Acetas kalicus (Kalii)—Kalium aceticum.
Acetas Kalii liquidum—Liquor Kalii acetici.
Acetas Lixiviae—Kalium aceticum.
Acetas Lixiviae liquidus—Liquor Kalii acetici.
Acetas Naphthae—Aether aceticus.
Acetas natricus (Natrii)—Natrium aceticum.
Acetas Plumbi (plumbicus)—Plumbum aceticum.
Acetas Plumbi neuter—Plumbum aceticum.
Acetas Potassae—Kalium aceticum.
Acetas Potassae liquidus—Liquor Kalii acetici.

Acetas Saturni—Plumbum aceticum.
Acetas Sodae (sodicus)—Natrium aceticum.
Acetas superplumbicus aquosus—Liquor Plumbi subacetici.
Acetas triplumbicus—Liquor Plumbi subacetici.
Acétate d'Éthyl—Aether aceticus.
Acétate basique de Plomb dissous—Liquor Plumbi subacetici.
Acetato basico di Piombo—Liquor Plumbi subacetici.
Acetic Ether—Aether aceticus.
Aceto—Acetum.

Acetonum. Alcohol aceti, Aether lignosus, Liquor pyro-aceticus, Spiritus aceti empyreumaticus. Spiritus pyro-aceticus. Aldehyd methylierter, Brenzessiggeist, Dimethylketon, Essigalkohol, Essiggeist, Ketopropan, Mesitalkohol, Mesitgeist, Propanon. Pyroacetic Spirit (e); Éther pyroacétique (fr); Chetone, Metilacetone (it).

Aceto scillitico—Acetum Scillae.
Acetphenetidinum—Phenacetinum.

Acetum. Acetum commune, Acetum crudum, Acetum Vini. Roher Essig, Weinessig. Acidum aceticum dilutum (US, e); Vinegar (e); Oxéolat simple, Vinaigre (fr); Aceto (it); Vinagre (sp); Azijn (h).

Acetum acerrimum—Acidum aceticum.
Acetum anglicum—Acetum aromaticum.
Acetum antisepticum—Acetum aromaticum.

Acetum aromaticum. Acetum anglicum, Acetum antisepticum, Acetum berolinense, Acetum bezoardicum, Acetum cardiacum, Acetum pestilentiale, Acetum prophylacticum, Acetum quatuorlatronum. Gewürzessig, Goldblumenessig, Kräuteressig, Räuberessig, Spitzbubenessig, Vier Räuberessig.

Acetum berolinense—Acetum aromaticum.
Acetum bezoardicum—Acetum aromaticum.
Acetum cardiacum—Acetum aromaticum.
Acetum chalybeatum—Liquor Ferri acetici.
Acetum commune—Acetum.
Acetum concentratissimum—Acidum aceticum.
Acetum concentratum—Acidum acetum dilutum.
Acetum cristallisabile—Acidum aceticum.
Acetum crudum—Acetum.
Acetum destillatum—Acidum aceticum dilutum.
Acetum dulcificatum siehe Aether aceticus.
Acetum gelu concentratum—Acidum aceticum.
Acetum glaciale—Acidum aceticum.
Acetum Laudani—Acetum Opii.
Acetum Ligni empyreumaticum—Acetum pyrolignosum.
Acetum Lignorum—Acetum pyrolignosum.
Acetum Lithargyri—Liquor Plumbi subacetici.
Acetum ope aeruginis concentratum—Acidum aceticum.

Acetum Opii. Acetum Laudani, Acetum Opii aromaticum, Acetum thebaicum, Guttae nigrae, Liquor anodynus Hoaltonii, Liquor Opii aceticus, Liquor Opii sedativus. Opiumessig.

Acetum Opii aromaticum—Acetum Opii.
Acetum per frigus concentratum—Acidum aceticum dilutum.

Acetum pestilentiale—Acetum aromaticum.
Acetum philosophicum—Acidum aceticum.
Acetum Plumbi—Liquor Plumbi subacetici.
Acetum plumbicum—Liquor Plumbi subacetici.
Acetum Plumbi dilutum—Aqua Plumbi.
Acetum prophylacticum—Acetum aromaticum.
Acetum purum—Acidum aceticum dilutum.

Acetum pyrolignosum. Acetum Ligni empyreumaticum. Acetum Lignorum, Acetum pyroxylicum, Acidum aceticum empyreumaticum, Acidum Lignorum, Acidum pyroaceticum, Acidum pyrolignosum, Acidum pyroxylicum. Essentia Lignorum, Liquor Lignorum (lignosus), Liquor pyrolignosus, Spiritus Ligni acidus, Spiritus pyrolignosus, Spiritus pyroxylicus. Holzessigsäure, Holzsäure. Pyroessigsäure.

Acetum pyrolignosum rectificatum. Rektifizierte Holzessigsäure.

Acetum pyroxylicum—Acetum pyrolignosum.
Acetum quatuorlatronum—Acetum aromaticum.
Acetum radicale—Acidum aceticum.

Acetum Sabadillae. Läuseessig.

Acetum Saturni—Liquor Plumbi subacetici.
Acetum saturninum—Liquor Plumbi subacetici.

Acetum Scillae. Acetum scillitum (scilliticum), Acetum Squillae, Acetum Urgineae. Meerzwiebelessig. Vinegar of Squill (e); Vinaigre de scille (scillitique) (fr); Aceto scillitico (it); Vinagre de escila (sp).

Acetum scilliticum (scillitum)—Acetum Scillae.
Acetum Squillae—Acetum Scillae.
Acetum stillatitium—Acidum aceticum dilutum.
Acetum thebaicum—Acetum Opii.
Acetum Urgineae—Acetum Scillae.
Acetum Vini—Acetum.
Acetum Vini concentratum (destillatum)—Acidum aceticum dilutum.
Achiat—Orleana.
Achiotte—Orleana.
Achiotte indorum—Orleana.
Acibar—Aloe.
Acid Carbonate of Potassium (of Potash)—Kalium bicarbonicum.
Acide acétique cristallisable—Acidum aceticum.
Acide arsénieux—Acidum arsenicosum.
Acide azotique—Acidum nitricum.
Acide borique—Acidum boricum.
Acide carboneux—Acidum oxalicum.
Acide chlorazotique—Acidum nitrico-hydrochloricum.
Acide chlorhydrique—Acidum hydrochloricum.
Acide cyanhydrique dissous—Acidum hydrocyanicum dilutum.
Acide dextroracémique—Acidum tartaricum.
Acide digallique—Acidum tannicum.
Acide du Tartre—Acidum tartaricum.
Acide formique—Acidum formicicum.
Acide gallotannique—Acidum tannicum.
Acide muriatique—Acidum hydrochloricum.
Acide nitrique—Acidum nitricum.

Acide sulfurique alcoolisé—Mixtura sulfurica acida.
Acido acetico—Acidum aceticum.
Acido agallico—Acidum gallicum.
Acido clor(h)idrico—Acidum hydrochloricum.
Acido cromico—Acidum chromicum.
Acido dicarbossilico—Acidum oxalicum.
Acido fenico—Phenolum.
Acido muriatico—Acidum hydrochloricum.
Acido nitrico—Acidum nitricum.
Acido ossalico—Acidum oxalicum.
Acido solforico alcoolizzato—Mixtura sulfurica acida.
Acido solforico inglese—Acidum sulfuricum crudum.
Acid Sodium Carbonate—Natrium bicarbonicum.
Acidum acerrimum—Acidum aceticum.
Acidum Aceti concentratissimum—Acidum aceticum.

Acidum aceticum. Acetum acerrimum, Acetum concentratissimum, Acetum cristallisabile, Acetum gelu concentratum, Acetum glaciale, Acetum ope aeruginis concentratum, Acetum philosophicum, Acetum radicale, Acidum acerrimum, Acidum Aceti concentratissimum, Acidum aceticum concentratum, Acidum aceticum cristallisabile, Acidum aceticum glaciale, Acidum acetosum forte, Acidum tartaricum volatile, Acor aceticus cristallisatus, Spiritus Aceti concentratus, Spiritus Aeruginis, Spiritus Saturni. Azetylsäure, Eisessig, Essigsäurehydrat, Konzentrierte Essigsäure, Radikaler Essig. Radical Vinegar (e); Acide acétique cristallisable, Esprit de Vinaigre, Vinaigre glacial (fr); Acido acetico (it, sp); Azijnzuur (h).

Acidum aceticum (US, e)—Acidum aceticum dilutum.
Acidum aceticum concentratum—Acidum aceticum.
Acidum aceticum cristallisabile—Acidum aceticum.

Acidum aceticum dilutum. Acetum concentratum, Acetum destillatum, Acetum per frigus concentratum, Acetum purum, Acetum stillatitium, Acetum vini concentratum (destillatum), Acidum aceticum tenue, Acidum aceticum Westendorfii, Alcohol Aceti, Spiritus Aceti (A. dilutus). Destillierter Essig, Konzentrierter Essig. Acidum aceticum (US, e).

Acidum aceticum dilutum (US, e)—Acetum.
Acidum aceticum dulcificatum siehe Aether aceticus.
Acidum aceticum empyreumaticum—Acetum pyrolignosum.
Acidum aceticum glaciale—Acidum aceticum.
Acidum aceticum tenue—Acidum aceticum dilutum.
Acidum aceticum trichloratum—Acidum trichloraceticum.
Acidum aceticum vinosum—siehe Aether aceticus.
Acidum aceticum Westendorfii—Acidum aceticum dilutum.
Acidum Acetosellae—Acidum oxalicum.
Acidum acetosum forte—Acidum aceticum.

Acidum acetylosalicylicum. Aspirin, Azeta, Azetsalizylsäure, Azetylin.
Acidum acetyltannicum—Tannigen.

Acidum agaricinicum. Agaricinum. Agarazin, Agarizinsäure, Larizinsäure, Zetylzitronensäure.

Acidum amarum—Acidum picronitricum.

Acidum anhydrochromicum—Acidum chromicum.
Acidum arseniciosum—Acidum arsenicosum.
Acidum arsenicosum. Acidum arseniciosum, Acidum arseniosum, Arseniciosum, Arsenicum album, Arsenicum oxydulatum album, Arsenicosum Grenii, Arseni Trioxydum, Deutoxydum Arsenici, Flores Arsenici, Oxydulum Arsenici. Arsenigsäureanhydrid, Arsenik, Arsenikblumen, Arsenik weißer, Arsensesquioxyd, Arsentrioxyd, Gereinigter Hüttenrauch, Giftmehl, Hüttenrauch. Arsenic trioxyde, Arsenous acid (anhydride) (e); Acide arsénieux, Anhydride arsénieux, Fleurs d'Arsénic (fr); Anidride arseniosa, Arsenico bianco (it); Anhidrido arsenioso, Arsenico blanco (sp).
Acidum arseniosum—Acidum arsenicosum.
Acidum azoticum—Acidum nitricum.
Acidum benzoicum. Acidum benzoicum e resina, Acidum benzoicum e Toluolo, Acidum benzoicum sublimatum, Acidum benzoylicum sublimatum, Flores Benzoes, Sal essentiale benzoicum. Benzoeblumen, Benzoesäure, Benzoylsäure, Harzbenzoesäure, Phenylameisensäure, Sublimierte Benzoylsäure. Flowers of Benjamin (Benzoin) (e); Fleurs de Benjoin (fr); Fiori di belgioino (it).
Acidum benzoicum e resina—Acidum benzoicum.
Acidum benzoicum e Toluolo—Acidum benzoicum.
Acidum benzoicum sublimatum—Acidum benzoicum.
Acidum benzoylicum sublimatum—Acidum benzoicum.
Acidum boracicum—Acidum boricum.
Acidum boricum. Acidum boracicum, Acidum orthoboricum, Acor boracicus, Acor boricus, Flores Boracis, Sal narcoticum Hombergii, Sal sedativum Hombergii, Sal volatile narcoticum. Boraxsäure, Sedativsalz. Boracic acid, Boric acid, Hydrogen Borate (e); Acide borique (fr).
Acidum borussicum dilutum—Acidum hydrocyanicum dilutum.
Acidum camphoratum—Acidum camphoricum.
Acidum camphoricum. Acidum camphoratum.
Acidum carboazoticum—Acidum picronitricum.
Acidum carbolicum cristallisatum—Phenolum.
Acidum carbolicum liquefactum—Phenolum liquefactum.
Acidum carbonosum—Acidum oxalicum.
Acidum chlorhydricum—Acidum hydrochloricum.
Acidum chloronitricum—Acidum nitrico-hydrochloricum.
Acidum chromicum. Acidum anhydrochromicum, Anhydrum chronicum. Chromsäureanhydrid, Chromtrioxyd. Chromic Acid (Anhydride), Chromii Trioxydum (e); Anhydride chromique (fr); Anidride cromica, Triossido di cromo (it); Acido cromico (it, sp).
Acidum chrysophanicum—Chrysarobinum.
Acidum chrysophanicum crudum—Chrysarobinum.
Acidum citricum. Acidum Limonis (Limonum), Sal essentiale Citri. Citronensalz, 3-Methylsäure-pentanol-3-disäure, β-Oxytrikarballylsäure, Zitronensalz. Citric acid (e).
Acidum cressylicum (c. crudum)—Cresolum crudum.
Acidum cyanhydricum dilutum—Acidum hydrocyanicum dilutum.

Acidum diaethylbarbituricum. Diethylmalonyl urea, Malonurea, Malourea, Urea diäthylmalonylica. Diäthylmalonylharnstoff, Diäthylmalonylkarbamid, Veronal. Barbital, Barbitalum, Barbitonum (e).

Acidum digallicum—Acidum tannicum.
Acidum elainicum—Acidum oleinicum.
Acidum Formicarum—Acidum formicicum.

Acidum formicicum. Acidum Formicarum, Acidum Formicum, Acidum formylicum. Formoxylsäure, Formylsäure, Hydrokarbonsäure, Methansäure. Aminic acid, Formic acid (e); Acide formique (fr).

Acidum Formicum—Acidum formicicum.
Acidum formylicum—Acidum formicicum.
Acidum galacticum—Acidum lacticum.
Acidum gallaceum—Acidum gallicum.

Acidum gallicum. Acidum gallaceum, Dioxysalizylsäure, Trioxybenzoesäure. Acido agallico (sp).

Acidum gallo-tannicum—Acidum tannicum.
Acidum Halleri—Mixtura sulfurica acida.
Acidum hydrochloratum—Acidum hydrochloricum.

Acidum hydrochloricum. Acidum chlorhydricum, Acidum hydrochlorinicum, Acidum hydrochloratum, Acidum marinae purum, Acidum muriaticum, Acidum Salis (S. culinaris), Spiritus Salis acidus. Chlorwasserstoffsäure, Kochsalzsäure, Kochsalzspiritus, Salzgeist, saurer, Salzspiritus, saurer. Chlorhydric acid, Marine acid, Muriatic acid, Spirit of Sea Salt (e); Acide chlorhydrique, Acide muriatique (fr); Acido cloridrico (it); Acido muriatico (it, sp); Acido clorhidrico (sp).

Acidum hydrochlorinicum—Acidum hydrochloricum.
Acidum hydrocyanatum dilutum—Acidum hydrocyanicum dilutum.

Acidum hydrocyanicum dilutum. Acidum borussicum dilutum, Acidum cyanhydricum solutum, Acidum hydrocyanatum dilutum, Acidum zooticum dilutum. Cyanhydric Acid, Diluted Prussic Acid (e); Acide cyanhydrique dissous (fr).

Acidum hydrosulfuricum liquidum—Aqua hydrosulfurata.
Acidum hydrothionicum—Aqua hydrosulfurata.
Acidum isolacticum—Acidum lacticum.

Acidum lacticum. Acidum galacticum, Acidum isolacticum. Äthylidenmilchsäure, Gärungsmilchsäure, α-Oxypropionsäure. Lactic acid (e).

Acidum Lignorum—Acetum pyrolignosum.
Acidum Limonis (Limonum)—Acidum citricum.
Acidum marinae purum—Acidum hydrochloricum.
Acidum mercurisalicylicum—Hydrargyrum salicylicum.
Acidum methylosalicylicum—Oleum Gaultheriae.
Acidum muriaticum—Acidum hydrochloricum.
Acidum muriaticum dulcificatum—Spiritus Aetheris chlorati.
Acidum muriaticum oxygenatum—Aqua chlorata.
Acidum Nitri—Acidum nitricum.

Acidum nitrico-hydrochloricum. Acidum chloronitricum, Acidum nitro-muriaticum, Aqua Regis (regia). Königswasser, Salpetersalzsäure. Nitromuriatic acid (e); Acide chlorazotique (fr).

Acidum nitrico-nitrosum—Acidum nitricum fumans.
Acidum nitricum. Acidum azooticum, Acidum azoticum, Acidum Nitri, Acidum septicum, Aqua fortis, Aqua valens, Spiritus Nitri (N. acidus). Niteröl, Salpetergeist, Scheidewasser. Nitric acid, Spirit of Nitre (e); Acide azotique, Acide nitrique (fr); Acido nitrico (it, sp); Sterkwater, Zaltpeterzuur (h).
Acidum nitricum crudum. Scheidewasser.
Acidum nitricum dulcificatum—Spiritus Aetheris nitrosi.
Acidum nitricum fumans. Acidum nitrico-nitrosum, Acidum Nitri Glauberi, Acidum Nitri phlogistatum, Acidum nitroso-nitricum, Oleum Nitri fumans, Spiritus Glauberi fumans, Spiritus Nitri fumans. Salpetrige Salpetersäure.
Acidum nitricum vinosum—Spiritus Aetheris nitrosi.
Acidum Nitri Glauberi—Acidum nitricum fumans.
Acidum Nitri phlogistatum—Acidum nitricum fumans.
Acidum nitro-muriaticum—Acidum nitrico-hydrochloricum.
Acidum nitroso-nitricum—Acidum nitricum fumans.
Acidum nitroxanthicum—Acidum picronitricum.
Acidum oleicum—Acidum oleinicum.
Acidum oleinicum. Acidum elainicum, Acidum oleicum. Elainsäure. Elaic Acid, Oleic Acid (e).
Acidum orthoboricum—Acidum boricum.
Acidum Ossium—Acidum phosphoricum.
Acidum oxalicum. Acidum Acetosellae, Acidum carbonosum, Acidum saccharicum, Sal essentiale Acetosellae. Kleesäure, Zuckersäure. Acide carboneux (fr); Acido dicarbossilico, Acido ossalico (it).
Acidum oxybenzoicum—Acidum salicylicum.
Acidum oxymuriaticum—Aqua chlorata.
Acidum phenicum—Phenolum.
Acidum phenylaethylbarbituricum. Urea phenylaethylmalonylica. Phenyläthylmalonylharnstoff. Phenobarbitalum (e).
Acidum phenylchinolincarbonicum. Phenylcinchoninsäure. Cinchophenum (e); Phenyl-quinoline carboxylic acid (fr).
Acidum phenylicum—Phenolum.
Acidum phosphoricum. Acidum Ossium, Acidum phosphoricum per deliquium, Acidum phosphoricum perfectum. Orthophosphorsäure.
Acidum phosphoricum per deliquium—Acidum phosphoricum.
Acidum phosphoricum perfectum—Acidum phosphoricum.
Acidum picricum—Acidum picronitricum.
Acidum picronitricum. Acidum amarum, Acidum carboazoticum, Acidum nitroxanthicum, Acidum picricum, Acidum trinitrocarbolicum, Acidum trinitrophenylicum. Pikrinsäure, Trinitrophen, Trinitrophenol.
Acidum pyroaceticum—Acetum pyrolignosum.
Acidum pyrogallicum—Pyrogallolum.
Acidum pyrolignosum—Acetum pyrolignosum.
Acidum pyroxylicum—Acetum pyrolignosum.
Acidum quercitannicum—Acidum tannicum.

Acidum saccharicum—Acidum oxalicum.

Acidum salicylicum. Acidum oxybenzoicum, Acidum spiricum, Acidum spiroylicum. Orthooxybenzoesäure, Spirylsäure, Spirocylsäure, Spirsäure.

Acidum salicylsulfonicum—Acidum sulfosalicylicum.
Acidum Salis (S. culinaris)—Acidum hydrochloricum.
Acidum Salis dulcificatum (dulcis)—Spiritus Aetheris chlorati.
Acidum santonicum—Santoninum.
Acidum scheelicum—Acidum wolframicum.
Acidum scytodepsicum—Acidum tannicum.
Acidum septicum—Acidum nitricum.
Acidum spiricum—Acidum salicylicum.
Acidum spiroylicum—Acidum salicylicum.
Acidum stearicum—Acidum stearinicum.

Acidum stearinicum. Acidum stearicum, Stearinum. Bassiasäure, Talgsäure, Zetylessigsäure.

Acidum stibicum. Materia perlata Kerkringii. Metantimonsäure.

Acidum stibiosum—Stibium oxydatum.

Acidum sulfosalicylicum. Acidum salicylsulfonicum.

Acidum sulfuricum. Acidum sulfuricum purum, Acidum sulfuricum rectificatum, Acidum Vitrioli (V. concentratum) purum. Hydrogen Sulphate, Vitriolic acid (e).

Acidum sulfuricum anglicum—Acidum sulfuricum crudum.
Acidum sulfuricum aromaticum—Tinctura aromatica acida.
Acidum sulfuricum berolinense—Acidum sulfuricum crudum.

Acidum sulfuricum crudum. Acidum sulfuricum anglicum, Acidum sulfuricum berolinense, Oleum Vitrioli. Eisöl, Englische Schwefelsäure, Schwefelöl, Sueröl, Vitriolgeist, Vitriolöl, Vitriolsäure, Vitriolspiritus. Acido solforico inglese (it).

Acidum sulfuricum crudum dilutum. Putzsäure, Putzwasser.

Acidum sulfuricum dilutum. Acidum Vitrioli dilutum (tenue), Spiritus Sulfuris acidus, Spiritus Vitrioli acidus. Putzwasser, Sauerwasser, Vitriolspiritus.

Acidum sulfuricum fumans. Acidum sulfuricum saxonicum, Oleum, Oleum glaciale Vitrioli, Oleum Vitrioli. Nordhäuser Schwefelsäure, Nordhäuser Vitriol(öl), Sächsische Schwefelsäure. Oil of Vitriol (e); Huile de Vitriol (fr); Olio di vetriolo (it).

Acidum sulfuricum purum—Acidum sulfuricum.
Acidum sulfuricum rectificatum—Acidum sulfuricum.
Acidum sulfuricum saxonicum—Acidum sulfuricum fumans.
Acidum sulfuricum spirituosum—Mixtura sulfurica acida.

Acidum tannicum. Acidum digallicum, Acidum gallo-tannicum, Acidum quercitannicum, Acidum scytodepsicum, Acidum tannicum cristallisatum, Principium scytodepsicum, Tanninum, Tannium. Galläpfelgerbsäure, Gallusgerbsäure, Gerbstoff. Digallic acid, Gallotannic acid (e), Acide digallique, Acide gallotannique (fr).

Acidum tannicum cristallisatum—Acidum tannicum.
Acidum Tartari—Acidum tartaricum.

Acidum tartaricum. Acidum Tartari, Acidum Tartari essentiale, Acidum Vini phlogisticatum, Sal essentiale Tartari. Dioxybernsteinsäure, Weinsteinsäure. Dextrotartaric acid (e); Acide dextroracémique, Acide du Tartre (fr).

Acidum tartaricum volatile—Acidum aceticum.
Acidum Tartari essentiale—Acidum tartaricum.
Acidum thiolinicum—Oleum Lini sulfuratum.
Acidum thymicum—Thymolum.
Acidum trinitrocarbolicum—Acidum picronitricum.

Acidum trichloraceticum. Acidum aceticum trichloratum. Dreifachchloressigsäure, Dreifach gechlorte Essigsäure.

Acidum trinitrophenylicum—Acidum picronitricum.
Acidum tungstenicum—Acidum wolframicum.
Acidum Vini phlogisticatum—Acidum tartaricum.
Acidum Vitrioli (V. concentratum)—Acidum sulfuricum.
Acidum vitriolicum dulcificatum—Mixtura sulfurica acida und Spiritus aethereus.
Acidum Vitrioli dilutum—Acidum sulfuricum dilutum.
Acidum Vitrioli dulcificatum—Mixtura sulfurica acida und Spiritus aethereus.
Acidum Vitrioli purum—Acidum sulfuricum.
Acidum Vitrioli tenue—Acidum sulfuricum dilutum.
Acidum Vitrioli vinosum—Spiritus aethereus.
Acidum Vitrioli vinosum tenue—Spiritus aethereus.

Acidum wolframicum. Acidum scheelicum, Acidum tungstenicum.

Acidum zooticum dilutum—Acidum hydrocyanicum dilutum.
Ackergraswurzel—Rhizoma Graminis.
Ackerlattichblätter—Folia Fafarae.
Ackerleinkraut—Herba Linariae.
Ackermannskraut—Herba Anchusae.
Ackermohn—Flores Rhoeados.
Ackerschachtelhalm—Herba Equiseti.
Ackerschnalle—Flores Rhoeados.
Ackerveilchen—Herba Violae tricoloris.
Ackerviole—Herba Violae tricoloris.
Aconiti tuber P. J.—Tubera Aconiti.
Acor aceticus cristallisatus—Acidum aceticum.
Acor boracicus—Acidum boricum.
Acor boricum—Acidum boricum.
Acor meconicus—Morphinum.
Acqua—Aqua.
Acqua con acetato di piombo—Aqua Plumbi.
Acqua di calce—Aqua Calcariae.
Acqua distillata di arancio—Aqua Aurantii florum.
Acqua fenica—Aqua phenolata.
Acqua ossigenata—Hydrogenium peroxydatum solutum.
Acquavite rectificata—Spiritus.
Acque distillate—Aquae aromaticae.

Adalin. Bromdiäthylazetylkarbamid. Carbromalum (e).
Adeps. Axungia, Pinguedo.

Adeps—Adeps suillus.
Adeps balsamicus—Adeps benzoatus.

Adeps benzoatus. Adeps balsamicus, Adeps benzoinatus, Axungia balsamica (benzoata) (benzoinata), Unguentum Benzoini. Benzoefett. Benzoinated Lard, Ointment of Benzoin (e).

Adeps benzoinatus—Adeps benzoatus.

Adeps Lanae anhydricus. Axungia ovi ex lana, Lanolinum anhydricum, Oesypum (Oesypus). Wollfett, Wollschweißfett. Anhydrous wool Fat, Refined wool Fat, Woolfat, Wool grease (e); Suint (S. de Laine) (fr).

Adeps Lanae cum aqua—Lanolinum.
Adeps Lanae hydrosus—Lanolinum.
Adeps ovilla—Sebum ovile.
Adeps Petrolei—Vaselinum.
Adeps praeparatus—Adeps suillus.

Adeps suillus. Adeps, Adeps praeparatus, Axungia, Axungia Porci, Axungia porcina, Pinguedo. Schmalz. Hog's Lard, Prepared Lard (e); Axonge, Graisse (de Porc), Saindoux (fr); Grasso di Porco, Grasso suino (it); Grasa de cerdo, Lardo, Manteca de Puerco (sp).

Aderkraut—Herba Plantaginis.
Adhesive Plaster—Collemplastrum adhaesivum.
Adipocera cetaria (cetosa)—Cetaceum.
Adjuvant Elixir—Elixir e Succo Liquiritiae.
Adlervitriol—Ferrum sulfuricum.
Adrenalin—Suprarenin.
Adsorbent Cotton—Gossypium depuratum.
Aerum barytatum—Barium carbonicum.
Aerum Magnesii—Magnesium carbonicum.
Aerum plumbatum—Cerussa.
Aerum Potassii—Kalium carbonicum.
African Pepper—Fructus Capsici.
Aftreksel—Infusum.
Agalla—Gallae.

Agar-Agar. Alga amylacea, Alga ceylanica, Alga spinosa, Fucus amylaceus, Fucus ceylanicus. Chinesische Gelatine, Japanische Gelatine, Japanische Gelose, Japanische Hausenblase, Japanischer Fischleim, Ostindisches Carrageen, Vegetabilischer Fischleim. Gelosine, Ising glass (Ceylon) (Chinese) (Japanese), Vegetable Glue (e); Mousse de Chine (fr).

Agaric de chêne—Fungus igniarius.
Agaricinum—Acidum agaricinicum.
Agaricum—Fungus Laricis.
Agaricus albus—Fungus Laricis.
Agaricus Chirurgorum—Fungus igniarius.
Agaricus falsus—Fungus igniarius.
Agaricus fomentarius Lam.—Fomes fomentarius (L) Fries.
Agaricus Laricis—Fungus Laricis.
Agaricus quercinus (quernus)—Fungus igniarius.
Agaricus spurius—Fungus igniarius.
Agarik—Fungus Laricis.
Agarizin—Acidum agaricinicum.
Agarizinsäure—Acidum agaricinicum.

Agnin—Lanolinum.
Agua—Aqua.
Agua de Cal—Aqua Calcariae.
Agua destilada de azahar—Aqua Aurantii florum.
Agua oxigenada—Hydrogenium peroxydatum solutum.
Aguas destiladas—Aquae aromaticae.
Ägyptischer Balsam—Balsamum de Mecca.
Ahlfranken—Stipitis Dulcamarae.
Aji—Fructus Capsici.
Akaziengummi—Gummi arabicum.
Akonitknollen—Tubera Aconiti.
Akonitwurzel—Tubera Aconiti.
Alantswortel—Radix Helenii.
Alantwurzel—Radix Helenii.
Alapurin—Lanolinum.
Alaun, entwässerter—Alumen ustum.
Alaunessig—Liquor Aluminii acetici.
Alaun, gebrannter—Alumen ustum.
Alaun, gemeiner—Alumen.
Alaun, konzentrierter—Aluminium sulfuricum.
Alaun, römischer—Alumen.

Albargin. Gelatosesilber.

Album Bismuthi—Bismutum subnitricum.
Album Ceti—Cetaceum.
Album graecum—Calcium phosphoricum.
Album hispanicum—Bismutum subnitricum.
Albumini Tannas—Tannalbin.
Album Plumbi—Cerussa.
Albutannin—Tannalbin.
Albayalde o cerusa—Cerussa.
Alcachestum Glauberi—Kalium carbonicum.
Alcachestum Glauberi liquidum—Liquor Kalii carbonici.
Alcahestum Glauberi—Kalium carbonicum.
Alcahestum Glauberi liquidum—Liquor Kalii carbonici.
Alcahestum Helmontii—Kalium carbonicum.
Alcali borussicum—Kalium ferrocyanatum.
Alcali causticum—Kali causticum.
Alcali causticum fixum—Natrum causticum.
Alcali fixum—Kali causticum.
Alcali fluor—Liquor Ammonii caustici.
Alcali herbarum—Kalium carbonicum.
Alcali lignorum—Kalium carbonicum.
Alcali minerale—Natrium carbonicum.
Alcali minerale acetatum—Natrium aceticum.
Alcali minerale aeratum—Natrium carbonicum.
Alcali minerale causticum (c. siccum)—Natrum causticum.
Alcali minerale cristallisatum—Natrium carbonicum.
Alcali minerale mite—Natrium carbonicum.
Alcali minerale mitius—Natrium bicarbonicum.
Alcali minerale muriaticum (muriatosum)—Natrium chloratum.
Alcali minerale nitratum—Natrium nitricum.
Alcali minerale perfecte saturatum—Natrium bicarbonicum.
Alcali minerale phosphoratum—Natrium phosphoricum.

Alcali minerale salitum—Natrium chloratum.
Alcali minerale sulfuricum—Natrium sulfuricum.
Alcali minerale tartarisatum—Tartarus natronatus.
Alcali minerale vitriolatum—Natrium sulfuricum.
Alcali plantarum—Kalium carbonicum.
Alcali potassinum—Kalium carbonicum.
Alcali salitum oxymuriaticum—Kalium chloricum.
Alcali Sodae—Natrium carbonicum.
Alcali Tartari—Kalium carbonicum.
Alcali vegetabile—Kalium carbonicum.
Alcali vegetabile acetatum—Kalium aceticum.
Alcali vegetabile aeratum—Kalium carbonicum.
Alcali vegetabile causticum—Kali causticum fusum.
Alcali vegetabile cristallisatum—Kalium bicarbonicum.
Alcali vegetabile cum aceto—Kalium aceticum.
Alcali vegetabile fixum—Kalium carbonicum.
Alcali vegetabile mite—Kalium carbonicum.
Alcali vegetabile mitius—Kalium bicarbonicum.
Alcali vegetabile nitratum—Kalium nitricum.
Alcali vegetabile oxymuriaticum—Kalium chloricum.
Alcali vegetabile phosphoratum—Kalium phosphoricum.
Alcali vegetabile salitum—Kalium chloratum.
Alcali vegetabile sulfuricum—Kalium sulfuricum.
Alcali vegetabile tartarisatum—Kalium tartaricum.
Alcali vegetabile vitriolatum—Kalium sulfuricum.
Alcali volatil concret—Ammonium carbonicum.
Alcali volatile—Liquor Ammonii caustici.
Alcali volatile acetatum—Ammonium aceticum.
Alcali volatile acetatum solutum—Liquor Ammonii acetici.
Alcali volatile aeratum (concretum)—Ammonium carbonicum.
Alcali volatile causticum liquidum—Liquor Ammonii caustici.
Alcali volatile fluor—Liquor Ammonii caustici.
Alcali volatile salis ammoniaci—Ammoniakgas.
Alcali volatile siccum—Ammonium carbonicum.
Alcali volatile vitriolatum—Ammonium sulfuricum.
Alcaloidum thebaicum—Morphinum.
Alcanet root—Radix Alkannae.
Alcanfor—Camphora.
Alcohol—Spiritus.

Alcohol absolutus. Spiritus absolutus, Spiritus Vini alcoholisatus, Spiritus vini anhydricus. Aethanol, Aethyloxydhydrat. Alcohol dehydratum, Dehydrated Alcohol, Dehydrated Ethanol (e); Alcool absolu (fr); Alcool assoluto (it); Alcohol anhidro (sp).

Alcohol aceti—Acetonum und Acidum aceticum dilutum.
Alcohol aceticum siehe Aether aceticus.

Alcohol amylicus. Fuselöl, Gärungsamylalkohol, Isoamylalkohol, Isopentylalkohol.

Alcohol anhidro—Alcohol absolutus.
Alcoholats—Spirituosa medicata.
Alcoholatum Cinnamomi aquosum—Aqua Cinnamomi.
Alcohol aethylicus—Spiritus.
Alcohol camphoratus—Spiritus camphoratus.

Alcohol dehydratum—Alcohol absolutus.
Alcohol dilutum—Spiritus dilutus.
Alcohol Ferri—Ferrum pulveratum.
Alcohol glycerylicus—Glycerinum.
Alcohol Ligni—Alcohol methylicus.
Alcohol Limaturae Ferri—Ferrum pulveratum.
Alcohol Martis—Ferrum pulveratum.
Alcohol methylicus. Alcohol Ligni, Alcohol pyroxylicus, Spiritus pyroaceticus, Spiritus pyroxylicus. Holzgeist, Karbinol, Methanol, Methyloxydhydrat, Xylit. Pyroligneous Spirit, Pyroxylic Spirit, Wood Naphtha, Wood Spirit (e); Alcool de Bois, Alcool formique, Esprit de Bois, Esprit pyroligneux (fr).
Alcohol muriaticus—Spiritus Aetheris chlorati.
Alcohol nitricus—Spiritus Aetheris nitrosi.
Alcohol pyroxylicus—Alcohol methylicus.
Alcohol Sulfuris—Carboneum sulfuratum.
Alcohol thymilicus—Thymolum.
Alcohol vini—Spiritus.
Alcohol vitriolicus—Mixtura sulfurica acida.
Alcohol vitriolicus martiatus—Tinctura Ferri chlorati aetherea.
Alcoholum nitricum aethereum—Spiritus Aetheris nitrosi.
Alcool—Spiritus.
Alcool absolu—Alcohol absolutus.
Alcool assoluto—Alcohol absolutus.
Alcool de Bois—Alcohol methylicus.
Alcool dilué.—Spiritus dilutus.
Alcoolé—Tinctura.
Alcool formique—Alcohol methylicus.
Aldehyd, methylierter—Acetonum.
Aldehydum acidi benzoici—Benzaldehyd.
Aldeide formica—Formaldehyd solutus.
Alder Buckthorn Bark—Cortex Frangulae.
Alfranken—Stipites Dulcamarae.
Alga amylacea—Agar-Agar.
Alga Carrageen—Carrageen.
Alga ceylanica—Agar-Agar.
Alga digitata—Laminaria.
Algaroba of Spain—Fructus Ceratoniae.
Algarothpulver—Stibium chloratum praecipitatum.
Alga spinosa—Agar-Agar.
Algodâo—Gossypium depuratum.
Algodon absorbente (hidrofilo)—Gossypium depuratum.
Alizari—Radix Rubiae.
Alkali... siehe Alcali....
Alkanet—Radix Alkannae.
Alkannawurzel—Radix Alkannae.
Alkermes (A. Körner)—Coccionella.
Alkermes minerale aurificum—Stibium sulfuratum rubrum.
Allermannsharnisch, langer—Bulbus Victorialis longae.
Allermannsharnisch, runder—Bulbus Victorialis rotundae.
All heal—Radix Valerianae.
Allirantwurzel—Radix Alkannae.
Allspice—Fructus Pimentae.

Allume (A. di rocca)—Alumen.
Allume usto—Alumen ustum.
Allylguajakol—Eugenolum.
Almacga—Mastix.
Almendra (amarga) (dulce)—Amygdalae (amarae) (dulces).
Almidon—Amylum.
Almond (bitter) (sweet)—Amygdalae (amarae) (dulces).
Almond meal—Furfur Amygdalarum.
Almond oil—Oleum Amygdalarum.
Alnus nigra baccifera—Cortex Frangulae.
Aloe. Aloe capensis, Aloe lucida, Aloes, Aloe socotrina, Gummi Aloes, Succus Aloes inspissatus. Aloès (fr); Acibar (sp).
Aloe capensis—Aloe.
Aloe lota—Extractum Aloes.
Aloe lucida—Aloe.
Aloes—Aloe.
Aloès—Aloe.
Aloe socotrina—Aloe.
Alosanthos—Cetaceum.
Alpenmehl—Lycopodium.
Alpenranken—Stipites Dulcamarae.
Alpinia cardamomum Roxb.—Elettaria cardamomum (Roxb.) Maton.
Alpraute—Herba Abrotani.
Alquitrem vegetal—Pix liquida.
Althaea silvestris Atfield—Malva silvestris Linné.
Althaea vulgaris Atfield—Malva neglecta Wallroth.
Althea Leaves—Folia Althaeae.
Altheeblätter—Folia Althaeae.
Altheekraut—Folia Althaeae.
Altheepasta—Pasta gummosa.
Altheesalbe—Unguentum flavum.
Altheesirup—Sirupus Althaeae.
Altheewurzel—Radix Althaeae.
Altloröl—Oleum Lauri.
Altschadenwasser—Aqua phagedaenica lutea.
Aluin—Alumen.
Alum—Alumen.
Alumbre—Alumen.
Alumbre calcinado (desecado)—Alumen ustum.
Alumen. Alumen crudum, Alumen de rocca, Alumen kalicum (kalinum), Alumen purificatum, Alumina kalina sulfurica, Alumino-Kali sulfuricum, Argilla sulfurico-kalina, Halotrichum, Sulfas aluminico-kalicus, Sulfas aluminico-potassicus, Sulphas Aluminii et Kalii, Sulphas Kalico-aluminicus. Aluminium-Kaliumsulfat, Gemeiner Alaun, Kalialaun, Kaliumalaun, Kaliumaluminiumsulfat, Römischer Alaun. Alum, Aluminium and Potassium Sulphate, Potassa Alum (e); Alun, Alun de potassium, Alun de roche (fr); Allume (A. di rocca), Solfato di Alluminio e di Potassio (it); Alumbre, Sulfato aluminico-potasico (sp); Aluin (h).
Alumen concentratum—Aluminium sulfuricum.
Alumen crudum—Alumen.
Alumen cupricum—Cuprum aluminatum.

Alumen de rocca—Alumen.
Alumen deshydratum—Alumen ustum.
Alumen exsiccatum—Alumen ustum.
Alumen kalicum (kalinum)—Alumen.
Alumen purificatum—Alumen.
Alumen ustum. Alumen deshydratum, Alumen exsiccatum. Entwässerter Alaun, Gebrannter Alaun, Gebrannter Kalialaun. Burnt Alum (e); Alun brûlé (calciné) (desséché) (fr); Allume usto (it); Alumbre calcinado (desecado) (sp).
Alumina acetica—Liquor Aluminii acetici.
Alumina hydrata—Bolus alba.
Alumina kalina sulfurica—Alumen.
Alumina sulfurica—Aluminium sulfuricum.
Aluminated Copper—Cuprum aluminatum.
Alumini Sulphas—Aluminium sulfuricum.
Aluminium and Potassium Sulphate—Alumen.
Aluminiumessig—Liquor Aluminii acetici.
Aluminium-Kaliumsulfat—Alumen.
Aluminiumoxyd, schwefelsaures—Aluminium sulfuricum.
Aluminium sulfuricum. Alumen concentratum, Alumina sulfurica (s. cruda), Alumini Sulphas, Argilla sulfurica, Argilla vitriolica, Sulphas aluminicus. Konzentrierter Alaun, Schwefelsaures Aluminiumoxyd, Schwefelsaure Tonerde, Tonerdesulfat. Concentrated Alum (e).
Alumino-Kali sulfuricum—Alumen.
Alun—Alumen.
Alun brûlé (calciné)—Alumen ustum.
Alun de roche—Alumen.
Alun de Potassium—Alumen.
Alun desséché—Alumen ustum.
Amande (amères) (douces)—Amygdalae (amarae) (dulces).
Amandelolie—Oleum Amygdalarum.
Amadou—Fungus igniarius.
Amapola—Papaver.
Ambarum liquidum—**Styrax.**
Amber, weißer—Cetaceum.
Ambra alba—Cetaceum.
Ambra liquida—Styrax crudus.
Ambra subalbida—Cetaceum.
Ambre blanc—Cetaceum.
Ameisenspiritus—Spiritus Formicarum.
Amenta Humuli—Strobili Lupuli.
Amenta Lupuli—Strobili Lupuli.
American saffron—Flores Carthami.
Amido—Amylum.
Amidon—Amylum.
Amidopyrina—Dimethylaminophenyldimethylpyrazolonum.
Aminic acid—Acidum formicicum.
Aminoform—Hexamethylentetraminum.
Aminophenazon—Dimethylaminophenyldimethylpyrazolonum.
Ammonia Water—Liquor Ammonii caustici.
Ammoniaca—Liquor Ammonii caustici.
Amoniaco (A. liquido)—Liquor Ammonii caustici.

Ammoniacum—Ammonium causticum solutum.

Ammoniacum. Armoniacum. Gummi Ammoniacum, Gummi Resina Ammoniacum. Armenisches Gummi, Oschakgummi.
Ammoniacum anisatum solutum—Liquor Ammonii anisatus.
Ammoniacum carbonicum—Ammonium carbonicum.
Ammoniacum causticum solutum—Liquor Ammonii caustici.
Ammoniacum hydrochloratum (hydrochloricum)—Ammonium chloratum.
Ammoniae Carbonas—Ammonium carbonicum.
Ammoniae Sesquicarbonas—Ammonium carbonicum.
Ammoniakflüssigkeit, anetholhaltige—Liquor Ammonii anisatus.
Ammoniakflüssigkeit, kaustische—Liquor Ammonii caustici.
Ammoniakgas. Alcali volatile salis ammoniaci.
Ammoniakliniment—Linimentum ammoniatum.
Ammoniakliniment, kampferhaltiges—Linimentum ammoniato-camphoratum.
Ammoniakliquor—Liquor Ammonii caustici.
Ammoniakliquor, anisölhaltiger—Liquor Ammonii anisatus.
Ammoniak, salzsaures—Ammonium chloratum.
Ammoniaque officinale—Liquor Ammonii caustici.
Ammoniasmersel—Linimentum ammoniatum.
Ammoniated Mercury—Hydrargyrum praecipitatum album.
Ammonii Bromidum—Ammonium bromatum.
Ammonii Carbonas—Ammonium carbonicum.
Ammonii Chloridum—Ammonium chloratum.
Ammonii et Ferri Chloridum—Ammonium chloratum ferratum.
Ammonii Nitras—Ammonium nitricum.
Ammonii Sulphas—Ammonium sulfuricum.
Ammonium aceticum. Acetas Ammonii, Alcali volatile acetatum. Sal ammoniacum acetatum, Sal Mindereri.
Ammonium aceticum solutum—Liquor Ammonii acetici.
Ammonium aeratum—Ammonium carbonicum.
Ammonium anisatum solutum—Liquor Ammonii anisatus.
Ammonium bromatum. Ammonii Bromidum, Ammonium hydrobromatum, Ammonium hydrobromicum, Brometum ammonicum, Bromuretum Ammonii. Bromammonium. Bromhydrate d'Ammoniaque (fr); Bromuro di Ammonio (it).
Ammonium carbonicum. Alcali volatile aeratum (concretum), Alcali volatile siccum, Ammoniacum carbonicum, Ammoniae Carbonas, Ammoniae Sesquicarbonas, Ammonii Carbonas, Ammonium aeratum, Ammonium carbonicum pyroleosum, Ammonium hydrocarbonicum carbaminatum, Ammonium sesquicarbonicum, Carbonas ammonicus (Ammonii), Offa Helmontii, Sal alcali volatile (v. siccum), Sal carbonas Ammonii, Sal cornu cervi, Sal cornu cervi depuratum, Sal usalis ammoniaci, Sal volatile aeratum, Sal volatile alcalinum (a. siccum), Sal volatile anglicum, Sal volatile siccum, Sesquicarbonas ammonicus, Supercarbonas ammonicus. Flüchtiges englisches Salz, Flüchtiges Laugensalz, Geistersalz, Hirschhornsalz, Riechsalz, Salmiak zum Backen. Volatile Salt (e); Alcali volatil concret, Sel volatil d'Angleterre (fr); Carbonato acido d' ammonio con carbamato d' ammonio (it).
Ammonium carbonicum pyroleosum—Ammonium carbonicum.
Ammonium causticum solutum—Liquor Ammonii caustici.

Ammonium chloratum. Ammoniacum hydrochloratum (hydrochloricum), Ammoniae Hydrochloras (Murias), Ammonii Chloridum, Ammonium hydrochloratum, Ammonium hydrochloricum, Ammonium muriaticum, Chloretum ammonicum, Chlorhydras Ammoniae, Chloruretum Ammonii, Flores Salis ammoniaci, Flores salis ammoniaci simplices, Hydrochloras Ammoniae, Murias Ammonii, Sal Ammoniae, Sal Ammoniaci depuratum, Sal ammoniacum depuratum (volatile). Chlorammonium, Salmiak, Salmiak zum Löten, Salzsaures Ammoniak. Hydrochlorate of Ammonia (e); Sel Ammoniac (fr); Cloridrato d'ammoniaca, Cloruro di Ammonio, Sale ammoniaco (it); Cloruro amonico, Sal amoniaco (sp).

Ammonium chloratum ferratum. Ammonii et Ferri Chloridum, Ammonium hydrochloratum ferratum, Ammonium muriaticum ferruginosum (martiale) (martiatum), Aroma philosophorum, Ens Martis, Ferrum ammoniatum, Flores martiales, Flores Salis Ammoniaci martiales, Mars diaphoreticus, Murias Ammonii martiale, Sal ammoniacum martiatum. Eisensalmiak.

Ammonium citricum ferratum (martiatum)—Ferrum citricum ammoniatum.
Ammonium hydrobromatum—Ammonium bromatum.
Ammonium hydrobromicum—Ammonium bromatum.
Ammonium hydrocarbonicum carbaminatum—Ammonium carbonicum.
Ammonium hydrochloratum—Ammonium chloratum.
Ammonium hydrochloratum ferratum—Ammonium chloratum ferratum.
Ammonium hydrochloricum—Ammonium chloratum.
Ammonium muriaticum—Ammonium chloratum.
Ammonium muriaticum ferruginosum (martiale) (martiatum)—Ammonium chloratum ferratum.

Ammonium nitricum. Ammonii Nitras, Nitrum flammans (fulminans), Sal Ammoniaci nitrosum.

Ammonium rhodanatum—Ammonium sulfocyanatum.
Ammonium sesquicarbonicum—Ammonium carbonicum.
Ammonium succinicum solutum—Liquor Ammonii succinici.

Ammonium sulfocyanatum. Ammonium rhodanatum, Ammonium thiocyanatum. Ammoniumsulfozyanid, Rhodanammonium.

Ammonium sulfoichthyolicum. Ichthyol. Bitumen sulphonatum (e).

Ammoniumsulfozyanid—Ammonium sulfocyanatum.

Ammonium sulfuricum. Alcali volatile vitriolatum. Ammonii Sulphas, Sal ammoniacum secretum Glauberi, Tartarus vitriolatus Stahlii (Strahlii), Vitriolum ammoniacale.

Ammonium thiocyanatum—Ammonium sulfocyanatum.
Amomum—Fructus Pimentae.
Amomum zingiber L.—Zingiber officinalis Roscoe.

Amygdalae. Nuclei Amygdalarum, Nuclei Amygdali, Semen Amygdalae, Semen Amygdali. Almond (bitter, sweet) (e); Amandes (amères, douces) (fr); Mandorla (amare, dolci) (it); Almendra (amarga, dulce) (sp).

Amygdalae amarae aqua P. J.—Aqua Amygdalarum amararum.

Amygdalus communis L.—Prunus Amygdalus Stokes.
Amylalkohol, tertiärer—Amylenum hydratum.
Amylaether nitrosus—Amylium nitrosum.
Amlyäther, salpetrigsaurer—Amylium nitrosum.
Amylenum hydratum. Hydras amylenicus. Dimethyläthylkarbinol, Tertiärer Amylalkohol.
Amyl Nitris—Amylium nitrosum.
Amylium nitrosum. Amylaether nitrosus, Amylis Nitris, Amyloxydum nitrosum, Amylum nitrosum, Aether amylico-nitrosus, Aether amylo-nitrosus, Nitris amylicus. Salpetrigsäure-Amyläther, Salpetrigsaurer Amyläther, Salpetrigsäure-Isoamylester. Amyl Nitris (e); Azotite d'Amyle, Ether amylazoteux, Ether amylnitreux, Nitrite d'isoamyle (fr); Etere amilnitroso, Etere isoamilnitroso, Nitrito d' amile (it); Nitrito de amilo (sp).
Amylis Nitris—Amylium nitrosum.
Amyloxydum nitrosum—Amylium nitrosum.
Amylum. Faecula. Stärke. Starch (e); Amidon, Empois, Fécule (fr); Amido (it); Almidon (sp); Zetmeel (h).
Amylum—Amylum Tritici.
Amylum Marantae. Ararutamehl, Arrow-Root, Marantastärke, Pfeilwurzelmehl.
Amylum nitrosum—Amylium nitrosum.
Amylum Tritici. Amylum, Faecula.
Anacardia. Fabae de Malacca. Fructus Anacardii, Nuces Anacardii, Semen Anacardii. Anakardien, Elefantenläuse, Kaju. Caju, Cashew nuts, Indian Cashew nuts (e); Acajoú à Pommes, Noix d'acajou (fr).
Anace—Fructus Anisi.
Anacio—Fructus Anisi.
Anakardien—Anacardia.
Analgesin—Phenyldimethylpyrazolonum.
Anaspalin—Lanolinum.
Anaesthesia Ether—Aether pro narcosi.
Anaesthesin. Paraaminobenzoesäureäthylester. Aethylis Aminobenzoas, Benzocaine (e).
Anchusa tinctoria Lam. Lithospermum tinctorium L.
Andorn (A. weißer)—Herba Marubii.
Anethum foeniculum L.—Foeniculum vulgare Miller.
Aneys—Fructus Anisi.
Angelica archangelica L.—Archangelica officinalis Hoffmann.
Angelica levisticum Baillon—Levisticum officinale Koch.
Angelica officinalis Moench—Archangelica officinalis Hoffmann.
Angioneurosin—Nitroglycerinum solutum.
Antalogenium—Iodum.
Anhydride arsénieux—Acidum arsenicosum.
Anhydride chromique—Acidum chromicum.
Anhydride santonique—Santoninum.
Anhydrous wool-fat—Adeps Lanae anhydricum.
Anhydrum chromicum—Acidum chromicum.

Anice (A. verde) (A. volgare)—Fructus Anisi.
Anidride(o) arseniosa(o)—Acidum arsenicosum.
Anidride cromica—Acidum chromicum.
Anijs—Fructus Anisi.
Animal Charcoal—Carbo animalis.
Anima Rhei—Tinctura Rhei aquosa.
Anis—Fructus Anisi.
Anisade—Liquor Ammonii anisatus.
Anisammoniak—Liquor Ammonii anisatus.
Anis, chinesischer—Fructus Anisi stellati.
Anis étoilé—Fructus Anisi stellati.
Anis, indischer—Fructus Anisi stellati.
Aniskörner—Fructus Anisi.
Anisliquor—Liquor Ammonii anisatus.
Anissalmiak—Liquor Ammonii anisatus.
Anis, sibirischer—Fructus Anisi stellati.
Anistropfen—Liquor Ammonii anisatus.
Anistropfen, gelbe—Liquor Ammonii anisatus.
Anis vert—Fructus Anisi.
Anisum—Fructus Anisi.
Anisum chinense (indicum) (sinense)—Fructus Anisi stellati.
Anisum vulgare Gaertner—Pimpinella anisum L.
Annato—Orleana.
Anny—Fructus Anisi.
Anodyn—Phenyldimethylpyrazolonum.
Anodynum minerale—Kalium nitricum stibiatum und Stibium oxydatum fuscum.
Anopodophyllum peltatum Moench—Podophyllum peltatum L.
Anthodia Cinae—Flores Cinae.
Anthodium Chamomillae vulgaris—Flores Chamomillae.
Anthodium Chamomillae romanae—Flores Chamomillae romanae.
Anthodium Chrysanthemi—Flores Pyrethri.
Anthophylli—Fructus Caryophylli.
Antifebrin—Acetanilidum.
Antimoine—Stibium.
Antimoine diaphorétique lavé—Kali stibicum.
Antimonbutter, flüssige—Liquor Stibii chlorati.
Antimongelb—Flavum neapolitanum.
Antimonia—Stibium.
Antimonii et Potassii Tartras—Tartarus stibiatus.
Antimonii Oxidum—Stibium oxydatum.
Antimonii Oxysulphuretum—Stibium sulfuratum rubrum.
Antimonii Sulphidum—Stibium sulfuratum crudum.
Antimonii Sulphuratum aureum (praecipitatum)—Stibium sulfuratum aurantiacum.
Antimonio—Stibium.
Antimonious Anhydride—Stibium oxydatum.
Antimonious Oxide—Stibium oxydatum.
Antimonium—Stibium.
Antimonium causticum—Stibium chloratum.
Antimonium chloratum praecipitatum—Stibium chloratum praecipitatum.
Antimonium chloratum solutum—Liquor Stibii chlorati.
Antimonium crudum—Stibium sulfuratum nigrum.
Antimonium diaphoreticum ablutum (album) (dulce) (elotum) (simplex)—Kali stibicum.

Antimonium diaphoreticum nitratum (non ablutum)—Aqua Aurantii florum.

Antimonium diaphoreticum nitratum (non ablutum)—Kali stibicum.
Antimonium hydrothionatum—Stibium sulfuratum rubrum.
Antimonium nigrum—Stibium sulfuratum nigrum.
Antimonium oxydatum—Stibium oxydatum.
Antimonium oxydatum album non ablutum—Kali stibicum.
Antimonium oxysulphuratum—Stibium sulfuratum rubrum.
Antimonium pentasulfuratum—Stibium sulfuratum aurantiacum.
Antimonium salitum (sesquichloratum)—Stibium chloratum.
Antimonium sesquisulfuratum—Stibium sulfuratum nigrum.
Antimonium sulfuratum—Stibium sulfuratum aurantiacum.
Antimonium sulfuratum nigrum—Stibium sulfuratum nigrum.
Antimonium sulphuratum (e)—Stibium sulfuratum rubrum.
Antimonium tartaratum—Tartarus stibiatus.
Antimonium tartarisatum—Tartarus stibiatus.
Antimonium trichloratum—Stibium chloratum.
Antimonium vitreum (vitrifactum)—Stibium oxydatum vitreum.
Antimonoxydkali, weinsaures—Tartarus stibiatus.
Antimontrioxyd—Stibium oxydatum.
Antimontrisulfid, rohes—Stibium sulfuratum nigrum.
Antimony—Stibium.
Antimony diaphoretic—Kali stibicum.
Antimony Glass—Stibium oxydatum vitreum.
Antimonylkaliumtartrat—Tartarus stibiatus.
Antipirina (Antipyrina)—Phenyldimethylpyrazolonum.
Antipyrinsalizylat—Phenyldimethylpyrazolonum salicylicum.
Antitoxinum—Serum.
Antitoxinum diphthericum—Serum antidiphthericum.
Anton (Andorn)—Herba Marubii.
Apfelblüte, rote—Flores Granati.
Apfelsinenschalenöl—Oleum Aurantii dulcis.
Apfeltinktur, eisenhaltige—Tinctura Ferri pomati.
Apozèmes—Infusa.
Apple of Peru leaves—Folia Stramonii.

Aqua. Water (e); Eau (fr); Acqua (it); Agua (sp).

Aqua—Aqua destillata.
Aqua abstracta—Aqua destillata.
Aqua acetatis superplumbica—Liquor Plumbi subacetici.
Aqua Ammoniae—Liquor Ammonii caustici.

Aqua Amygdalarum amararum. Amygdalae amarae aqua P. J., Aqua Amygdalarum amararum concentrata, Aqua Laurocerasi. Konzentriertes Bittermandelwasser. Kirschlorbeerwasser.

Aqua Amygdalarum amararum concentrata—Aqua Amygdalarum amararum.
Aqua apoplectica—Aqua aromatica und Liquor Ammonii caustici.
Aqua argentica—Hydrargyrum.

Aqua aromatica. Aqua apoplectica, Aqua aromatica spirituosa, Aqua cephalica, Balsamum Embryonum. Haupt- und Schlagwasser, Kaiser Karls Hauptwasser, Kinderbalsam, Mutterbalsam, Schlagwasser.

Aqua aromatica spirituosa—Aqua aromatica.
Aqua Arsenitis Potassici—Liquor Kalii arsenicosi.

Aqua Aurantii florum. Aqua Naphae (N. florum), Hydrolatum Floris

Citri vulgaris. Orange-flower Water (e); Eau de Naphe (fr); Acqua distillata di arancio (it); Agua destilada de azahar (sp).

Aqua benedicta—Vinum stibiatum.
Aqua benedicta Rulandi—Vinum stibiatum.

Aqua Calcariae. Aqua Calcariae ustae, Aqua Calcis, Aqua Calcis ustae. (vivae), Aqua Conchiarum, Calcaria soluta, Liquor Calcii Hydroxidi, Liquor Calcis, Solutio Calcis, Solutio Hydratis calcici, Solutum Calcii. Lime Water, Solution of Calcium Hydroxide, Solution of Lime (e); Eau de Chaux, Soluté de Chaux (fr); Acqua di calce (it); Agua de Cal (sp).

Aqua Calcariae ustae—Aqua Calcariae.
Aqua Calcis—Aqua Calcariae.
Aqua Calcis ustae (vivae)—Aqua Calcariae.
Aqua carbolisata—Aqua phenolata.
Aqua Carmelitorum—Spiritus Melissae compositus.
Aqua cephalica—Aqua aromatica.

Aqua chlorata. Acidum muriaticum oxygenatum, Acidum oxymuriaticum, Aqua Chlori, Aqua oxymuriatica, Chlorum solutum, Liquor Chlori, Solutio Chlori. Chlorwasser, Salzsäure oxydierte (o. vollkommene).

Aqua Chlori—Aqua chlorata.

Aqua Cinnamomi. Alcoholatum Cinnamomi aquosum, Aqua Cinnamomi spirituosa, Aqua Cinnamomi vinosa. Weingeistiges Zimtwasser.

Aqua Cinnamomi spirituosa—Aqua Cinnamomi.
Aqua Cinnamomi vinosa—Aqua Cinnamomi.
Aqua Conchiarum—Aqua Calcariae.

Aqua destillata. Aqua, Aqua abstracta, Aqua stillatitia.

Aquae aromaticae. (Gegenüber dieser allgemeinen Bezeichnung siehe die Synonyma des Einzelmittels „Aqua aromatica".) Aquae destillatae, Aquae Olei Volatilis, Aquae stillatitiae, Hydrolati. Destilled Waters, Medicated Waters (e); Eaux médicinales, Hydrolats (fr); Acque distillate, Idrolati (it); Aguas destiladas (sp).

Aquae destillatae—Aquae aromaticae.
Aquae Olei Volatilis—Aquae aromaticae.
Aquae stillatitiae—Aquae aromaticae.
Aqua fortis—Acidum nitricum.
Aqua Goulardi—Aqua Plumbi Goulardi.
Aqua hungarica—Spiritus Rosmarini compositus.
Aqua Hydrogenii dioxidi—Hydrogenium peroxydatum solutum.

Aqua hydrosulfurata. Acidum hydrosulfuricum liquidum, Acidum hydrothionicum, Aqua hydrothionica.

Aqua hydrothionica—Aqua hydrosulfurata.
Aqua Kalii carbonici—Liquor Kalii carbonici.
Aqua Laurocerasi—Aqua Amygdalarum amararum.
Aqua laxativa Viennensis—Infusum Sennae compositum.
Aqua Lithargyri acetati—Liquor Plumbi subacetici.
Aqua mercurialis flava (lutea) (rubra)—Aqua phagedaenica lutea.
Aqua mercurialis nigra—Aqua phagedaenica nigra.

Aqua metallorum—Hydrargyrum.
Aqua Naphae (N. florum)—Aqua Aurantii florum.
Aqua Natri caustici—Liquor Natri caustici.
Aqua nigra—Aqua phagedaenica nigra.
Aqua oxymuriatica—Aqua chlorata.

Aqua phagedaenica lutea. Aqua mercurialis flava (lutea) (rubra), Liquor Hydrargyri bichlorati corrosivi cum Calcaria usta, Lotio Hydrargyri flava. Altschadenwasser, Phagedänisches Wasser. Yellow mercurial Lotion, Yellow Wash (e); Eau divine de Fernel, Eau phagédénique, Phagédénique (fr).

Aqua phagedaenica nigra. Aqua mercurialis nigra, Aqua nigra, Liquor Hydrargyri chlorati mitis cum Calcaria usta, Lotio Hydrargyri nigra, Lotio nigra. Schwarzes Wasser. Black Mercurial Lotion, Black Wash (e).

Aqua phenicata—Aqua phenolata.

Aqua phenolata. Aqua carbolisata, Aqua phenicata, Solutio Phenoli. Karbolwasser. Eau phéniquée, Soluté de Phenol (fr); Acqua fenica (it); Carbolwater (h).

Aqua Plumbi. (Siehe auch Aqua Plumbi Goulardi.) Acetum Plumbi dilutum, Aqua Goulardi, Aqua plumbica, Aqua Saturni, Aqua saturnia, Aqua saturnina, Aqua vegetomineralis, Lotio plumbea, Liquor Plumbi subacetatis dilutus. Bleiweißwasser, Goulards Wasser, Kühlwasser. Lead Water (e); Eau de Saturne, Eau blanche, Lotion à l'Acétate de Plomb (fr); Acqua con acetato basico di piombo (it).

Aqua plumbica—Aqua Plumbi.

Aqua Plumbi Goulardi. Aqua Goulardi, Aqua vegeto-mineralis Goulardi. Bleiweißwasser, Goulardsches Wasser, Gulaschwasser. Goulard's Lotion (Water) (e); Eau de Goulard (fr).

Aqua Potassae causticae (purae)—Liquor Kali caustici.
Aqua Rabelli—Mixtura sulfurica acida.
Aqua regia—Acidum nitrico-hydrochloricum.
Aqua regiae hungaricae—Spiritus Rosmarini compositus.
Aqua Regis—Acidum nitrico-hydricum.
Aqua saponariorum—Liquor Kali caustici.
Aqua Saturni—Aqua Plumbi.
Aqua saturnia—Aqua Plumbi.
Aqua saturnina—Aqua Plumbi.
Aqua sclopetaria—Aqua vulneraria vinosa.
Aqua sicca—Hydrargyrum.
Aqua stillatitia—Aqua destillata.
Aqua Subcarbonatis Kalii—Liquor Kalii carbonici.
Aqua traumatica—Mixtura vulneraria acida.
Aqua traumatica gallorum—Aqua vulneraria vinosa.
Aqua valens—Acidum nitricum.
Aqua vegeto-mineralis—Aqua Plumbi.
Aqua vegeto-mineralis Goulardi—Aqua Plumbi Goulardi.
Aqua vulneraria acida—Mixtura vulneraria acida.
Aqua vulneraria spirituosa—Aqua vulneraria vinosa.
Aqua vulneraria Thedenii—Mixtura vulneraria acida.

Aqua vulneraria vinosa. Aqua sclopetaria, Aqua traumatica gallorum, Aqua vulneraria spirituosa, Mixtura vulneraria spirituosa (vinosa), Spiritus traumaticus. Schußwasser, Weiße Arquebusade, Wundwasser.

Aquila alba (alba mitigata)—Hydrargyrum chloratum.
Aquila coelestis—Hydrargyrum chloratum.
Aquila Regis—Hydrargyrum bichloratum.
Aquila terrestris—Stibium chloratum praecipitatum.
Aranzinetti—Fructus Aurantii immaturi.
Arariba—Araroba.

Araroba. Arariba, Chrysarobinum crudum, Pulvis de Bahia, Pulvis de Goa. Goapulver.

Araroba—Chrysarobinum.
Araroba depurata—Chrysarobinum.
Ararutamehl—Amylum Marantae.
Arbor foetida—Cortex Frangulae.
Arbutus uva ursi L.—Arctostaphylos uva ursi (L.) Sprengel.
Arcanum corrallinum—Hydrargyrum oxydatum.
Arcanum duplex—Kalium sulfuricum.
Arcanum duplicatum—Kalium sulfuricum.
Arcanum duplicatum catholicum—Kalium sulfuricum.
Arcanum duplicatum depuratum—Kalium sulfuricum.
Arcanum holsaticum—Kalium sulfuricum.
Arcanum Tartari (T. dulce)—Kalium aceticum.

Archangelica officinalis Hoffmann. Angelica archangelica L., Angelica officinalis Moench, Archangelica sativa Bess.

Archangelica sativa Bess.—Archangelica officinalis Hoffmann.
Archiot officinarum—Orleana.
Arctostaphylos officinalis Wimmer et Grabowsky—Arctostaphylos uva ursi (L.) Sprengel.

Arctostaphylos uva ursi (L.) Sprengel. Arbutus uva ursi L., Arctostaphylos officinalis Wimmer et Grabowsky.

Arekanuß—Semen Arecae.
Argent—Argentum.
Argenti Nitras—Argentum nitricum.
Argenti Nitras dilutus—Argentum nitricum cum Kalio nitrico.
Argenti Nitras fusus—Argentum nitricum fusum.
Argenti Nitras induratus—Argentum nitricum fusum.
Argenti Nitras mitigatus—Argentum nitricum cum Kalio nitrico.
Argento—Argentum.
Argento-Proteinum—Argentum proteinicum.

Argentum. Diana, Luna. Silver (e); Argent (fr); Argento (it); Plata (sp); Zilver (h).

Argentum chloratum. Argentum chloratum Rademacheri, Argentum cornuum, Argentum muriaticum, Lac Argenti, Luna cornea. Hornsilber.

Argentum chloratum Rademacheri—Argentum chloratum.

Argentum colloidale. Collargol, Kollargol. Lösliches Silber.

Argentum cornuum—Argentum chloratum.
Argentum mobile—Hydrargyrum.

Argentum muriaticum—Argentum chloratum.
Argentum nitricum. Argenti Nitras, Azotas argenticus, Causticum lunare, Crystalli Dianae (Lunae), Lapis infernalis, Magisterium argenti, Nitras Argenti (argenticus) cristallisatus, Nitrum Argenti. Höllenstein, Salpetersaures Silber, Salpetersaures Silberoxyd, Silbersalpeter, Silberschaum. Lunar Caustic (e); Azotate d'Argent, Nitre lunaire (fr); Nitrato argentico, Nitrato d'argento (it); Nitrato de plata (sp).
Argentum nitricum cum Kalio nitrico. Argenti Nitras dilutus (mitigatus), Argentum nitricum dilutum, Argentum nitricum mitigatum, Lapis infernalis dilutus, Lapis infernalis mitigatus, Lapis infernalis nitratus, Lapis mitigatus, Nitras argenticus mitigatus, Nitras Argenti fusus cum Nitrate Kalii. Salpeterhaltiger Höllenstein, Verdünnter Höllenstein. Diluted Silver Nitrate, Mitigated Caustic, Silver and Potassium Nitrate (e); Azotate (Nitrate) d'Argent mitigé, Pierre infernale diluée (fr); Nitrato di argento mitigato, Pietra infernale con nitro (it); Piedra infernal mitigada (sp).
Argentum nitricum dilutum—Argentum nitricum cum Kalio nitrico.
Argentum nitricum fusum. Argenti Nitras fusus, Argenti Nitras induratus, Azotas argenticus fusus, Lapis infernalis. Geschmolzenes Silbernitrat, Höllenstein (H., gehärteter), Silberätzstein. Fused Silver nitrate, Moulded Silver Nitrate (e); Azotate d'Argent fondu, Crayons d'Azotate d'Argent, Pierre infernale (fr); Pietra infernale (it); Piedra infernal (sp); Helsche steen (h).
Argentum nitricum mitigatum—Argentum nitricum cum Kalio nitrico.
Argentum proteinicum. Argento-Proteinum. Protargol. Silver Protein (Proteinate), Protargin (e).
Argentum sulfuricum. Argentum vitriolatum. Silbervitriol.
Argentum vitriolatum—Argentum sulfuricum.
Argentum vivum—Hydrargyrum.
Argilla alba—Bolus alba.
Argilla ferruginea rubra (incarnata) (ochrea rubra)—Bolus armena.
Argilla hydrata—Bolus alba.
Argilla praeparata—Bolus alba.
Argilla rubra—Bolus rubra.
Argilla sulfurica—Aluminium sulfuricum.
Argilla sulfurico-kalina—Alumen.
Argilla vitriolica—Aluminium sulfuricum.
Argyritis—Lithargyrum.
Arillus Myristicae aromaticae (moschatae)—Macis.
Armatto—Orleana.
Armenische Rinde—Cortex Chinae.
Armenisches Gummi—Ammoniacum.
Armoniacum—Ammoniacum.
Arnatto—Orleana.
Arnotto—Orleana.
Aroma philosophorum—Ammonium chloratum ferratum.
Aromatische Nuß—Semen Myristicae.
Aronswurzel—Tubera Ari.
Arquebusade, braune—Mixtura vulneraria acida.

Arquebusade, weiße—Aqua vulneraria vinosa.
Arrow-Root—Amylum Marantae.
Arsaminol—Salvarsan.
Arsen—Arsenicum.
Arsenglas, rotes—Arsenicum bisulfuratum.
Arsenic—Arsenicum.
Arsenicalis liquor Fowleri P. J.—Liquor Kalii arsenicosi.
Arsenical Solution—Liquor Kalii arsenicosi.
Arseniciosum—Acidum arsenicosum.
Arsenico—Arsenicum.
Arsenico bianco—Acidum arsenicosum.
Arsenico blanco—Acidum arsenicosum.
Arsenicon—Arsenicum trisulfuratum.
Arsenicosum Grenii—Acidum arsenicosum.
Arsenic trioxyde—Acidum arsenicosum.

Arsenicum. Arsenium, Arsenum, Cadmia fossilis, Cadmia nativa, Cobaltum arsenicale, Cobaltum cristallisatum. Arsen, Fliegenkobalt, Fliegenstein, Kobalt, Scherbenkobalt. Arsenic (e, fr); Arsenico (it. sp).

Arsenicum album—Acidum arsenicosum.

Arsenicum bisulfuratum. Arsenicum rubrum, Arsenicum sulfuratum rubrum, Realgar, Risigallum rubrum, Rubinus Arsenici, Sandaracha Graecorum. Arsenrubin, Rauschrot, Rotes Arsenglas, Rubinschwefel, Sandarach.

Arsenicum oxydulatum album—Acidum arsenicosum.
Arsenicum rubrum—Arsenicum bisulfuratum.
Arsenicum sulfuratum citrinum—Arsenicum trisulfuratum.
Arsenicum sulfuratum rubrum—Arsenicum bisulfuratum.

Arsenicum trisulfuratum. Arsenicon, Arsenicum sulfuratum citrinum, Auripigmentum, Opermentum, Risigallum citrinum. Gelber Arsenik, Orpiment, Rauschgelb.

Arsenigsäureanhydrid—Acidum arsenicosum.
Arsenik—Acidum arsenicosum.
Arsenikblumen—Acidum arsenicosum.
Arsenik, gelber—Arsenicum trisulfuratum.
Arsenik, weißer—Acidum arsenicosum.
Arseni Trioxydum—Acidum arsenicosum.
Arsenium—Arsenicum.
Arsenous acid (anhydride)—Acidum arsenicosum.
Arsenobenzol—Salvarsan.
Arsenrubin—Arsenicum bisulfuratum.
Arsensesquioxyd—Acidum arsenicosum.
Arsentrioxyd—Acidum arsenicosum.
Arsenum—Arsenicum.
Arsphenamina—Salvarsan.
Artificial Gum—Dextrinum.
Aerugo—Cuprum aceticum basicum.
Aerugo cristallisata—Cuprum aceticum.
Aes—Cuprum.
Asa dulcis—Benzoe.
Asafetida—Asa foetida.

Asa foetida. Cibus Deorum, Gummi Asa foetida, Gummi Resina Asa foetida, Stercus diaboli, Succus syriacus. Fötium, Stinkasant, Stinkender Asant, Teufelsdreck. Asse fétide (fr); Assa fetida (it); Asafetida (sp).
Asagraea officinalis Lindley—Schoenocaulon officinale (Schlechtendal et Chamisso) Asa Grey.
Asa odorata—Benzoe.
Asant, stinkender—Asa foetida.
Asant, süßer (wohlriechender)—Benzoe.
Asaret de Canade—Rhizoma Asari.
Aschblei—Bismutum.
Aschzinn—Bismutum.
Aes Cyprium—Cuprum.
Aspidium filix mas (L.) Swartz—Dryopteris filix mas (L.) Schott.
Aspirin—Acidum acetylosalicylicum.
Assa fetida—Asa foetida.
Asse fétide—Asa foetida.
Assenzio—Herba Absynthii.
Asthmapapier—Charta nitrata.
Asthmapulver—Folia Stramonii nitrata.
Asthma-weed—Herba Lobeliae.
Aethanol—Alcohol absolutus.

Aether. Aether Frobenii, Aether oethylicus, Aether purificatus, Aether sulfuricus, Aether vitriolatus, Liquor Frobenii, Naphtha (N. Vitrioli, Oleum Vitrioli dulce (dulcificatum), Panacea Vitrioli, Spiritus aethereus Vitrioli. Ätherinhydrat, Äthoxyäthan, Äthyläther, Äthylenhydrat, Äthyloxyd, Diäthyläther, Schwefeläther. Ether, Stronger Ether (e); Éther hydrique (sulfurique) vinique (fr); Etere (it), Eter (E. sulfurico) (sp).

Aether aceticus*. Acetas aethylicus, Acetas Naphthae, Acetum dulcificatum, Acidum aceticum dulcificatum, Acidum aceticum vinosum, Aether aethyloaceticus, Aether vegetabilis, Aethylium aceticum, Aethyloxydum aceticum, Liquor anodynus vegetabilis, Naphtha aceti, Spiritus aceti dulcificatus. Äthylazetat, Essigester, Essignaphtha, Essigsäure-Äther, Essigsäure-Äthyläther, Essigsaures Äthyloxyd, Saure Nerventropfen. Acetic Ether, Vinegar Naphtha (e); Acétate d'Éthyl, Naphtha acétique (fr); Etere acetico (it); Azijnaether (h).
Aether aceticus alcoholisatus siehe Aether aceticus.
Aether ad Narcosin—Aether pro narcosi.
Aether amylico-nitrosus—Amylium nitrosum.
Aether amylo-nitrosus—Amylium nitrosum.

Aether anaestheticus. (Gemisch von Aethylidenchlorid mit gechlorten Aethanen.) Aether anaestheticus Arani (Mialhe) (Wiggers), Liquor anaetheticus Arani (Mialhe) (Wiggers).

---
* Unter der Bezeichnung Spiritus Aetheris acetici war früher ein weingeisthaltiger Essigäther in Gebrauch, für den folgende Synonyma notiert seien: Acetum dulcificatum, Acidum aceticum dulcificatum, Acidum aceticum vinosum, Alcohol aceticum, Aether aceticus alcoholisatus, Liquor anodynus vegetabilis, Spiritus Aceti dulcificatus, Spiritus acetico-aethereus.

Aether anaestheticus Arani (Mialhe) (Wiggers)—Aether anaestheticus.
Aether aethylo-aceticus—Aether aceticus.
Aether bromatus. Aether hydrobromicus, Aethylis Bromidum, Aethylium bromatum, Aethylum bromatum, Bromaethylum. Naphtha hydrobromica. Bromäther, Bromäthyl, Monobromäthan. Hydrobromic Ether (e); Bromure d'Éthyl, Éthyl Bromide (fr); Bromuro di etile, Etere bromidrico (it).
Aether chloratus. (Siehe auch die Synonyma unter Spiritus aetheris chlorati.) Aether hydrochloratus, Aether hydrochloricus, Aether muriaticus, Aethylis Chloridum, Aethylium chloratum, Chelen, Chloretum aethylicum, Chloruretum Aethyli, Naphtha salis. Chloräther, Chloräthyl, Chlorwasserstoffäther, Monochloräthan, Salzäther, Salzgeist (S. leichter). Ethyl Chloridum, Hydrochloric Ether (e); Chlorure d'éthyle, Ethane monochloré, Éther hydrochlorique (fr); Cloruro d'etile, Etere chloridrico (it).
Aether ferratus—Tinctura Ferri chlorati aetherea.
Aether Frobenii—Aether.
Aether hydrobromicus—Aether bromatus.
Aether hydrochloratus—Aether chloratus.
Aether hydrochloricus—Aether chloratus.
Aetherinhydrat—Aether.
Ätherisches Muskatnußöl—Oleum Myristicae aethereum.
Aether lignosus—Acetonum.
Aether martialis spirituosus—Tinctura Ferri chlorati aetherea.
Aether martiatus—Tinctura Ferri chlorati aetherea.
Aether methylosalicylicus—Methylium salicylicum.
Aether muriaticus—Aether chloratus.
Aether muriaticus alcoholicus—Spiritus Aetheris chlorati.
Aetherolea—Olea aetherea.
Aetheroleosaccharum—Elaeosaccharum.
Aetheroleum—Oleum aethereum.
Aether oethylicus—Aether.
Aether Petrolei. Gasäther, Keroselen. Sherwoodoil (e).
Aether pro narcosi. Aether ad Narcosin. Anaesthesia Ether (e).
Aether purificatus—Aether.
Aether spirituosus—Spiritus aethereus.
Aether sulfuricus—Aether.
Aether sulfuricus martiatus—Tinctura Ferri chlorati aetherea.
Aether sulfuricus spirituosus—Spiritus aethereus.
Aether vegetabilis—Aether aceticus.
Aether vitriolicus vinosus—Spiritus aethereus.
Aether vitriolatus—Aether.
Aethiops animalis—Carbo animalis.
Aethiops martialis (m. Lemery)—Ferrum oxydulatum oxydatum.
Aethiops mercurialis—Hydrargyrum sulfuratum nigrum.
Aethiops mercurialis Hahnemanni—Hydrargyrum oxydulatum nigrum.
Aethiops Mercurii pe se—Hydrargyrum oxydulatum nigrum.
Aethiops mineralis—Hydrargyrum sulfuratum nigrum.
Aethiops narcoticus (n. Krielii)—Hydrargyrum sulfuratum nigrum.
Aethoxyaethan—Aether.
Äthylalkohol—Spiritus.

Äthyläther—Aether.
Äthylazetat—Aether aceticus.
Äthylenhydrat—Aether.
Aethylenum bichloratum—Aethylenum chloratum.

Aethylenum chloratum. Aethylenum bichloratum, Chloruretum Elayli, Elaylum chloratum, Liquor hollandicus, Oleum chemicorum hollandicorum. Chloraetherin, Elaylchlorid.

Äthylidenmilchsäure—Acidum lacticum.
Aethylis Aminobenzoas—Anaesthesin.
Aethylis Bromidum—Aether bromatus.
Aethylis Carbamas—Urethanum.
Aethylis Chloridum—Aether chloratus.
Aethylium aceticum—Aether aceticus.
Aethylium bromatum—Aether bromatus.
Aethylium chloratum—Aether chloratus.

Aethylmorphinum hydrochloricum. Dionin.

Äthyloxyd—Aether.
Äthyloxyd, essigsaures—Aether aceticus.
Äthyloxydhydrat—Alcohol absolutus.
Aethyloxydum aceticum—Aether aceticus.
Aethylum bromatum—Aether bromatus.
Aethylum chloratum—Aether chloratus.
Äthylurethan—Urethanum.
Atramentum sutoricum—Ferrum sulfuricum.
Atropia—Atropinum.
Atropina—Atropinum.

Atropinum. Atropia, Atropina, Atropium, Daturinum.

Atropium—Atropinum.
Attalo—Orleana.
Attar of Rose—Oleum Rosae.
Ätzammoniak—Liquor Ammonii caustici.
Ätzammoniakflüssigkeit—Liquor Ammonii caustici.
Ätzbaryt—Barium oxydatum hydricum.
Ätzendes Laugensalz—Kali causticum.
Ätzkalilauge—Liquor Kali caustici.
Ätzlauge—Liquor Kali caustici.
Ätznatronlauge—Liquor Natri caustici.
Ätzstein, alkalischer—Kali causticum fusum.
Ätzstein, blauer—Cuprum sulfuricum.
Ätzstein, weißer—Kali causticum.
Ätzsublimat—Hydrargyrum bichloratum.
Augenbalsam, weißer—Unguentum Zinci.
Augenmilchwurzel—Radix Taraxaci.
Augennichts—Zincum oxydatum.
Augennichtssalbe—Unguentum Zinci.
Augensalbe, rote—Unguentum Hydrargyri rubrum.
Augensalbe, weiße—Unguentum Zinci.
Augenstein (A. blauer)—Cuprum aluminatum.
Augenstein, grüner—Cuprum aluminatum.
Augenstein, weißer—Zincum sulfuricum.
Augentrost—Herba Euphrasiae.
Augenwurz—Radix Valerianae.

Augenzier—Herba Anchusae.
Augsburger Tee—Species pectorales.
Aurantia immatura—Fructus Aurantii immaturi.
Aurantii immaturi—Fructus Aurantii immaturi.
Auri et Sodii Chloridum—Auro-Natrium chloratum.
Auri-Natrium chloratum—Auro-Natrium chloratum.
Aurin, roter—Herba Centaurii.
Aurin, weißer—Herba Gratiolae.
Aurin, wilder—Herba Gratiolae.
Auripigmentum—Arsenicum trisulfuratum.

Auro-Natrium chloratum. Auri et Sodii Chloridum, Auri-Natrium chloratum, Aurum chloratum (sesquichloratum) natronatum, Chloretum aurico-natricum, Chloruretum Auri et Sodii, Hydrochloras Auri natronatus, Sal Auri Figueri.

Aurum chloratum natronatum—Auro-Natrium chloratum.
Aurum horizontale—Hydrargyrum oxydatum.
Aurum sesquichloratum natronatum—Auro-Natrium chloratum.
Aurum vegetabile—Crocus.
Ausländisches Moos—Lichen islandicus.
Austernschalenpulver—Calcium carbonicum nativum.
Autumn Crocus—Colchicum.
Avelines purgatives—Semen Ricini.
Avornusrinde—Cortex Frangulae.
Axonge—Adeps suillus.
Axungia—Adeps und Adeps suillus.
Axungia balsamica (benzoata) (benzoinata)—Adeps benzoatus.
Axungia ovis ex lana—Adeps Lanae anhydricus.
Axungia Porci—Adeps suillus.
Axungia porcina—Adeps suillus.
Azafran—Crocus.
Azahar—Flores Aurantii.
Azeta—Acidum acetylosalicylicum.
Azetannin—Tannigen.
Azetphenetidin—Phenacetinum.
Azetsalizylsäure—Acidum acetylosalicylicum.
Azetylamidobenzol—Acetanilidum.
Azetylanilin—Acetanilidum.
Azetylin—Acidum acetylosalicylicum.
Azetylsäure—Acidum aceticum.
Azijn—Acetum.
Azijnaether—Aether aceticus.
Azijnzuur—Acidum aceticum.
Azotas argenticus—Argentum nitricum.
Azotas argenticus fusus—Argentum nitricum fusum.
Azotas hydrargyroso-ammonicus—Hydrargyrum oxydulatum nigrum.
Azotas Natri (natricus)—Natrium nitricum.
Azotas potassicus—Kalium nitricum.
Azotas Sodae—Natrium nitricum.
Azotate d'Argent—Argentum nitricum.
Azotate d'Argent fondu—Argentum nitricum fusum.
Azotate d'Argent mitigé—Argentum nitricum cum Kalio nitrico.
Azotate de Potasse—Kalium nitricum.
Azotate de Soude (sodique)—Natrium nitricum.

Azotato di Potassio—Kalium nitricum.
Azotite d'Amyle—Amylium nitrosum.
Azucar—Saccharum.
Azucar de Saturno—Plumbum aceticum.
Azucar refinado—Saccharum.
Azufre—Sulfur.
Azufre lavado—Sulfur depuratum.

Bacca di ginepro—Fructus Juniperi.
Baccae Aurantii immaturi—Fructus Aurantii immaturi.
Baccae Capsici—Fructus Capsici.
Baccae Coculi—Fructus Cocculi.
Baccae Cubebarum—Fructus Cubebae.
Baccae domesticae—Fructus Rhamni cathartici.
Baccae Jujubae—Fructus Jujubae.
Baccae Juniperi—Fructus Juniperi.
Baccae Lauri—Fructus Lauri.
Baccae Myrtillorum—Fructus Myrtilli.
Baccae Rhamni cathartici—Fructus Rhamni cathartici.
Baccae Sambuci—Fructus Sambuci.
Baccae Spinae cervinae (domesticae)—Fructus Rhamni cathartici.
Baccae Ziziphi—Fructus Jujubae.
Badellae—Hirudines.
Badeschwefelleber—Kalium sulfuratum.
Badian—Fructus Anisi stellati.
Badiana—Fructus Anisi stellati.
Badiane de chine—Fructus Anisi stellati.
Badianum moscoviticum—Fructus Anisi stellati.
Bahiapulver—Chrysarobinum.
Baies d'Airelles myrtille—Fructus Myrtilli.
Baies de Genièvre—Fructus Juniperi.
Baies de Nerprun—Fructus Rhamni cathartici.
Baies de Sureau—Fructus Sambuci.
Bakkelaar—Fructus Lauri.
Balderjahn (Bolderjahn)—Radix Valerianae.
Baldrian, gewöhnlicher (gemeiner)—Radix Valerianae.
Baldrian, virginischer—Rhizoma Serpentariae.
Baldrianwurzel—Radix Valerianae.
Balm leaves—Folia Melissae.
Balm of Gilead Buds—Gemmae Populi.
Balsamaenum—Balsamum de Mecca.
Balsam, indischer—Balsamum peruvianum.
Balsam Inkumsöl—Balsamum peruvianum.
Balsam, Jerusalemer—Tinctura Benzoes composita.
Balsamo de San Salvador—Balsamum peruvianum album.
Balsamo del Peru—Balsamum peruvianum.
Balsamöl—Balsamum peruvianum.
Balsam of Gilead—Balsamum de Mecca.
Balsamo negro—Balsamum peruvianum.
Balsamo peruviano negro—Balsamum peruvianum.
Balsam, peruanischer—Balsamum peruvianum.

Balsam Poplar buds—Gemmae Populi.
Balsam, schwarzer—Balsamum peruvianum.
Balsamtropfen—Tinctura Benzoes composita.
Balsamum aegypticum—Balsamum de Mecca.
Balsamum americanum—Balsamum tolutanum.
Balsamum aromaticum—Mixtura oleoso-balsamica.
Balsamum benivivum—Benzoe.
Balsamum benzoicum—Benzoe.
Balsamum Bilfinger—Linimentum saponato-camphoratum.
Balsamum brasiliense—Balsamum Copaivae.
Balsamum cancanum—Elemi.
Balsamum catholicum—Tinctura Benzoes composita.
Balsamum cephalicum—Mixtura oleoso-balsamica.
Balsamum commendatoris—Tinctura Benzoes composita.
Balsamum Copaïbae—Balsamum Copaivae.

Balsamum Copaivae. Balsamum brasiliense, Balsamum Copaibae, Resina Copaivae liquida.

Balsamum de Mecca. Balsamaenum, Balsamum aegypticum, Balsamum gileadense, Balsamum judaicum, Balsamum syriacum, Oleoresina de Mecca, Opobalsamum verum. Ägyptischer Balsam, Jerichobalsam, Mekkabalsam, Syrischer Balsam. Balsam of Gilead (e); Baume de la Mecque (fr).

Balsamum de Peru—Balsamum peruvianum.
Balsamum de Tolu—Balsamum tolutanum.
Balsamum Embryonum—Aqua aromatica.
Balsamum Friarii—Tinctura Benzoes composita.
Balsamum gileadense—Balsamum de Mecca.
Balsamum haarlemense—Oleum Therebinthinae sulfuratum.
Balsamum hierosolymitanum—Tinctura Benzoes composita.
Balsamum indicum—Balsamum peruvianum.
Balsamum indicum nigrum—Balsamum peruvianum.
Balsamum indicum siccum—Balsamum tolutanum.
Balsamum judaicum—Balsamum de Mecca.
Balsamum Laricis—Terebinthina laricina.
Balsamum Lithanei—Pix betulina.
Balsamum lithuanicum—Pix betulina.
Balsamum Locatelli—Unguentum Terebinthinae.
Balsamum macis expressum—Oleum Nucistae.
Balsamum mercuriale—Unguentum Hydrargyri rubrum.
Balsamum Moschatae—Oleum Nucistae.
Balsamum Myristicae—Ceratum Nucistae.
Balsamum Myristicae expressum—Oleum Nucistae.
Balsamum Myristicae moschatae—Oleum Nucistae.
Balsamum Nucistae—Ceratum Nucistae.
Balsamum Nucistae expressum—Oleum Nucistae.
Balsamum ophthalmicum—Unguentum Hydrargyri rubrum.
Balsamum Opodeldoc—Linimentum saponato-camphoratum.

Balsamum peruvianum. Balsamum de Peru, Balsamum indicum, Balsamum indicum nigrum, Balsamum peruvianum nigrum, Opobalsamum liquidum. Balsam Inkumsöl, Balsamöl, Chinabalsam, Chinaöl, Indianischer Balsam, Indischer Balsam, Peruanischer Balsam, Schwarzer Balsam, Wundbalsam, Zauberbalsam. Baume de Perou (fr); Balsamo peruviano negro (it); Balsamo del Peru (sp); Perubalsem (h).

Balsamum peruvianum nigrum—Balsamum peruvianum.
Balsamum peruvianum siccum—Balsamum tolutanum.
Balsamum Pini empyreumaticum—Pix liquida.
Balsamum Pini laricis—Terebinthina laricina.
Balsamum Pini silvestris—Terebinthina.
Balsamum Saponis—Spiritus saponato-camphoratus.
Balsamum Saturni—Liquor Plumbi subacetici.
Balsamum saturninum—Unguentum Plumbi.
Balsamum storacinum—Styrax.
Balsamum Storacis—Styrax crudus.
Balsamum styracinum—Styrax crudus.
Balsamum Styracis benzoini—Benzoe.
Balsamum Sulfuris Rulandi—Oleum Terebinthinae sulfuratum.
Balsamum Sulfuris simplex—Oleum Lini sulfuratum.
Balsamum syriacum—Balsamum de Mecca.
Balsamum Terebinthinae—Terebinthina.
Balsamum Terebinthinae laricinae—Terebinthina laricina.
Balsamum Terebinthinae sulfuratum—Oleum Terebinthinae sulfuratum.
Balsamum terebinthinatum—Unguentum Terebinthinae.

Balsamum tolutanum. Balsamum americanum, Balsamum de Tolu, Balsamum indicum siccum, Balsamum peruvianum siccum, Opobalsamum de Tolu, Opobalsamum siccum, Resina tolutana. Thomasbalsam, Tolubalsam.

Balsamum traumaticum—Tinctura Benzoes composita.
Balsamum Vitae Hoffmanni—Mixtura oleoso-balsamica.
Balsamum Vitae Rulandi—Oleum Terebinthinae sulfuratum.
Balsamum vulnerarium—Tinctura Benzoes composita.
Bandazeep—Oleum Nucistae.
Bankesia abyssinica Bruce—Hagenia abyssinica Gmelin.
Barbados Nuts—Semen Curcadis.
Barbadospinien—Semen Curcadis.
Barbe de Capucin—Radix Cichorei.
Barbital—Acidum diaethylbarbituricum.
Barbital Sodium—Natrium diaethylbarbituricum.
Barbitalum—Acidum diaethylbarbituricum.
Barbitalum solubile—Natrium diaethylbarbituricum.
Barbitone Sodium—Natrium diaethylbarbituricum.
Barbitonum—Acidum diaethylbarbituricum.
Bärensteinklee—Herba Meliloti.
Bärenzucker—Succus Liquiritiae.
Baric Sulphate—Barium sulfuricum.
Barii Sulphas—Barium sulfuricum.
Barilla—Natrium carbonicum.
Barilla-Soda—Natrium carbonicum.

Barium carbonicum. Aerum barytatum, Baryta carbonica, Barytes aeratus, Carbonas Barytae (baryticus), Ponderosa aerata, Spathum ponderosum carbonicum, Terra ponderosa aerata (carbonica).

Barium chloratum. Baryta chlorhydrica (hydrochlorica) (muriatica) (salita), Chloretum Barytae (baryticum), Chloretum Spathi ponderosi, Chloretum Terrae ponderosae, Terra ponderosa salita. Salzsaurer Baryt, Salzsaure Schwererde.

Barium oxydatum hydricum. Baryta caustica, Baryum hydricum, Cristalli Barytae, Hydras Barytae (baryticus). Ätzbaryt, Barythydrat.

Barium sulfuratum. Hepar Sulfuris baryticus. Sulfuretum Barytae. Barytschwefelleber.

Barium sulfuricum (zu beachten ist, daß einzelne der Synonyma sich nur auf das Naturprodukt, andere nur auf gefälltes Bariumsulfat, wieder andere auf beide Sorten beziehen). Barii Sulphas, Baryta sulfurica (vitriolata), Barytes (sulfuricus) (vitriolatus), Baryum oxydatum sulfuricum, Gypsum spathosum, Spathum ponderosum, Sulfas baryticus, Terra alba, Terra ponderosa, Terra ponderosa vitriolata, Vitriolum Barii. Baroselenite, Barytweiß, Blanc fix, Fixweiß, Mineralweiß, Neuweiß, Permanentweiß, Schwefelsaurer Baryt, Schwefelsaure Schwererde, Schwererdiger Vitriol, Selenitspat. Baric Sulphate, Heavy Spar, Sulphate of Barytes (e).

Bärlappulver—Lycopodium.
Bärlappsamen—Lycopodium.
Bärlappsporen—Lycopodium.
Baroselenite—Barium sulfuricum.
Baroskampfer—d-Borneol.
Barren Myrtle leaves—Folia Uvae Ursi.
Baersfett—Oleum Jecoris Aselli.
Baryta carbonica—Barium carbonicum.
Baryta caustica—Barium oxydatum hydricum.
Baryta chlorhydrica (hydrochlorica)—Barium chloratum.
Baryta muriatica (salita)—Barium chloratum.
Baryta sulfurica (vitriolata)—Barium sulfuricum.
Barytes aeratus—Barium carbonicum.
Barytes sulfuricus (vitriolatus)—Barium sulfuricum.
Barythydrat—Barium oxydatum hydricum.
Baryt, salzsaurer—Barium chloratum.
Barytschwefelleber—Barium sulfuratum.
Baryt, schwefelsaurer—Baryum sulfuricum.
Barytweiß—Barium sulfuricum.
Baryum hydricum—Barium oxydatum hydricum.
Baryum oxydatum sulfuricum—Barium sulfuricum.
Basilikumsalbe—Unguentum basilicum.
Basket Fern Root—Rhizoma Filicis.
Bassiasäure—Acidum stearinicum.
Bastard saffron—Flores Carthami.
Bastardsafran—Flores Carthami.
Bauernlöffel—Herba Droserae.
Bauernrocken—Flores Carthami.
Baume du Commandeur de Permes—Tinctura Benzoes composita.
Baume de la Mecque—Balsamum de Mecca.
Baume de Muscade—Oleum Nucistae.
Baume de Perou—Balsamum peruvianum.
Baume de Poumon—Benzoe.
Baume de Sonsonate—Balsamum peruvianum album.

Baume ophthalmique rouge—Unguentum Hydrargyri rubrum.
Baummalvenblumen—Flores Malvae arboreae.
Baumöl—Oleum Olivarum commune.
Baumöl, gereinigtes—Oleum Olivarum.
Baumöl, weißes—Oleum Olivarum album.
Baumwolle—Gossypium depuratum.
Bauracon—Borax.
Bayas de Enebro—Fructus Juniperi.
Bayberry oil—Oleum Lauri.
Bazzies—Radix Bardanae.
Bearberry bark—Cortex Rhamni purshiani.
Bearberry Leaves—Folia Uvae Ursi.

l-Bebeerin. Pelosin, Nectandrin, Bebirin, Bibirin.

Bebirin—l-Bebeerin.
Beeredruifbladen—Folia Uvae ursi.
Beeswax—Cera flava.
Beggar's Buttons—Radix Bardanae.
Beinschwarz—Carbo animalis.
Beinwurzel—Radix Consolidae.
Beißbeeren (indische)—Fructus Capsici.
Belladonnae extractum P. J.—Extractum Belladonnae.
Belladonnae folium P. J.—Folia Belladonnae.
Benediktenfleckblume—Herba Cardui benedicti.
Benediktenwurzel—Rhizoma Caryophyllatae.
Benediktuskraut—Herba Cardui benedicti.
Benjoin—Benzoe.
Benjui—Benzoe.
Benné—Sesam.

Benzaldehyd. Aldehydum acidi benzoici, Oleum Amygdalarum amararum sine Acido hydrocyanico arteficiale. Benzoylwasserstoff, Benzylaldehyd, Blausäurefreies Bittermandelöl, Künstliches Bittermandelöl.

Benzenum—Benzolum.
Benzinum—Benzinum Petrolei und (in älteren Arzneibüchern)—Benzolum.

Benzinum Petrolei. Benzinum, Naphtha Petrolei, Petroleobenzinum. Gasolene, Gasolin, Kanadol, Naphtha, Neolin, Petroleumbenzin. Danforths oil, Safety oil (e).

Benzoas natricus (Sodae) (sodicus)—Natrium benzoicum.
Benzoate de Soude—Natrium benzoicum.
Benzocaine—Anaesthesin.

Benzoe. Asa dulcis, Asa odorata, Balsamum benivivum, Balsamum benzoicum, Balsamum Styracis benzoini, Benzoinum, Gummi Asa dulcis, Gummi benzoicum, Gummi Resina Asa dulcis, Gummi Resina Benzoes, Resina Benzoes, Resina Styracis benzoini, Succus concretus Benzoes, Succus cyrenaicus. Benzoegummi, Benzoeharz, Bienenharz, Süßer Asant, Wohlriechender Asant. Benzoin, Gum Benjamin, Gum benzoin (e); Baume de Poumon, Benjoin, Gomme benjoin (fr); Benzoino (it); Benjui (sp).

Benzoeblumen—Acidum benzoicum.
Benzoefett—Adeps benzoatus.

Benzoegummi—Benzoe.
Benzoeharz—Benzoe.
Benzoesäure—Acidum benzoicum.
Benzoesäuresulfinidnatrium—Saccharin solubile.
Benzoin—Benzoe.
Benzoinated Lard—Adeps benzoinatus.
Benzoino—Benzoe.
Benzoinum—Benzoe.
Benzoinum natronatum—Natrium benzoicum.

Benzolum. Benzenum. Benzinum (in älteren Arzneibüchern), Phenylhydrid.

Benzophenol—Phenolum.
Benzosulphinidum—Saccharin.
Benzoylekgoninmethylester—Cocainum.
Benzoylsäure—Acidum benzoicum.
Benzoylwasserstoff—Benzaldehyd.
Benzylaldehyd—Benzaldehyd.

Berberin. Jamaizin, Xanthopikrit.

Bergertran—Oleum Jecoris Aselli.
Bergmehl—Terra silicea.
Bergpfefferrinde—Cortex Mezerei.
Bergsalz—Natrium chloratum.
Berliner Blau—Ferrum cyanatum.
Berliner Salz—Natrium bicarbonicum.
Bernhardinerkraut—Herba Cardui benedicti.
Bernsteinsalbe—Unguentum basilicum.
Bertramswurzel—Radix Pyrethri.
Beruhigungssaft—Sirupus Papaveris.
Besenginster—Herba Scoparii.
Besinge (B. schwarze)—Fructus Myrtilli.
Betanaphtholum—Naphtholum.
Betelnuß—Semen Arecae.
Beurre de Cacao—Oleum Cacao.
Beurre de Coco—Oleum Cocos.
Beurre de Laurier—Oleum Lauri.
Beurre de Muscade—Oleum Nucistae.
Bezardum—Galbanum.
Bezoardicum antimoniale (minerale)—Kali stibicum.
Bianco di balena—Cetaceum.
Biberklee—Folia Trifolii fibrini.
Biberkleeextrakt—Extractum Trifolii fibrini.
Bibernell—Radix Pimpinellae.
Bibernellessenz—Tinctura Pimpinellae
Bibirin—l-Bebeerin.
Biboras natricus—Borax.
Biborate of Sodium—Borax.
Biborato di soda—Borax.
Bicarbonas kalicus—Kalium bicarbonicum.
Bicarbonas monopotassicus—Kalium bicarbonicum.
Bicarbonas Natri (natricus)—Natrium bicarbonicum.
Bicarbonas potassicus—Kalium bicarbonicum.
Bicarbonas Sodae—Natrium bicarbonicum.

Bicarbonato di Potassio—Kalium bicarbonicum.
Bicarbonato di Sodio—Natrium bicarbonicum.
Bichloretum Hydrargyri—Hydrargyrum bichloratum.
Bichloride of Mercury—Hydrargyrum bichloratum.
Bichlorure de Mercure—Hydrargyrum bichloratum.
Bichromas kalicus (Potassae)—Kalium dichromicum.
Bichromat—Kalium dichromicum.
Bichy Nuts—Semen Colae.
Bickbeeren—Fructus Myrtilli.
Bicloruro di mercurio—Hydrargyrum bichloratum.
Bienenharz—Benzoe.
Bienenkraut—Folia Melissae.
Bienenspeck—Cetaceum.
Bienenwachs—Cera flava.
Bierkraut—Carrageen.
Bigaradeblüten—Flores Aurantii.
Bilberries—Fructus Myrtilli.
Bile de Boeuf—Fel Tauri.
Bilis bobula—Fel Tauri.
Bilis bovina—Fel Tauri.
Bilis bubula—Fel Tauri.
Bilsenkörner—Semen Hyoscyami.
Bilsenöl—Oleum Hyoscyami.
Bilsenpflaster—Emplastrum Hyoscyami.
Bilzenkruid—Folia Hyoscyami.
Bimpaulwurzel—Radix Taraxaci.
Bimpernell—Radix Pimpinellae.
Biondella—Herba Centaurei.
Bioxalas kalicus (Potassae)—Kalium bioxalicum.
Bioxyde de Manganèse—Manganum peroxydatum.
Bioxydum Magnesii—Manganum peroxydatum.
Bisamnuß—Semen Myristicae.
Bisamschafgarbe—Herba Ivae moschatae.
Bismuthicum—Bismutum oxydatum.
Bismuthi Subcarbonas—Bismutum subcarbonicum.
Bismuthi Subgallas—Bismutum subgallicum.
Bismuthi Subnitras—Bismutum subnitricum.
Bismuthi Subsalicylas—Bismutum subsalicylicum.
Bismuthosum oxydatum album (oxydatum nitricum) (praecipitatum album)—Bismutum subnitricum.
Bismuthosum subnitricum—Bismutum subnitricum.
Bismuth Oxygallate—Bismutum subgallicum.
Bismuth Oxynitrate—Bismutum subnitricum.
Bismuthum—Bismutum.
Bismuthum nitricum basicum—Bismutum subnitricum.
Bismuthylgallat—Bismutum subgallicum.
Bismuthylnitrat—Bismutum subnitricum.

Bismutum. Bismuthum, Marcasita (M. argentea) (M. plumbea), Plumbum cinereum (glaciale), Stannum cinerum (glaciale). Aschblei, Aschzinn. Etain de glace (fr).

Bismutum hydrico-nitricum—Bismutum subnitricum.
Bismutum hydrico-nitricum praecipitatum—Bismutum subnitricum.
Bismutum nitricum praecipitatum—Bismutum subnitricum.

Bismutum oxydatum. Bismuthicum, Calx Bismuthi, Calx Marcasitae, Flores Bismuthi, Oxydum Bismuthi.
Bismutum salicylicum basicum—Bismutum subsalicylicum.
Bismutum subcarbonicum. Bismuthi Subcarbonas, Carbonas bismuthicus basicus, Carbonas Marcasitae.
Bismutum subgallicum. Bismuthi Subgallas, Gallas Bismuthii (bismuthicus). Bismuthylgallat. Bismuth Oxygallate (e); Gallato basico de bismuto (it); Subgalato de Bismuto (sp).
Bismutum subnitricum. Album Bismuthi, Album hispanicum, Bismuthi Subnitras, Bismuthosum oxydatum album (oxydatum nitricum) (praecipitatum album), Bismuthosum subnitricum, Bismuthum hydrico-nitricum, Bismuthum hydrico-nitricum praecipitatum, Bismuthum hydro-nitricum, Bismuthum nitricum basicum, Bismuthum nitricum praecipitatum, Cosmeticum Clavii, Magisterium Bismuthi, Magisterium Marcasitae, Marcasita hispanica (h. alba), Nitras Bismuthi (bismuthicus) basicus, Subazotas bismuthicus, Subnitras bismuthicus. Basisch salpetersaures Wismutoxyd, Bismuthylnitrat, Präzipitiertes Wismutnitrat, Salpetersaures Wismutoxyd, Schminkweiß, Weiße Schminke, Wismutsubnitrat, Wismutweiß. Bismuth Oxynitrate (e); Blanc d'Espagne, Blanc de Fard, Sous-Azotate de Bismuth, Sous-nitrat de Bismuth (fr).
Bismutum subsalicylicum. Bismuthi Subsalicylas, Bismuthum salicylicum basicum, Salicylas bismuthicus basicus. Basisch salizylsaures Wismutoxyd, Salizylsaures Wismutoxyd.

Bissy Nuts—Semen Colae.
Bisulfuretum Hydrargyri—Hydrargyrum sulfuratum rubrum.
Bitartras kalicus cum Biborate natrico—Tartarus boraxatus.
Bitartras kalicus depuratus—Tartarus depuratus.
Bitartras Lixiviae depuratus—Tartarus depuratus.
Bitartras Potassae depuratus—Tartarus depuratus.
Bitartrate de Potasse—Tartarus depuratus.
Bitter Apple—Fructus Colocynthidis.
Bitter Ash—Lignum Quassiae.
Bitter Bark—Cortex Rhamni purshiani.
Bitter Cucumber—Fructus Colocynthidis.
Bitterdistel—Herba Cardui benedicti.
Bittererde—Magnesia usta.
Bittererde, basisch kohlensaure—Magnesium carbonicum.
Bittererde, kohlensaure—Magnesium carbonicum.
Bittererde, schwefelsaure—Magnesium sulfuricum.
Bitter Gourd Apple—Fructus Colocynthidis.
Bitterholz—Lignum Quassiae.
Bitterklee—Folia Trifolii fibrini.
Bittermandelöl, blausäurefreies—Benzaldehyd.
Bittermandelöl, künstliches—Benzaldehyd.
Bittermandelwasser, konzentriertes—Aqua Amygdalarum amararum.
Bitter Milkwort—Herba Polygalae amarae.
Bitter Orange Peel—Pericarpium Aurantii.
Bittersalz—Magnesium sulfuricum.
Bittersalz, englisches—Magnesium sulfuricum.

Bittersüß—Stipites Dulcamarae.
Bittersüßnachtschatten—Stipitis Dulcamarae.
Bittersüßstengel—Stipites Dulcamarae.
Bitter sweet—Stipites Dulcamarae.
Bitterwurzel—Radix Gentianae.
Bitumen sulphonatum—Ammonium sulfoichthyolicum.
Black Antimony—Stibium sulfuratum nigrum.
Black Cherry Leaves (root)—Folia (Radix) Belladonnae.
Black Elder fruit—Fructus Sambuci.
Black Mechoacan root—Tubera Jalapae.
Black Mercurial Lotion—Aqua phagedaenica nigra.
Black Mustard seeds—Semen Sinapis.
Black Wash—Aqua phagedaenica nigra.
Blackwort—Radix Consolidae.
Blagen-Schwefel—Sulfur griseum.
Blanc de Baleine—Cetaceum.
Blanc de Céruse—Cerussa.
Blanc de Fard—Bismutum subnitricum.
Blanc de Meudon (de Paris)—Calcium carbonicum nativum.
Blanc de Plomb—Cerussa.
Blanc d'Espagne—Bismutum subnitricum und Calcium carbonicum nativum.
Blanc de Zinc—Zincum oxydatum.
Blanc fix—Barium sulfuricum.
Blankenheimer Tee—Herba Galeopsidis.
Blanquette-Soda—Natrium carbonicum.
Blasenkäfer—Cantharides.
Blasenkäfer, gemeiner—Cantharides.
Blasenpflaster—Emplastrum Cantharidum ordinarium.
Blasenwurm—Cantharides.
Blasenzieher—Cantharides.
Blasenzug—Emplastrum Cantharidum ordinarium.
Blättererde (-salz)—Kalium aceticum.
Blaubeeren—Fructus Myrtilli.
Blaudsche Pillen—Pilulae Ferri carbonici Blaudii.
Blauer Mohnsamen—Semen Papaveris.
Blauholz—Lignum campechianum.
Blauholzextrakt—Extractum Ligni campechiani.
Blausamenwirbel—Radix Cichorii.
Blausaures Eisenkali—Kalium ferrocyanatum.
Blauspäne—Lignum campechianum.
Blaustein—Cuprum sulfuricum.
Blauwe Boschbessen—Fructus Myrtilli.
Bleaching Powder—Calcaria chlorata.
Bleaching Solution—Liquor Natrii hypochlorosi.
Blé cornu—Secale cornutum.
Bleiantimoniat—Flavum neapolitanum.
Bleiasche—Lithargyrum.
Blei, basisch kohlensaures—Cerussa.
Bleichkalk—Calcaria chlorata.
Bleichpulver, englisches—Calcaria chlorata.
Bleichsodalösung—Liquor Natrii hypochlorosi.
Bleiextrakt—Liquor Plumbi subacetici.
Bleiextraktpflaster, zusammengesetztes—Emplastrum Lithargyri compositum.
Bleikalk—Plumbum oxydatum.

Bleioxyd, basisch kohlensaures—Cerussa.
Bleioxyd, essigsaures—Plumbum aceticum.
Bleioxyd, rotes—Minium.
Bleipflaster, einfaches—Emplastrum Lithargyri.
Bleirot—Minium.
Bleisalbe, Hebrasche—Unguentum diachylon.
Bleisubazetatlösung—Liquor Plumbi subacetici.
Bleisubkarbonat—Cerussa.
Bleitannatsalbe—Unguentum Plumbi tannici.
Bleiweißwasser—Aqua Plumbi.
Bleizucker, reiner—Plumbum aceticum.
Blister beetle—Cantharides.
Blistering Cerate—Emplastrum Cantharidum ordinarium.
Blistering Collodion—Collodium cantharidatum.
Blistering Flies—Cantharides.
Blistering Plaster—Emplastrum Cantharidum ordinarium.
Blitzpulver—Lycopodium.
Blood root—Rhizoma Sanguinariae canadensis.
Blowball root—Radix Taraxaci.
Blueberries—Fructus Myrtilli.
Blue Ointment—Unguentum Hydrargyri cinereum.
Blue Sailors—Radix Cichorei.
Blue Stone—Cuprum sulfuricum.
Blue Vitriol—Cuprum sulfuricum.
Blumea Kampfer—l-Borneol.
Blumenstaub—Lycopodium.
Blutblume—Flores Arnicae.
Blutgummi—Resina Draconis.
Blutholz—Lignum campechianum.
Blutkohle—Carbo animalis.
Blutkraut—Herba Chelidonii.
Blutkrautwurzel, gelbe—Rhizoma Hydrastis.
Blutlaugenkohle—Carbo animalis.
Blutlaugensalz, gelbes—Kalium ferrocyanatum.
Blutlaugensalz, rotes—Kalium ferricyanatum.
Blutmerkur—Hydrargyrum sulfuratum rubrum.
Blutreinigungstee—Species Lignorum.
Blutschierling—Herba Conii.
Blutschwamm—Fungus igniarius.
Blutstein—Ferrum oxydatum.
Blutwurzel—Rhizoma Tormentillae.
Blutwurzel, kanadische—Rhizoma Hydrastis und Rhizoma Sanguinariae canadensis.
Bockshörnchen—Fructus Ceratoniae.
Bockshornkleesamen—Semen Foenugraeci.
Bockshornsamen—Semen Foenugraeci.
Bockspetersilie—Radix Pimpinellae.
Bockstalg—Sebum ovile.
Bockswurzel—Radix Pimpinellae.
Bois amer de Surinam—Lignum Quassiae.
Bois de Brésil—Lignum Fernambuci.
Bois de Gayac—Lignum Guajaci.
Bois de Panama—Cortex Quillaiae.
Bois de Reglisse—Radix Liquiritiae.

Bois de sang—Lignum campechianum.
Bois des Iles—Lignum campechianum.
Bois d'Inde—Lignum campechianum.
Bois doux—Radix Liquiritiae.
Bois gentil—Cortex Mezerei.
Bois rouge d'Inde occidentale—Lignum Fernambuci.
Bolarerde, weiße—Bolus alba.
Bolderjahn—Radix Valerianae.
Bolet amadouvier—Fungus igniarius.
Boletus chirurgorum—Fungus igniarius.
Boletus fomentarius L.—Fomes fomentarius (L.) Fries.
Boletus igniarius—Fungus igniarius.
Boletus Laricis—Fungus Laricis.
Boletus purgans—Fungus Laricis.
Boletus quercinus—Fungus ignarius.
Boli martiales—Tartarus ferratus.

Bolus alba. Alumina hydrata, Argilla alba, Argilla hydrata, Argilla praeparata, Cimolia alba, Lithomarga, Medulla Saxorum, Terra aluminosa (argillacea) (argillacea alba), Terra de Malta, Terra miraculosa, Terra sigillata alba, Terra turcica alba. Bolarerde, Malteser-erde, Sächsische Wundererde, Steinmark, Striegauer Erde, Türkische Erde, Weiße Matratze, Weißer Bolus, Weiße Siegelerde. Kaolinum, Porcelain Clay (e); Terre a porcelaine (fr).

Bolus armena. Argilla ferruginea rubra (A. incarnata) (ochrea rubra), Bolus armeniaca (armeniaca nativa) (armeniaca rubra) (orientalis), Cimolia incarnata, Lapis armenus, Terra armena.

Bolus armeniaca (armeniaca nativa) (armeniaca rubra) (orientalis)—Bolus armena.

Bolus rubra. Argilla rubra, Cimolia rubra, Terra argillacea rubra, Terra bolaris rubra, Terra sigillata rubra.

Bolus, weißer—Bolus alba.
Bone Black—Carbo animalis.
Borace—Borax.
Boracic acid—Acidum boricum.
Boras Natrii—Borax.
Boras sodicus (supersodicus)—Borax.
Borate de Sodium officinal—Borax.
Borate de Soude—Borax.
Borato de (di) sodio—Borax.
Borato sodico—Borax.

Borax. Biboras natricus, Boras Natrii, Boras sodicus (supersodicus), Borax purificatus, Borax sodicus (supersodicus), Chrysocolla alba (cristallisata) (factitia), Natrium biboracicum, Natrium biboricum, Natrium boracicum, Natrium boracinum, Natrium oxydatum boracicum, Natrium pyroboricum, Natrium subboracicum, Natrium tetraboricum, Sodae Biboras, Sodii Boras. Doppelt borsaures Natron, Gereinigter Tinkal, Natriumbiborat, Natriumborat, Natriumpyroborat, Offizinelles borsaures Natrium, Prismatischer Borax, Raffinierter Borax, Zweifach borsaures Natron. Biborate of Sodium, Sodium Borate, Sodium Pyroborate, Sodium Tetraborate (e); Bauracon, Borate de Sodium officinal, Borate de Soude, Sel de Perse

(fr); Borace, Borato di sodio, Biborato di soda (it); Borato de Sodio (sodico) (sp).
Borax Honey—Mel boraxatum.
Borax, prismatischer—Borax.
Borax purificatus—Borax.
Borax, raffinierter—Borax.
Boraxsäure—Acidum boricum.
Borax sodicus (supersodicus)—Borax.
Borax tartarisé—Tartarus boraxatus.
Boric acid—Acidum boricum.
Borneokampfer—d-Borneol.

d-Borneol. Baroskampfer, Borneokampfer, Malaiischer Kampfer, Sumatrakampfer.

l-Borneol. Blumea Kampfer, Ngai-Kampfer.

Bornwurz—Herba Cardui benedicti.
Borro di Cacao—Oleum Cacao.
Borsäuresalbe—Unguentum Acidi borici.
Borussias Potassae—Kalium ferrocyanatum.
Bourgeons de Peuplier—Gemmae Populi.
Boxtalg—Sebum ovile.
Braakwijnsteen—Tartarus stibiatus.
Brandsalbe—Unguentum Plumbi.
Brasilgenholz—Lignum campechianum.
Brasilianischer Pfeffer—Fructus Capsici.
Brasilienholz, blaues—Lignum campechianum.
Brasilienholz, rotes—Lignum Fernambuci.
Brasilienpfeffer—Fructus Capsici.

Brassica nigra (L.) Koch. Sinapis nigra L.

Braunholz—Lignum campechianum.
Braunschweiger Salz—Natrium sulfuricum.
Braunsilienholz—Lignum campechianum.
Braunstein—Manganum peroxydatum.
Braunsteinmetall—Manganum.
Brausende zitronensaure Magnesia—Magnesium citricum effervescens.
Brayera anthelminthica Knuth—Hagenia abyssinica Gmelin.
Brazilian Cocoa—Guarana.
Brazil wood—Lignum Fernambuci.
Brechkörner—Semen Ricini.
Brechnüsse, schwarze—Semen Curcadis.
Brechnußsamenextrakt, weingeistiges—Extractum Strychni.
Brechwurz, deutsche—Rhizoma Asari.
Brechwurzel—Radix Ipecacuanhae.
Brennöl—Oleum Rapae.
Brenzessiggeist—Acetonum.
Brimstone—Sulfur sublimatum.
British Gum—Dextrinum.
Bromammonium—Ammonium bromatum.
Bromäther—Aether bromatus.
Bromäthyl—Aether bromatus.
Bromaethylum—Aether bromatus.
Bromdiäthylazetylkarbamid—Adalin.
Brometum ammonicum—Ammonium bromatum.

Brometum formylicum—Bromoformium.
Brometum kalicum (Kalii)—Kalium bromatum.
Brometum natricum—Natrium bromatum.
Brometum potassicum—Kalium bromatum.
Brometum sodicum—Natrium bromatum.
Bromhydras Kali (kalicus) (Lixivae)—Kalium bromatum.
Bromhydras Natrii—Natrium bromatum.
Bromhydras potassicus—Kalium bromatum.
Bromhydras Sodii—Natrium bromatum.
Bromhydrate d'Ammoniaque—Ammonium bromatum.
Bromine—Bromum.
Brominium—Bromum.
Brominum—Bromum.
Bromisovalerylharnstoff—Bromural.
Bromisovalerylkarbamid—Bromural.
Bromium—Bromum.
Bromkalium—Kalium bromatum.
Bromnatrium—Natrium bromatum.
Bromuretum Ammonii—Ammonium bromatum.

Bromoformium. Brometum formylicum, Formylium tribromatum. Tribrommethan.

Bromum. Brominium, Brominum, Bromium. Bromine (e).

Bromural. Bromisovalerylharnstoff, Bromisovalerylkarbamid.

Bromure d'Ethyl—Aether bromatus.
Bromuretum kalicum (Kalii)—Kalium bromatum.
Bromuretum natricum—Natrium bromatum.
Bromuretum potassicum—Kalium bromatum.
Bromuretum sodicum—Natrium bromatum.
Bromuro di Ammonio—Ammonium bromatum.
Bromuro di etile.—Aether bromatus.
Broom Tops—Herba Scoparii.
Bruchpflaster—Emplastrum saponatum.
Bruniersalz—Stibium chloratum.
Brunsilienpfeffer—Fructus Capsici.
Brustbeeren (B. rote)—Fructus Jujubae.
Brustelixier, dänisches—Elixir e Succo Liquiritiae.
Brustkaramellentropfen—Elixir e succo Liquiritiae.
Brustpulver, französisches—Pulvis Liquiritiae compositus.
Brustpulver, grünes—Pulvis Liquiritiae compositus.
Brustpulver, Kurellasches—Pulvis Liquiritiae compositus.
Brustpulver, preußisches—Pulvis Liquiritiae compositus.
Brustpulver, Wedellsches—Pulvis Liquiritiae compositus.
Brustsaft, brauner—Sirupus Liquiritiae.
Brustsaft, weißer—Sirupus Althaeae.

Brucinum. Caniramin, Vomizin.

Bryony root—Radix Bryoniae.
Buchenholzteerkreosot—Kreosotum.
Buckbean Leaves—Folia Trifolii fibrini.
Buckthorn Bark—Cortex Frangulae.
Buckthorn Berries—Fructus Rhamni cathartici.
Buerrosen—Flores Malvae arboreae.
Bulbe de Safran bâtard—Bulbus Colchici.

Bulbo de Escila—Bulbus Scillae.

Bulbus Colchici. Corni Colchici, Cornus Colchici, Radix Bulbi agrestis, Radix Colchici, Radix Croci pratensis, Radix Ephemeri venenosi, Radix Hermodactyli nigri, Tubera Colchici. Meadow Saffron Root (e); Bulbe de Safran bâtard (fr).

Bulbus Morionis (Orchidis)—Tubera Salep.

Bulbus Scillae. Bulbus Squillae, Bulbus Urgineae, Radix Ornithogali (O. maritimi), Radix Scillae, Radix Squillae, Radix Urgineae. Mäusezwiebel. Squills (e); Ognon marin, Scille maritime (fr); Cipolla marina (it); Bulbo de Escila, Cebolla albarrana (sp).

Bulbus Squillae—Bulbus Scillae.
Bulbus Urgineae—Bulbus Scillae.

Bulbus Victorialis longae. Radix Allii alpini (montani) (serpentini), Radix Victorialis longae (maris). Langer Allermannsharnisch, Siegwurz.

Bulbus Victorialis rotundae. Radix Gladioli (G. victorialis), Radix Victorialis feminae (rotundae). Runder Allermannsharnisch.

Bullrichsalz—Natrium bicarbonicum.
Büntzelwurzel—Radix Pimpinellae.
Burdock root—Radix Bardanae.
Burned Lime—Calcaria usta.
Burnet root—Radix Pimpinellae.
Burnt Alum—Alumen ustum.
Burowsche Lösung—Liquor Aluminii acetici.
Burro di Cocco—Oleum Cocos.
Bürstenkrautblumen—Flores Carthami.
Butterblumen—Flores Calendulae.
Butterblumenwurzel—Radix Taraxaci.
Butter of Cacao—Oleum Cacao.
Butter of Nutmeg—Oleum Nucistae.
Butterpulver—Tartarus depuratus.
Butyrium Cacao—Oleum Cacao.
Butyrium Nucistae—Oleum Nucistae.
Butyrum Antimonii—Stibium chloratum und Liquor Stibii chlorati.
Butyrum Cacao—Oleum Cacao.
Butyrum Saturni—Unguentum Plumbi.
Butyrum Stanni—Stannum chloratum.
Butyrum Stibii—Liquor Stibii chlorati und Stibium chloratum.
Butyrum Zinci—Zincum chloratum.

Cabezas de amapola—Fructus Papaveris immaturi.
Cacaoboter—Oleum Cacao.
Cacao butter—Oleum Cacao.
Caccia-febbre—Herba Centaurei.
Cachou clair—Catechu pallidum.
Cachou de Pegu—Catechu.
Cacodylate de Soude—Natrium kakodylicum.

Cacumina Sabinae—Summitates Sabinae.
Cacumina Scoparii—Herba Scoparii.
Cadmia—Cadmium.
Cadmia alba—Zincum oxydatum crudum.
Cadmia fornacum—Zincum oxydatum crudum.
Cadmia fossilis—Arsenicum und Zincum oxydatum crudum.
Cadmia nativa—Arsenicum und Zincum oxydatum crudum.

Cadmium. Cadmia, Klaprothium, Junonium, Melinum, Vestalium, Vestium.

Café du Soudan—Semen Colae.
Cafeina—Coffeinum.
Caffeia—Coffeinum.
Caffeina—Coffeinum.
Cajeputol (Cajuputol)—Eucalyptolum.
Caju—Anacardia.
Calabarinum—Physostigminum.
Calamina—Zincum carbonicum naturale.
Calamina praeparata (National Formulary)—Zincum oxydatum crudum.
Calathia Cinae—Flores Cinae.
Calcarea—Calcaria usta.
Calcareum—Calcaria usta.
Calcaria—Calcaria usta.
Calcaria carbonica praecipitata—Calcium carbonicum praecipitatum.
Calcaria carbonica pura—Calcium carbonicum praecipitatum.

Calcaria chlorata. Calcaria Chlori, Calcaria chlorica, Calcaria chlorinica, Calcaria chlorosa, Calcaria hypochlorosa, Calcaria muriatica oxygenata, Calcaria oxymuriatica, Calcaria subchlorosa, Calcicus chloruratus, Calcii Hypochloris, Calcis Chloridum, Calcium hypochlorosum crudum, Calcium oxydato-hypochlorosum, Calcium subchlorosum, Calx chlorata, Calx Chlori (chlorica) (chlorinata) (chlorinica), Calx oxymuriatica, Chloris calcicus, Chloruretum Calcis. Bleichkalk, Bleichpulver, Bleichpulver, englisches, Kalziumhypochlorit, Unterchlorigsaure Kalkerde, Unterchlorigsaures Kalzium. Bleaching Powder, Chloride of Lime, Chlorinated Calcium oxyde, Chlorinated Lime, Hypochlorite of Lime (e); Chlorure de Chaux sec, Poudre de blanchiment, Poudre de Knox, Poudre de Tennant (fr); Cloruro di calce, Cloruro disinfettante (it); Hipoclorito calcico, Oxido de calcio clorurado (sp).

Calcaria chlorhydrica—Calcium chloratum.
Calcaria Chlori (chlorica)—Calcaria chlorata.
Calcaria chlorinica—Calcaria chlorata.
Calcaria chlorosa—Calcaria chlorata.
Calcaria hydrata—Calcium hydroxydatum.
Calcaria hydrochlorica—Calcium chloratum.
Calcaria hypochlorosa—Calcaria chlorata.
Calcaria hypophosphorosa—Calcium hypophosphorosum.
Calcaria lactica—Calcium lacticum.
Calcaria muriatica—Calcium chloratum.
Calcaria muriatica oxygenata—Calcaria chlorata.
Calcaria oxymuriatica—Calcaria chlorata.
Calcaria phosphorica—Calcium phosphoricum.

Calcaria phosphorica animalis (cruda)—Calcium phosphoricum crudum.
Calcaria salita—Calcium chloratum.
Calcaria soluta—Aqua Calcariae.
Calcaria stibiato-sulfurata—Calcium stibiato-sulfuratum.
Calcaria subchlorosa—Calcaria chlorata.
Calcaria subphosphorosa—Calcium hypophosphorosum.
Calcarea sulfurata (s. hydrogenata) (s. hydrothionica)—Calcium sulfuratum.
Calcaria sulfurato-stibiata hydrogenata (hydrothionata) (hydrosulfurata)—Calcium stibiato-sulfuratum.
Calcaria sulfurica usta—Calcium sulfuricum ustum.
Calcaria viennense—Calcium carbonicum nativum.
Calcaria vitriolata usta—Calcium sulfuricum ustum.

Calcaria usta. Calcarea, Calcareum, Calcaria, Calcii Oxydum, Calcium oxydatum, Calx caustica (usta) (viva), Oxydum calcicum (Calcii) (Calcis), Protoxydum Calcii, Terra Calcariae (C. ustae). Kalk, Kalkerde, gebrannte (lebendige) (reine), Kalk, gebrannter (reiner) (ungelöschter), Kalziumoxyd, Lebendiger Kalk. Burned Lime, Lime, Quicklime (e); Chaux (C. vive) (fr); Ossido di Calcio (it); Cal viva (sp).

Calcicus chloruratus—Calcaria chlorata.
Calcii Carbonas praecipitatus—Calcium carbonicum praecipitatum.
Calcii Chloridum—Calcium chloratum.
Calcii Hydras—Calcium hydroxydatum.
Calcii Hypochloris—Calcaria chlorata.
Calcii Hypophosphis—Calcium hypophosphorosum.
Calcii Lactas—Calcium lacticum.
Calcii Oxydum—Calcaria usta.
Calcii Phosphas (Ph. tribasicus)—Calcium phosphoricum tribasicum.
Calcii Sulphas exsiccatus (ustus)—Calcium sulfuricum ustum.
Calcii Sulphidum—Calcium sulfuratum.
Calcinated Magnesia—Magnesia usta.
Calcinatum majus Poterii—Hydrargyrum praecipitatum album.
Calcis Chloridum—Calcaria chlorata.
Calcitrapa lanuginosa Lam.—Cnicus benedictus L.

Calcium carbonicum crudum. Gebrannte Elensklauen, Gebranntes Elfenbein, Gebranntes Hirschhorn.

Calcium carbonicum nativum. Calcaria viennense, Calcium carbonicum praeparatum naturale, Calx carbonica, Carbonas calcicus cretaceus (nativus), Conchae, Creta alba, Terra alba. Austernschalen, Kreide, Präparierte Kreide, Schlämmkreide. Chalk (e); Blanc d'Espagne (de Meudon) (de Paris), Craie (fr).

Calcium carbonicum praecipitatum. Calcaria carbonica praecipitata, Calcaria carbonica pura, Calcii Carbonas praecipitatus, Carbonas calcicus, Creta praecipitata. Gefälltes kohlensaures Kalzium, Kalziumkarbonat, Kohlensaure Kalkerde, Reine kohlensaure Kalkerde. Precipitated Carbonate of Lime (e); Carbonate de Chaux précipité (préparé) (fr).

Calcium carbonicum praeparatum naturale—Calcium carbonicum nativum.

Calcium chloratum. Calcaria chlorhydrica, Calcaria hydrochlorica, Calcaria muriatica, Calcaria salita, Calcii Chloridum, Chloretum calcicum, Chlorurum calcicum, Murias Calcareae (Calcis), Sal ammoniacum fixum, Sal muriaticum calcareum, Terra calcarea muriatica.

Calcium galacticum—Calcium lacticum.

Calcium hydroxydatum. Calcaria hydrata, Calcii Hydras, Calcium oxydatum hydricum, Calx extincta. Slaked Lime (e); Chaux éteinte (fr); Idrato di Calcio (it).

Calcium hypochlorosum crudum—Calcaria chlorata.

Calcium hypophosphorosum. Calcaria hypophosphorosa, Calcaria subphosphorosa, Calcii Hypophosphis, Calcium subphosphorosum, Hypophosphis calcicus. Ipofosfito di calcio (it); Hipofosfito de Calcio (sp).

Calcium lacticum. Calcaria lactica, Calcii Lactas, Calcium galacticum, Lactas calcicus.

Calcium oxydato-hypochlorosum—Calcaria chlorata.
Calcium oxydatum—Calcaria usta.
Calcium oxydatum hydricum—Calcium hydroxydatum.

Calcium phosphoricum. Calcaria phosphorica, Calcium phosphoricum praecipitatum, Phosphas bicalcicus, Phosphas calcicus. Dikalziumphosphat, Gefälltes Kalziumphosphat, Sekundäres Kalziumphosphat. Phosphate bicalcique officinal, Phosphate monoacide de Calcium (fr); Fosfato bicalcico, Fosfato bibasico di calcio (it).

Calcium phosphoricum crudum. Album Graecum, Calcaria phosphorica animalis (cruda), Cornu Cervi ustum, Cranium humanum, Ebur philosophice ustum, Ebur ustum album, Os ustum, Spadum album, Terra ossium, Gebranntes Hirschhorn, Knochenasche, Knochenmehl, Weißgebranntes Elfenbein.

Calcium phosphoricum neutrale—Calcium phosphoricum tribasicum.
Calcium phosphoricum praecipitatum—Calcium phosphoricum.

Calcium phosphoricum tribasicum. Calcii Phosphas (Ph. praecipitatus), Calcium phosphoricum neutrale, Phosphas calcicus praecipitatus. Phosphas tricalcicus. Trikalziumphosphat. Tribasic Calcium Phosphate (e); Diphosphate tricalcique, Phosphate neutre de Calcium, Phosphate tricalcique officinal (fr); Fosfato de Calcio precipitado (sp).

Calcium stibiato-sulfuratum. Calcaria stibiato-sulfurata, Calcaria sulfurato-stibiata hydrogenata (hydrosulfurata) (hydrothionata), Calcium sulfurato-stibiatum, Calx Antimonii cum Sulfure, Calx Antimonii Hoffmanni, Calx Stibii cum Sulfure, Hepar Antimonii calcareum, Sulfuretum Calcis stibiatum. Hoffmanns Spießglanzschwefelkalk, Spießglanzschwefelkalk.

Calcium subchlorosum—Calcaria chlorata.
Calcium subphosphorosum—Calcium hypophosphorosum.
Calcium sulfurato-stibiatum—Calcium stibiato-sulfuratum.

Calcium sulfuratum. Calcarea sulfurata (s. hydrogenata), (s. hydrothionica), Calcii Sulphidum, Calx sulphurata, Hepar Calcis, Hepar Sulfuris calcareum, Sulfuretum calcareum. Kalkschwefelleber. Foie de Soufre calcaire (fr).

Calcium sulfuricum ustum. Calcaria sulfurica usta, Calcaria vitriolata usta, Calcii Sulphas exsiccatus (ustus), Gypsum ustum, Sulfas calcicus ustus, Vitriolum Calcariae ustum. Gebrannter Gips, Gebrannte schwefelsaure Kalkerde, Gebranntes Kalziumsulfat, Gebranntes schwefelsaures Kalzium. Dried Calcium Sulphate, Plaster of Paris (e).

Caliaturholz, rotes—Lignum Santali rubrum.
Callicocca ipecacuanha Brotero—Uragoga ipecacuanha (Willd.) Baillon.
Calomelas—Hydrargyrum chloratum.
Calomelas vapore paratum—Hydrargyrum chloratum vapore paratum.
Calomel vegetabile—Podophyllinum.
Cal viva—Calcaria usta.
Calx Antimonii—Stibium oxydatum.
Calx Antimonii alba—Kali stibicum.
Calx Antimonii cum Sulfure—Calcium stibiato-sulfuratum.
Calx Antimonii elota—Kali stibicum.
Calx Antimonii grisea—Stibium oxydatum.
Calx Antimonii Hoffmanni—Calcium stibiato-sulfuratum.
Calx Antimonii imperfecta—Stibium oxydatum.
Calx Antimonii nitrata—Kali stibicum.
Calx Antimonii non elota—Kali stibicum.
Calx Bismuthi—Bismutum oxydatum.
Calx carbonica—Calcium carbonicum nativum.
Calx caustica—Calcaria usta.
Calx chlorata—Calcaria chlorata.
Calx Chlori (chlorica)—Calcaria chlorata.
Calx chlorinata—Calcaria chlorata.
Calx chlorinica—Calcaria chlorata.
Calx extincta—Calcium hydroxydatum.
Calx Ferri—Ferrum oxydatum.
Calx Marcasitae—Bismutum oxydatum.
Calx Mercurii rubra—Hydrargyrum oxydatum.
Calx oxymuriatica—Calcaria chlorata.
Calx Plumbi—Cerussa.
Calx Plumbi flava—Plumbum oxydatum.
Calx Plumbi ruber—Minium.
Calx Stibii siehe auch Calx Antimonii.
Calx Stibii cum Sulfure—Calcium stibiato-sulfuratum.
Calx sulphurata—Calcium sulfuratum.
Calx usta—Calcaria usta.
Calx viva—Calcaria usta.
Calx Zinci—Zincum oxydatum.
Cambogia—Gutti.
Cambogium—Gutti.
Caméléon violet—Kalium permanganicum.
Camomile commune (d'Allemagne)—Flores Chamomillae.
Camomilla commune—Flores Chamomillae.
Camomilla inglese (nobile) (romana)—Flores Chamomillae romanae.
Camomille de Perse—Flores Pyrethri.

Camphora. Camphora chinensis, Camphora officinarum, Gummi Camphorae. Chinesischer Kampfer, Formosakampfer, Holländischer Kampfer, Japankampfer, Japanischer Kampfer, Kistenkampfer,

Laurazeenkampfer, Laurineenkampfer, Tubbenkampfer. Gum Camphor, Laurel Camphor (e); Camphre (C. droit) (fr); Canfora (it); Alcanfor (sp).

Camphora chinensis—Camphora.
Camphora Menthae piperitae—Mentholum.
Camphora officinalis C. Bauhin—Cinnamomum camphora (L.) Nees et Ebermayer.
Camphora officinarum—Camphora.
Camphorated Brown Plaster—Emplastrum fuscum camphoratum.
Camphorated Mother Plaster—Emplastrum fuscum camphoratum.
Camphorated Soap Liniment—Linimentum saponato-camphoratum.
Camphorated Tincture of Soap—Spiritus saponato-camphoratus.
Camphre—Camphora.
Camphre de Thym—Thymolum.
Camphre droit—Camphora.
Canada Snake-root—Rhizoma Asari.
Caña fistula—Cassia fistula.
Cañamo—Cannabis.
Canappa—Cannabis.
Canaubawachs—Carnaubawachs.
Cancamum—Elemi.
Canela de la China—Cortex Cinnamomi Cassiae.
Canella—Cortex Canellae albae und Cortex Cinnamomi ceylanici.
Canella alba—Cortex Canellae albae.
Canella amara—Cortex Culilawan.
Canella ceylanica—Cortex Cinnamomi ceylanici.
Canella Culilabani—Cortex Culilawan.
Canella malabarica—Cortex Cinnamomi Cassiae.
Canella orientalis—Cortex Cinnamomi ceylanici.
Canella Winterana—Cortex Winteranus.
Canelle de Ceylon—Cortex Cinammomi ceylanici.
Canelle de Chine—Cortex Cinnamomi Cassiae.
Cane Sugar—Saccharum.
Canfora—Camphora.
Caniramin—Brucinum.
Cankerwort root—Radix Taraxaci.
Canna fistula—Cassia fistula.

Cannabis. Hemp (e); Chanvre, Chènevis (fr); Canappa, Cañamo (sp); Guaza, Hennep.

Cannella—Cortex Cinnamomi ceylanici.
Cannella regina—Cortex Cinnamomi ceylanici.
Cantarella—Cantharides.
Cantarida—Cantharides.

Cantharides. Cantharis vesicatoria, Cantharis vulgaris officinarum, Lytta ruficollis, Lytta vesicatoria, Meloe vesicatorius, Musca hispanica, Musca viridis hispanica. Blasenkäfer (gemeiner), Blasenwurm, Blasenzieher, Goldkäfer, Goldwurm, Mailänder Käfer, Pflasterkäfer (gemeiner), Spanische Fliege, Spanische Mücken. Blister beetle, Blistering Flees, Spanish Fly (e); Mouches d'Espagne, Mouches vertes (fr); Cantarella, Mosca di Spagna (it); Cantarida (sp); Spaansche Vliegen (h).

Cantharidis tinctura P. J.—Tinctura Cantharidum.
Cantharis vesicatoria—Cantharides.
Cantharis vesicatoria L.—Lytta vesicatoria (L.) Fabricius.
Cantharis vulgaris officinarum—Cantharides.
Capita Papaveris—Fructus Papaveris immaturi.
Capsicum anuum L. Capsicum longum D. C.
Capsicum longum D. C.—Capsicum anuum L.
Capsula Papaveris—Fructus Papaveris immaturi.
Capsules de Pavot blanc (officinal)—Fructus Papaveris immaturi.
Caput mortuum—Ferrum oxydatum.
Caput mortuum vitriolatum—Ferrum oxydatum.
Caragahen—Carrageen.
Caraway seed—Fructus Carvi.
Carbenia benedicta Benth. et Hook.—Cnicus benedictus L.
Carbo adsorbens—Carbo animalis.

Carbo animalis. Aethiops animalis, Carbo animalis Weissii, Carbo adsorbens, Carbo Carnis, Carbo medicinalis, Carbo Ossium (O. acido depuratus), Carbo Sanguinis, Cornu Cervi ustum (u. nigrum), Ebur ustum nigrum, Ossa usta nigra, Spadum nigrum, Spodium (Sp. nigrum). Beinschwarz, Blutkohle, Blutlaugenkohle, Fleischkohle, Gebranntes Elfenbein, Knochenkohle, Knochenschwarz, Sammetschwarz, Tierkohle. Animal Charcoal, Bone Black, Ivory black (e); Charbon d'os, Ivoire brûlé (noir), Noir animal, Noir d'Ivoire, Noir d'os, Spode (Sp. noir) (fr); Carbon animal (sp).

Carbo animalis Weissii—Carbo animalis.
Carbo Carnis—Carbo animalis.
Carbo e ligno—Carbo Ligni pulveratus.

Carbo Ligni pulveratus. Carbo e ligno, Carbo praeparatus, Carbo Tiliae, Carbo vegetabilis, Pulvis carbonis vegetabilis. Gepulverte Kohle, Lindenkohle, Präparierte Kohle. Wood charcoal (e); Charbon végétal (fr); Carbone di legno (it), Carbon de Lena (sp).

Carbolwater—Aqua phenolata.
Carbolzuur—Phenolum.

Carbo medicinalis. (Siehe die Synonyma unter Carbo animalis.)
Carbon animal—Carbo animalis.
Carbonas ammonicus (Ammonii)—Ammonium carbonicum.
Carbonas Barytae (baryticus)—Barium carbonicum.
Carbonas bismuthicus basicus—Bismutum subcarbonicum.
Carbonas calcicus—Calcium carbonicum praecipitatum.
Carbonas calcicus cretaceus (nativus)—Calcium carbonicum nativum.
Carbonas ferrosus saccharatus—Ferrum carbonicum cum Saccharo.
Carbonas kalicus (Kalii)—Kalium carbonicum.
Carbonas kalicus acidulus—Kalium bicarbonicum.
Carbonas Kalii liquidus—Liquor Kalii carbonici.
Carbonas lithicus—Lithium carbonicum.
Carbonas Lixiviae—Kalium carbonicum.
Carbonas Lixiviae liquidus—Liquor Kalii carbonici.
Carbonas magnesicus (m. cum aqua)—Magnesium carbonicum.
Carbonas Marcasitae—Bismutum subcarbonicum.

Carbonas mononatricus—Natrium bicarbonicum.
Carbonas Natri (natricus) (n. alcalescens)—Natrium carbonicum.
Carbonas plumbicus—Cerussa.
Carbonas Potassae (potassicus)—Kalium carbonicum.
Carbonas Potassae liquidus—Liquor Kalii carbonici.
Carbonas sodicus—Natrium carbonicum.
Carbonate acide de Sodium (Soude)—Natrium bicarbonicum.
Carbonate de Chaux précipité (préparé)—Calcium carbonicum praecipitatum.
Carbonate de Potasse acide—Kalium bicarbonicum.
Carbonate neutre de Potasse—Kalium carbonicum.
Carbonate neutre de Sodium—Natrium carbonicum.
Carbonate of Potassa from Pearlash—Kalium carbonicum.
Carbonato acido d'ammonio con carbamato d'ammonio—Ammonium carbonicum.
Carbonato bipotassico—Kalium carbonicum.
Carbonato di potassio—Kalium carbonicum.
Carbonato monosodico—Natrium bicarbonicum.
Carbonato potasico—Kalium carbonicum.
Carbon de Lena—Carbo Ligni pulveratus.
Carbon Disulphidum—Carboneum sulfuratum.
Carbone di legno—Carbo Ligni pulveratus.
Carboneum jodatum—Jodoformium.

Carboneum sulfuratum. Alcohol Sulfuris, Carbon Disulphidum, Carbonis Bisulphidum, Carbo sulphuratus, Sulfur carbonatum, Sulphururum carbonicum. Karbondisulfid, Schwefelalkohol. Sulphure de Carbone (fr).

Carbonis Bisulphidum—Carboneum sulfuratum.
Carbo Ossium (O. acido depuratus)—Carbo animalis.
Carbo praeparatus—Carbo Ligni pulveratus.
Carbo Sanguinis—Carbo animalis.
Carbo sulphuratus—Carboneum sulfuratum.
Carbo Tiliae—Carbo Ligni pulveratus.
Carbo vegetabilis—Carbo Ligni pulveratus.
Carbromalum—Adalin.
Cardamomum arabicum—Fructus Capsici.
Cardamomum malabaricum—Fructus Cardamomi.
Cardamomum minus—Fructus Cardamomi.
Cardenillo—Cuprum aceticum basicum.

Caricae. Caricae pingues, Ficus, Ficus passae, Fructus Caricae, Grossi. Feigen. Figs (e); Figues (fr); Fichi (it); Higos (sp); Vijg (h).

Caricae pingues—Caricae.
Caristae—Dactyli.
Carnahubawachs—Carnaubawachs.

Carnaubawachs. Canaubawachs, Carnahubawachs, Cearawachs.

Caroba—Fructus Ceratoniae.
Caroube—Fructus Ceratoniae.
Carragaen—Carrageen.
Carragaheen—Carrageen.
Carragahen—Carrageen.

Carrageen. Alga Carrageen, Caragahen, Carragaheen, Carragahen, Chondrus, Fucus crispus, Fucus hibernicus, Lichen Caragahen, Lichen irlandicus, Muscus Caragheen. Bierkraut, Felsenmoos, Gal-

lertmoos, Irländisch Moos, Karaschenmoos, Knorpelmoos, Knorpeltang, Krauser Knorpeltang, Krausmoos, Perlmoos, isländisch, Perltang, Seemoos, Seeperlmoos. Irish Moss, Killeen, Pearl Moss, Pigwrack (e); Goémon, Mousse d'Irlande, Mousse (marine) perlée (fr); Fuco carageo, Musco d' Irlanda (it); Carragaen, Musgo marino perlado (sp); Jersch mos (h).
Carrageen, ostindisches—Agar-Agar.
Carrouge—Fructus Ceratoniae.
Carta senapata—Charta sinapisata.
Caryophylli—Flores Caryophylli.
Caryophylli aromatici—Flores Caryophylli.
Caryophyllus aromaticus L.—Jambosa caryophyllus (Sprengel) Niedenzu.
Caryota—Dactyli.
Cascara Sagrada—Cortex Rhamni purshiani.
Cascariglia—Cortex Cascarillae.
Cascarilla—Cortex Cascarillae.
Cashew nuts—Anacardia.
Casse—Cassia fistula.
Casse en bâtons—Cassia fistula.
Cassia aegyptiaca—Cassia fistula.
Cassia alba—Cortex Canellae albae.
Cassia Bark—Cortex Cinnamomi cassiae.
Cassia cathartica—Cassia fistula.
Cassia cinnamomea—Cortex Cinnamomi cassiae.

Cassia fistula. Canna fistula, Cassia aegyptiaca, Cassia cathartica, Cassiae Fructus, Cassia laxativa nigra, Cassia purgans (purgativa), Cassia siliquosa, Fructus Bactyrilobii, Legumen Bactyrilobii, Siliqua cathartica, Siliqua purgatrix. Fistelkassie, Laxierkassie, Purgierkassie, Röhrenkassie. Cassia Pods (e); Casse, Casse en bâtons (fr); Caña Fistula (sp).
Cassiae Fructus—Cassia fistula.
Cassia Graecorum—Cortex Cinnamomi ceylanici.
Cassia laxativa nigra—Cassia fistula.
Cassia lignea—Cortex Cinnamomi cassiae.
Cassia Pods—Cassia fistula.
Cassia purgans (purgativa)—Cassia fistula.
Cassia siliquosa—Cassia fistula.
Cassia vera—Cortex Cinnamomi cassiae.
Castile Soap—Sapo medicatus.
Castor beans—Semen Ricini.
Castor oil—Oleum Ricini.
Castoröl—Oleum Ricini.
Castor plant—Ricinus.
Cataplasma ad decubitum—Unguentum Plumbi tannici.

Catechu. Catechu nigrum, Extractum Acaciae, Extractum Catechu, Extractum Mimosae, Gutta Gambir, Succus Catechu, Terra Catechu, Terra japonica. Gambir (-Katechu), Japanische Erde, Pegu-Katechu. Cutch (e); Cachou de Pegu (fr); Catecu, Cattu, Terra Cattu (it); Catecu (sp).
Catechu citrinum—Catechu pallidum.
Catechu nigrum—Catechu.

Catechu pallidum. Catechu citrinum, Gambir, Gambir-Catechu, Gutta Gambir, Extractum Uncariae, Terra japonica. Katagamba. Cachou clair, Gambier (fr).

Catecu—Catechu.
Catharticum mercuriale—Hydrargyrum praecipitatum album.
Caticu—Catechu.
Catrame vegetale—Pix liquida.
Cat's Valerian—Radix Valerianae.
Catto—Catechu.
Cauda equina—Herba Equiseti.
Caules Dulcamarae—Stipites Dulcamarae.
Caustic Potash—Kali causticum.
Causticum acerrimum (alcalinum)—Kali causticum.
Causticum antimoniale—Stibium chloratum.
Causticum fortius—Kali causticum.
Causticum lunare—Argentum nitricum.
Causticum Potentillae—Kali causticum.
Cauterium antimoniale—Stibium chloratum.
Cauterium chirurgorum (potentiale) (p. chirurgorum)—Kali causticum.

Cautschuc. Gummi elasticum, Resina elastica.

Cearawachs—Carnaubawachs.
Cebolla albarrana—Bulbus Scillae.
Cederatöl—Oleum Citri.
Cederessenz—Oleum Citri.
Cederöl—Oleum Citri.
Cedria terrestris—Pix liquida.
Cedria vegetabilis—Pix liquida.
Cedroessenz—Oleum Citri.
Cedronella—Folia Melissae.
Cedroöl—Oleum Citri.
Celandine herb—Herba Chelidonii.
Celopa—Tubera Jalapae.
Centaurea benedicta L.—Cnicus benedictus L.
Centaure(i)um minerale—Stibium sulfuratum aurantiacum.
Centaury herb—Herba Centaurii.
Cephaelis ipecacuanha Willd.—Uragoga ipecacuanha (Willd.) Baillon.
Cera—Cera flava.

Cera alba. Jungfernschwarm, Jungfernwachs, Scheibenwachs, Weißes Wachs.

Cera amarilla—Cera flava.
Cera apiaria (citrina) (communis)—Cera flava.

Cera flava. Cera, Cera apiaria (citrina) (communis) (lutea). Bienenwachs. Beeswax, Yellow Beeswax, Yellow wax (e); Cire d'Abeilles, Cire jaune (fr); Cera gialla, Cera vergine (it); Cera amarilla (sp); Geel was (h).

Cera gialla—Cera flava.

Cera japonica. Oleum Rhois, Oleum Rhois succedaneae. Japantalg (wachs), Sumachwachs, Vegetabilisches Wachs.

Cera lutea—Cera flava.

Cerata. Wachssalben, Zerate. Cerates (e); Cérats, Céréolés, Elaeocéréolés (fr).
Cérat cosmétique (de Galien)—Unguentum leniens.
Cérat de Resin anglais—Unguentum basilicum.
Cerates—Cerata.
Ceratia (C. siliqua)—Fructus Ceratoniae.
Ceratonia—Fructus Ceratoniae.
Cerato de Cantaridas—Emplastrum Cantharidum ordinarium.
Cérats—Cerata.
Ceratsalbe—Unguentum cereum.
Ceratum siehe Unguentum cereum.
Ceratum Adipis siehe Unguentum cereum.
Ceratum simplex siehe Unguentum cereum.
Ceratum cantharidatum—Unguentum Cantharidum.
Ceratum Cantharidis (USA)—Emplastrum Cantharidum ordinarium.
Ceratum Galeni—Unguentum leniens.
Ceratum Myristicae—Ceratum Nucistae.

Ceratum Nucistae. Balsamum Myristicae, Balsamum Nucistae, Ceratum Myristicae. Magenbalsam, Muskatnußbalsam.
Ceratum Resinae—Unguentum basilicum.

Ceratum Resinae Pini. Pechpflaster.
Ceratum Saturni—Unguentum Plumbi.
Ceratum Saturni Goulardi—Unguentum Plumbi.
Ceraunia (C. siliqua)—Fructus Ceratoniae.
Cera vergine—Cera flava.
Céréolés—Cerata.
Ceresinum—Paraffinum solidum.
Cerevisia—Faex medicinalis.
Ceronia—Fructus Ceratoniae.
Cerotti—Emplastra.
Cerotto vescicatorio—Emplastum Cantharidum ordinarium.
Céruse—Cerussa.

Cerussa. Aerum plumbatum, Album Plumbi, Calx Plumbi, Carbonas plumbicus, Hydratocarbonas Plumbi, Magisterium Plumbi (Saturni), Plumbi Carbonas, Plumbicum carbonicum, Plumbum carbonicum, Plumbum carbonicum basicum, Plumbum hydrico-carbonicum, Plumbum subcarbonicum, Subcarbonas Plumbi, Supercarbonas Plumbi. Basisch kohlensaures Blei, Basisch kohlensaures Bleioxyd, Bleisubkarbonat, Kremserweiß. Lead Carbonate, Lead Oxycarbonate, White Lead (e); Blanc de Céruse, Blanc de Plomb, Céruse (fr); Albayalde o cerusa (sp); Loodwit (h).
Cerussa acetata—Plumbum aceticum.
Cerussa Antimonii (A. diaphoretica)—Kali stibicum.
Cerussa citrina—Plumbum oxydatum.
Cerussa Stibii (St. diaphoretica)—Kali stibicum.

Cetaceum. Adipocera cetaria (cetosa), Album Ceti, Alosanthos, Ambra alba, Ambra subalbida, Flos Maris, Halosanthos, Succinum marinum, Sperma Ceti, Spuma maris. Bienenspeck, Spermazet, Walrat, Weißer Amber. Ambre blanc, Blanc de Baleine, Cétine (fr);

Bianco di balena, Cetina (it); Esperma de ballena (sp); Walschot (h).

Cetina—Cetaceum.
Cétine—Cetaceum.
Cetraria islandica—Lichen islandicus.

Cetraria islandica (L.) Acharius. Lichen islandicus L., Lobaria islandica Hoffm., Physcia islandica D. C.

Chacrille—Cortex Cascarillae.
Chakrill—Cortex Cascarillae.
Chalbane—Galbanum.
Chalcanthum (Chalcarthum)—Cuprum sulfuricum und Ferrum sulfuricum und Zincum sulfuricum [also „Vitriol"].
Chalcites—Ferrum oxydatum.
Chalcithis—Ferrum sulfuricum.
Chalk—Calcium carbonicum nativum.
Chalybeate Pills—Pilulae Ferri carbonici Blaudii.
Chalybs praeparatus—Ferrum pulveratum.
Chalybs tartarisatus—Tartarus ferratus.
Chamaeleon minerale—Kalium permanganicum.
Chamäleon, mineralisches—Kalium permanganicum.
Chamomile Flowers—Flores Chamomillae romanae.
Chamomile-tea—Flores Chamomillae.
Chamomilla officinalis C. Koch—Matricaria chamomilla L.
Chanvre—Cannabis.
Charbon d'os—Carbo animalis.
Charbon végétal—Carbo Ligni pulveratus.
Charta antiasthmatica—Charta nitrata.

Charta nitrata. Charta antiasthmatica, Charta nitrosa, Charta Potassii nitratis. Asthmapapier.

Charta nitrosa—Charta nitrata.
Charta Potassii nitratis—Charta nitrata.
Charta Rigolloti—Charta sinapisata.
Charta sinapica—Charta sinapisata.
Charta sinapinata—Charta sinapisata.
Charta Sinapis—Charta sinapisata.

Charta sinapisata. Charta Rigolloti, Charta sinapinata, Charta Sinapis, Emplastrum Sinapis. Senfpflaster. Mustard Paper (Plaster) (e); Papier Moutard, Sinapisme en feuille (fr); Carta senapata (it); Charta sinapica (sp).

Chaux—Calcaria usta.
Chaux éteinte—Calcium hydroxydatum.
Chaux vive—Calcaria usta.
Cheese-Cake Flowers—Flores Malvae.
Chelen—Aether chloratus.
Chêne—Quercus.
Chènevis—Cannabis.
Chermis mineral—Stibium sulfuratum rubrum.
Chermes minerale—Stibium sulfuratum rubrum.
Cherry-Bay leaves—Folia Laurocerasi.
Cherry-Laurel leaves—Folia Laurocerasi.
Chetone—Acetonum.

Chicory root—Radix Cichorei.
Chiendent officinal—Rhizoma Caricis.
Chili-Salpeter—Natrium nitricum.
Chili-Saltpeter—Natrium nitricum.
Chilly pepper—Fructus Capsici.
Chiltem wood Bark—Cortex Rhamni purshiani.
China—Cortex Chinae.
Chinabalsam—Balsamum peruvianum.
China-China—Cortex Chinae.
Chinaknollen—Tubera Chinae.
China nova—Cortex Cascarillae.
Chinaöl—Balsamum peruvianum.
Chinarinde, braune—Cortex Chinae fuscus.
Chinarinde, rote—Cortex Chinae ruber.
China root—Tubera Chinae und Rhizoma Galangae.
Chinatinktur, einfache—Tinctura Chinae.
Chinawurzel—Tubera Chinae.
Chinese Ginger—Rhizoma Galangae.
Chinese Star-Anise—Fructus Anisi stellati.
Chinesische Rinde—Cortex Chinae.
Chinesischer Zimt—Cortex Cinnamomi cassiae.
α-Chinidin—Cinchonidin.
β-Chinidin—Chinidin.

Chinidinum. β-Chinidin, β-Chinin, Conchinin. Chinotin, Cinchotin, Kristallisiertes Chinioidin, Pitayin.

β-Chinin—Chinidin.
Chinina—Chininum.
Chinin-Eisen, gerbsaures—Chininum tannicum.
Chinin-Eisen, zitronensaures—Chininum ferro-citricum.
Chininsulfat, basisches—Chininum sulfuricum.
Chininsulfat, neutrales—Chininum sulfuricum.

Chininum. Chinina, Chinium, Kininum, Quina, Quinia, Quinina, Quininium, Quinium. Quinine (fr).

Chininum citricum ferratum—Chininum ferro-citricum.
Chininum citricum martiatum—Chininum ferro-citricum.
Chininum et Ferrum citricum—Chininum ferro-citricum.

Chininum ferro-citricum. Chininum citricum ferratum, Chininum citricum martiatum, Chininum et Ferrum citricum, Chinium-Ferro citricum, Citras ferricus cum Chinino, Ferri et Quininae Citras, Ferro-Chininum citricum. Zitronensaures Chinin-Eisen, Zitronensaures Eisenchinin. Iron and Quinine Citrate (e).

Chininum hydrochloratum—Chininum hydrochloricum.

Chininum hydrochloricum. Chininum hydrochloratum, Chininum muriaticum, Hydrochloras chinicus (quinicus), Murias Chinini, Quininae Hydrochloras, Quininae Hydrochloridum.

Chininum muriaticum—Chininum hydrochloricum.

Chininum sulfuricum. Chininum sulfuricum basicum, Chininum sulfuricum neutrale, Quininae Sulphas, Sulfas chinicus, Sulfas quinicus,

Vitriolum chinicum. Basisches Chininsulfat, Neutrales Chininsulfat. Sulfate basique de Quinine (fr).

Chininum sulfuricum basicum—Chininum sulfuricum.
Chininum sulfuricum neutrale—Chininum sulfuricum.

Chininum tannicum. Quininae Tannas, Tannas chinicus (quinicus). Gerbsaures Chinin-Eisen.

Chinioidin, kristallisiertes—Chinidin.
Chinium—Chininum.
Chinium-Ferro citricum—Chininum ferro-citricum.
Chinotin—Chinidin.
Chiodi di garofani—Flores Caryophylli.
Chloral—Chloralum hydratum.
Chloral Hydras—Chloralum hydratum.
Chloral hydraté—Chloralum hydratum.

Chloralum hydratum. Chloralum hydratum cristallisatum, Hydras Chloralis. Chloral, Trichloraldehydhydrat. Chloral Hydras (e); Chloral hydraté, Hydrate de Chloral (fr); Cloralio idrato (it); Hidrato de cloral (sp).

Chloralum hydratum cristallisatum—Chloralum hydratum.
Chloramidure de Mercure—Hydrargyrum praecipitatum album.

Chloramin. Chloramina. Mianin, Paratoluolsulfonchloramidnatrium, Chlorazene, Tochlorine, Tolamine.

Chloramina—Chloramin.
Chlorammonium—Ammonium chloratum.
Chloras kalicus—Kalium chloricum.
Chloras potassicus—Kalium chloricum.
Chlorate of Potash—Kalium chloricum.
Chloräther—Aether chloratus.
Chloraetherin—Aethylenum chloratum.
Chloräthyl—Aether chloratus.
Chlorazene—Chloramin.
Chloretum ammonicum—Ammonium chloratum.
Chloretum aethylicum—Aether chloratus.
Chloretum aurico-natricum—Auro-Natrium chloratum.
Chloretum Auri et Sodii—Auro-Natrium chloratum.
Chloretum Barytae (baryticum)—Barium chloratum.
Chloretum calcicum—Calcium chloratum.
Chloretum ferricum—Ferrum sesquichloratum.
Chloretum ferricum liquidum—Liquor Ferri sesquichlorati.
Chloretum ferrosum—Ferrum chloratum.
Chloretum formylicum—Chloroformium.
Chloretum hydrargyrico-ammonicum—Hydrargyrum praecipitatum album.
Chloretum hydrargyricum——Hydrargyrum bichloratum.
Chloretum hydrargyrosum—Hydrargyrum chloratum.
Chloretum hydrargyrosum ope vaporis—Hydrargyrum chloratum vapore paratum.
Chloretum Kalii (kalicum)—Kalium chloratum.
Chloretum Natrii (natricum)—Natrium chloratum.
Chloretum potassicum (Potassii)—Kalium chloratum.
Chloretum Sodii—Natrium chloratum.
Chloretum Spathi ponderosi—Barium chloratum.
Chloretum stibicum—Stibium chloratum.

Chloretum Terrae ponderosae—Barium chloratum.
Chloretum Zinci (zincicum)—Zincum chloratum.
Chlorhydras Ammoniae—Ammonium chloratum.
Chlorhydric acid—Acidum hydrochloricum.
Chloride of Lime—Calcaria chlorata.
Chloridum Ferri—Ferrum sesquichloratum.
Chlorinated Calcium oxyde—Calcaria chlorata.
Chlorinated Lime—Calcaria chlorata.
Chloris calcicus—Calcaria chlorata.

Chloroformium. Chloretum formylicum, Chloroformum, Formylium (Formylum) chloratum (perchloratum) (superchloratum) (trichloratum), Superchloretum formicum. Formylchlorid, Formyltrichlorid, Methenylchlorid (trichlorid), Trichlormethan.

Chloroformum—Chloroformium.
Chlorquecksilber, ätzendes—Hydrargyrum bichloratum.
Chlorquecksilber, mildes—Hydrargyrum chloratum.
Chlorquecksilber, versüßtes—Hydrargyrum chloratum.
Chlorum solutum—Aqua chlorata.
Chlorure de Chaux sec—Calcaria chlorata.
Chlorure de Soude liquide—Liquor Natrii hypochlorosi.
Chlorure d'éthyle—Aether chloratus.
Chlorure ferrique dissous (liquide)—Liquor Ferri sesquichlorati.
Chlorure mercureux—Hydrargyrum chloratum.
Chloruretum Ammonii—Ammonium chloratum.
Chloruretum Aethyli—Aether chloratus.
Chloruretum Calcis—Calcaria chlorata.
Chloruretum Elayli—Aethylenum chloratum.
Chloruretum ferricum—Ferrum sesquichloratum.
Chloruretum ferricum liquidum—Liquor Ferri sesquichlorati.
Chloruretum ferrosum—Ferrum chloratum.
Chloruretum hydrargyricum—Hydrargyrum bichloratum.
Chloruretum hydrargyrosum—Hydrargyrum chloratum.
Chloruretum kalicum (Kalii)—Kalium chloratum.
Chloruretum Natrii—Natrium chloratum.
Chloruretum potassicum (Potassii)—Kalium chloratum.
Chloruretum Sodii—Natrium chloratum.
Chloruretum Zinci—Zincum chloratum.
Chloruro de Sodium—Natrium chloratum.
Chlorurum calcicum—Calcium chloratum.
Chlorwasser—Aqua chlorata.
Chlorwasserstoffaether—Aether chloratus.
Chlorwasserstoffsäure—Acidum hydrochloricum.
Chondrus—Carrageen.

Chondrus crispus (L.) Stackhouse. Fucus crispus L., Chondrus polymorphus Lamouroux, Sphaerococcus crispus J. Agardh.

Chondrus polymorphus Lamouroux—Chondrus crispus (L.) Sterckhouse.
Chop nuts—Semen Physostigmatis.
Christhändchen—Tubera Salep.
Christipalmöl—Oleum Ricini.
Christpalme—Ricinus.
Christuspalmenöl—Oleum Ricini.
Christwurzel—Radix Hellebori nigri.

Chromas kalicus ruber—Kalium dichromicum.
Chromate acide de Potassium—Kalium dichromicum.
Chromic Acid (Anhydride)—Acidum chromicum.
Chromii Trioxydum—Acidum chromicum.
Chromsäureanhydrid—Acidum chromicum.
Chromtrioxyd—Acidum chromicum.
Chrysanthemum chamomilla (L.) P. M. E.—Matricaria chamomilla L.
Chrysarobina—Chrysarobinum.

Chrysarobinum. Araroba depurata, Acidum chrysophanicum, Acidum chrysophanicum crudum, Chrysarobina, Pulvis Bahia, Pulvis Goa. Araroba, Arraroba, Bahiapulver, Goapulver, Rohe Chrysophansäure.

Chrysarobinum crudum—Araroba.
Chrysocolla (Ch. alba) (Ch. cristallisata) (Ch. factitia)—Borax.
Chrysophansäure, rohe—Chrysarobinum.
Chymosinum—Pepsinum.
Cibus Deorum—Asa foetida.
Cimolia alba—Bolus alba.
Cimolia incarnata—Bolus armena.
Cimolia rubra—Bolus rubra.
Cinabloemen—Flores Cinae.

Cinchamidin. Hydrocinchonidin.

Cinchona bark—Cortex Chinae.

Cinchonidin. α-Chinidin, Cinchovatin.

Cinchophenum—Acidum phenylchinolincarbonicum.
Cinchotin—Chinidin.
Cinchovatin—Cinchonidin.
Cineres clavellati (c. crudi)—Kalium carbonicum crudum.
Cineres herbarum—Kalium carbonicum.
Cininum—Santoninum.
Cinis Antimonii—Stibium oxydatum (Tetroxyd).
Cinis bufonum—Kalium carbonicum.
Cinis clavellatus (faecinus)—Kalium carbonicum.
Cinis Stibii—Stibium oxydatum (Tetroxyd).
Cinnabar (Cinnabaris) (Cinnabarium)—Hydrargyrum sulfuratum rubrum.
Cinnabaris Plumbi (Saturni)—Minium.
Cinnamomum acutum —Cortex Cinnamomi.
Cinnamomum amarum—Cortex Culilawan.
Cinnamomum anglicum—Cortex Cinnamomi cassiae.
Cinnamomum breve—Cortex Cinnamomi ceylanici.

Cinnamomum camphora (L.) Nees et Ebermaier. Camphora officinarum C. Bauhin, Laurus camphora L.

Cinnamomum ceylanicum Nees. Laurus cinnamomum L.

Cinnamomum chinense—Cortex Cinnamomi cassiae.
Cinnamomum Graecorum—Cortex Cinnamomi ceylanici.
Cinnamomum indicum—Cortex Cinnamomi cassiae.
Cinnamomum magellanicum—Cortex Winteranus.
Cinnamomum saigonicum—Cortex Cinnamomi cassiae.
Cinnamomum sinense—Cortex Cinnamomi cassiae.
Cinnamomum verum—Cortex Cinnamomi ceylanici.
Cipolla marina—Bulbus Scillae.
Cire d'Abeilles—Cera flava.

Cire jaune—Cera flava.
Citras Ammoniae et Ferri—Ferrum citricum ammoniatum.
Citras ammonico-ferricus—Ferrum citricum ammoniatum.
Citras ferricus cum Chinino—Chininum ferro-citricum.
Citras ferricus cum Citrate ammonico—Ferrum citricum ammoniatum.
Citrate de Fer ammoniacal—Ferrum citricum ammoniatum.
Citrato de Hierro y de Ammonio—Ferrum citricum ammoniatum.
Citrato di Ferro ammoniacale—Ferrum citricum ammoniatum.
Citric acid—Acidum citricum.
Citroenolie —Oleum Citri.
Citronenmelissenblätter—Folia Melissae.
Citronensalz—Acidum citricum.

Citrullus colocynthis (L.) Schrader. Cucumis colocynthis L.

Citrus limonum (Risso) Hook. fil.—Citrus medica L.

Citrus medica L. Citrus limonum (Risso) Hook fil.

Clarified Honey—Mel depuratum.
Clavi aromatici—Flores Caryophylli.
Clavillo—Flores Caryophylli.
Clavo de especia—Flores Caryophylli.
Clavus cerealis—Secale cornutum.
Clavus secalinus—Secale cornutum.
Cloralio idrato—Chloralum hydratum.
Cloramiduro di mercurio—Hydrargyrum praecipitatum album.
Clorato di potassio—Kalium chloricum.
Clorato potasico—Kalium chloricum.
Clorido formico—Chloroformium.
Cloridrato d'ammoniaco—Ammonium chloratum.
Cloruro ammonico—Ammonium chloratum.
Cloruro di ammonio—Ammonium chloratum.
Cloruro di calce—Calcaria chlorata.
Cloruro di etile—Aether chloratus.
Cloruro di sodio—Natrium chloratum.
Cloruro disinfettante—Calcaria chlorata.
Cloruro ferrico liquido—Liquor Ferri sesquichlorati.
Cloruro mercurico—Hydrargyrum bichloratum.
Cloruro mercurioso—Hydrargyrum chloratum.
Cloruro sodico—Natrium chloratum.
Clous aromatiques (de Girofle)—Flores Caryophylli.
Clove Pepper—Fructus Pimentae.
Cloves—Flores Caryophylli.
Clove Stalks—Stipites Caryophylli.
Clubmoss—Lycopodium.

Cnicus benedictus L. Calcitrapa lanuginosa Lam., Carbenia benedicta Benth. A Hook., Centaurea benedicta L.

Cnicus tinctorius—Flores Carthami.
Cnicus tunicus—Flores Carthami.
Coal Tar—Pix Lithanthracis.
Cobaltum arsenicale—Arsenicum.
Cobaltum cristallisatum—Arsenicum.
Cobre—Cuprum.
Cocaina—Cocainum.

Cocaïnum. Cocaina, Erythroxylin. Benzoylekgoninmethylester, Methylbenzoylekgonin.

Cocainum muriaticum—Cocainum hydrochloricum.
Cocci indici—Fructus Cocculi.
Coccinella—Coccionella.

Coccionella. Coccinella, Cochinella, Coccus Cacti, Grana Coccionellae, Grana Fici indici, Semen Coccionellae. Kaktus-Schildlaus, Alkermes (Körner), Kochenille, Koschenille (Koschenilge). Congenilla.

Cocci orientales—Fructus Cocculi.
Cocculus indicus—Fructus Cocculi.
Cocculus palmatus D. C.—Jatrorrhiza palmata (Lamarck) Miers.
Coccus Cacti—Coccionella.
Cochinella—Coccionella.
Cochin grass Oil—Lemongrasöl.
Cockspur rye—Secale cornutum.
Cockweed—Radix Pimpinellae.
Cocomero amaro—Fructus Colocynthidis.
Coconut Butter—Oleum Cocos.
Coconut oil—Oleum Cocos.
Cocosbutter (fett) (nußöl) (öl)—Oleum Cocos.
Cocosvet—Oleum Cocos.
Cocquericoq—Flores Rhoeados.
Codeia—Codeinum.
Codeina—Codeïnum.

Codeïnum. Codeia, Codeina, Methylmorphinum. Morphinmethyläther.

Codia—Fructus Papaveris immaturi.
Codliver oil—Oleum Jecoris Aselli.
Cod Oil—Oleum Jecoris Aselli.
Coffeino-Natrium salicylicum—Coffeinum-Natrium salicylicum.

Coffeïnum. Cafeina, Caffeia, Caffeina, Guaraninum, Theinum. Kaffein, Methyltheobromin, Thein, Trimethyldioxypurin, Trimethylxanthin.
Coffeïnum-Natrium salicylicum. Coffeino-Natrium salicylicum.

Colchici semen P. J.—Semen Colchici.
Colchici tinctura P. J.—Tinctura Colchici.

Colchicum. Autumn Crocus, Meadow saffron (e); Narcisse d'automne, Veilleuse (fr); Zafferano selvatico (it); Colquico (sp).

Colcothar—Ferrum oyxdatum.
Colcothar Vitrioli—Ferrum oxydatum.
Coliander—Fructus Coriandri.
Colla animalis—Gelatina alba.
Colla di pesce—Ichtyocolla.
Colla Piscium—Ichthyocolla.
Collargol—Argentum colloidale.
Colle de Flandre—Gelatina.
Colle de Poisson—Ichtyocolla.

Collemplastrum adhaesivum. Emplastrum Gummi elastici, Sparadrapum adhaesivum. Emplastrum adhaesivum (US), Emplastrum elasticum (US); Adhesive Plaster, Rubber adhesive Plaster (e);

Emplâtre caoutchouté simple (fr); Esparadrapo adhesivo de caucho (sp); Kleefpleister (h).

Collodio—Collodium.
Collodion—Collodium.
Collodion vésicante—Collodium cantharidatum.

Collodium. Collodion, Collodio, Colodion.
Collodium cantharidatum. Blistering Collodion (e), Collodion vésicante (fr).
Collodium elasticum. Collodium flexile, Collodium tenax.

Collodium flexile—Collodium elasticum.
Collodium tenax—Collodium elasticum.
Collutorium adstringens—Mel rosato-boraxatum.
Collutorium boraxatum—Mel rosato-boraxatum.
Colocynthides—Fructus Colocynthidis.
Colodion—Collodium.
Colofene—Colophonium.
Colofonia—Colophonium.
Colophane—Colophonium.

Colophonium. Pix Graeca, Resina Colophonii, Resina Pini (P. fusca). Geigenharz. Resina, Rosin (e); Colophane (fr); Colofene, Colofonia, Pece greca (it); Colofonia (sp); Hars (h).

Coloquintide—Fructus Colocynthidis.
Color indicum—Indigo.
Colquico—Colchinum.
Coltsfoot leaves—Folia Farfarae.
Colza oil—Oleum Rapae.
Comino dei prate (tedesco)—Fructus Carvi.
Common Agrimony herb—Herba Agrimoniae.
Common Balm Leaves—Folia Melissae.
Common Flax seeds—Semen Lini.
Common Jujube—Fructus Jujubae.
Common Marjoram—Herba Origani.
Common Valerian—Radix Valerianae.
Common Wormwood—Herba Absinthii.
Compound Liniment of Camphor—Linimentum ammoniato-camphoratum.
Compound Tincture of Camphor—Tinctura Opii benzoica.
Comphrey—Radix Consolidae.
Compressed Yeast—Faex medicinalis.
Concentrated Alum—Aluminium sulfuricum.
Conchae—Calcium carbonicum nativum.
Conchinin—Chinidin.
Condurango de Loja—Cortex Condurango.
Confeccion de Sen—Electuarium Sennae.
Confectiones—Electuaria.
Confection of Senna—Electuarium Sennae.
Confectio Sennae—Electuarium Sennae.
Congenilla—Coccionella.
Coni Lupuli—Strobili Lupuli.
Conserva Tamarindorum—Pulpa Tamarindorum.
Conservés—Electuaria.
Convolvolus purga Wenderoth—Exogonium purga (Wenderoth) Bentham.

Coon root—Rhizoma Sanguinariae canadensis.
Copaifera cordifolia Hayne—Copaifera coriacea Martius.
Copaifera coriacea Martius. Copaifera cordifolia Hayne.
Copaifera Jacquinii Desfontaines. Copaifera officinalis L.
Copaifera Langsdorffii Desf. Copaifera nitida Hayne.
Copaifera nitida Hayne—Copaifera Langsdorffii Desf.
Copaifera officinalis L.—Copaifera Jacquinii Desfontaines.
Copparosa turchina—Cuprum sulfuricum.
Copparosa verde—Ferrum sulfuricum.
Copper—Cuprum.
Coprafett—Oleum Cocos.
Coprose—Flores Rhoeados.
Coque du Levant—Fructus Cocculi.
Coquelicot—Flores Rhoeados.
Corail des jardin—Fructus Capsici.
Corallina corsicana—Helminthochorton.
Coriandrum—Fructus Coriandri.
Cornezuelo de centeno—Secale cornutum.
Corni Colchici—Bulbus Colchici.
Corn-poppy—Flores Rhoeados.
Corn-Rose—Flores Rhoeados.
Cornu Cervi ustum—Calcium phosphoricum crudum.
Cornu Cervi ustum nigrum—Carbo animalis.
Cornus Colchici—Bulbus Colchici.
Corolla Verbasci—Flores Verbasci.
Corteccia del Melogranato—Pericarpium Granati.
Corteccia di China—Cortex Chinae.
Cortex Alni nigri—Cortex Frangulae.
Cortex antifebrilis—Cortex Chinae.
Cortex Aspidospermatis—Cortex Quebracho.
Cortex Aurantii amari—Pericarpium Aurantii.
Cortex Aurantii Fructus—Pericarpium Aurantii.
Cortex Aurantii Pomorum—Pericarpium Aurantii.
Cortex Aurantiorum—Pericarpium Aurantii.
Cortex Avorni—Cortex Frangulae.
Cortex Canellae albae. Canella alba, Cassia alba, Costus arabicus (corticosus) (dulcis), Cortex Winteranus dulcis, Cortex Winteranus spurius, Lignum aromaticum. Weißer Zimmt. Canella, Jamaica Winter's Bark, Wild Cinnamone bark (e).
Cortex caryophylloides ruber—Cortex Culilawan.
Cortex Cascarae Sagradae—Cortex Rhamni purshiani.
Cortex Cascarillae. China falsa (nova) (spuria), Cortex Chacarillae, Cortex Eleutheriae, Cortex Eluteriae, Cortex Eluterii, Cortex peruvianus griseus, Cortex peruvianus spurius, Cortex Thuris. Chakrill Kaskarille, Kaskarillrinde, Schabrill, Schakrill, Scharkrillenborke, Schascharellenborke, Schickerill. Cascarilla, Sweet Bark, Sweetwood Bark (e); Chacrille, Ecorce de chacrille, Quinquina aromatique (fr); Cascariglia (it); Quina aromatica (sp).
Cortex Cassiae Cinnamomi—Cortex Cinnamomi cassiae.
Cortex Chacarillae—Cortex Cascarillae.
Cortex Chamaedaphnis—Cortex Mezerei.

Cortex Chinae. China, Cortex antifebrilis, Cortex Cinchonae, Cortex peruvianus, Cortex Quinquinae. Armenische Rinde, Chinesische Rinde, Fieberrinde, Peruvianische Rinde. Cinchona bark, Peruvian bark (e); Ecorce de Quinquina (fr); Corteccia di China, China-China (it); Quina (sp); Kinabast (h).
Cortex Chinae Calisayae. Königschinarinde.
Cortex Chinae fuscus. Braune Chinarinde.
Cortex Chinae ruber. Rote Chinarinde.

Cortex Cinchonae—Cortex Chinae.

Cortex Cinnamomi cassiae*. Canella malabarica, Cassia cinnamomea, Cassia lignea, Cassia vera, Cinnamomum anglicum (chinense) (indicum) (sinense), Cinnamomum saigonicum, Cortex Cassiae Cinnamomi, Cortex Cinnamomi chinensis, Cortex magellanicus, Xylocassia. Chinesischer Zimt, Gemeiner Zimt, Mutterzimt, Zimtkassie. Cassia Bark (e); Canelle de Chine (fr); Canela de la China (sp).
Cortex Cinnamomi ceylanici*. Canella ceylanica, Canella orientalis, Cassia Graecorum, Cinnamomum acutum, Cinnamomum breve, Cinnamomum Graecorum, Cinnamomum verum. Kanel. Canelle de Ceylon (fr); Cannella, Cannella regina (it); Canela de Ceylan (sp); Kaneel (h).

Cortex Cinnamomi chinensis—Cortex Cinnamomi cassiae.
Cortex Citri Fructus—Pericarpium Citri.
Cortex Cocognidi—Cortex Mezerei.
Cortex Costi acris—Cortex Winteranus.

Cortex Condurango. Condurango de Loja, Cortex Cundurangu.
Cortex Culilawan (Cinnamomum culilawan). Canella amara, Canella Culilabani, Cinnamomum amarum, Cortex caryophylloides ruber. Bitterer Zimt.

Cortex Cundurango—Cortex Condurango.
Cortex daphnoides—Cortex Mezerei.
Cortex Eluteriae—Cortex Cascarillae.
Cortex Eluterii—Cortex Cascarillae.
Cortex Eleutheriae—Cortex Cascarillae.

Cortex Frangulae. Alnus nigra baccifera, Arbor foetida, Cortex Alni nigri, Cortex Avorni, Cortex Rhamni Frangulae, Rhabarbarum plebejorum. Avornusrinde, Pulverholzrinde. Alder Buckthorn Bark, Buckthorn Bark (e); Ecorce de bois à poudre, Ecorce de Bourdaine, Ecorce de Bourgène (fr); Corteza de Arraclán (sp); Vuilboombast (h).

Cortex Fructus Aurantii—Pericarpium Aurantii.
Cortex Fructus Citri—Pericarpium Citri.
Cortex Fructus Granati—Pericarpium Granati.
Cortex Fructuum Aurantii—Pericarpium Aurantii.

Cortex Granati. Cortex Granati Radicis, Cortex Psydii, Cortex Punicae Granati Radicis, Cortex Radicis Granati, Cortex Radicis Mali punici,

---

* **Cortex Cinnamomi** (ohne Zusatz) ist in einer Reihe von Arzneibüchern gleichbedeutend mit Cortex Cinnamomi cassiae, in einer Reihe anderer Arzneibücher dagegen gleichbedeutend mit Cortex Cinnamomi ceylanici.

Cortex Trunci Granati. Granatwurzelrinde. Pomogranate Bark (e); Ecorce de Balaustier, Ecorce de Grenadier (fr); Corteccia del Melogranato (it).
Cortex Granati Radicis—Cortex Granati.
Cortex Laureolae—Cortex Mezerei.
Cortex Limonis—Pericarpium Citri.
Cortex magellanicus—Cortex Cinnamomi cassiae.
Cortex Malicorii—Pericarpium Granati.
Cortex Mali granati—Pericarpium Granati.
Cortex Mali punici—Pericarpium Granati.
Cortex Malorum Granati—Pericarpium Granati.

Cortex Mezerei. Cortex Chamaedaphnis, Cortex Cocognidii, Cortex daphnoides, Cortex Laureolae, Cortex Mezereonis, Cortex monspeliacus, Cortex Thymelaeae. Bergpfefferrinde, Kellerhalsrinde, Pfefferbaumrinde, Seidelbast. Mezereon Bark, Spurge flax (olive) bark, Wild Pepper bark (e); Bois gentil, Mézéreon (fr).

Cortex Mezereonis—Cortex Mezerei.
Cortex monspeliacus—Cortex Mezerei.
Cortex Nucis moschatae—Macis.
Cortex peruvianus—Cortex Chinae.
Cortex peruvianus griseus—Cortex Cascarillae.
Cortex peruvianus spurius—Cortex Cascarillae.
Cortex Pomorum Aurantii—Pericarpium Aurantii.
Cortex Pomorum Granati—Pericarpium Granati.
Cortex Psydii—Cortex Granati.
Cortex Punicae Granati Radicis—Cortex Granati.
Cortex Quassiae Simarubae—Cortex Simarubae.

Cortex Quebracho. Cortex Aspidospermatis, Lignum Quebracho.

Cortex Quillae—Cortex Quillaiae.

Cortex Quillaiae. Cortex Quillae, Cortex Quillajae chilensis, Cortex Saponariae. Panamarinde, Panamaspäne, Seifenholz, Seifenrinde Waschrinde. Panama Bark, Soap Bark, Soap Tree Bark (e); Bois de Panama (fr).

Cortex Quillaiae chilensis—Cortex Quillaiae.
Cortex Quinquinae—Cortex Chinae.
Cortex Radicis Granati—Cortex Granati.
Cortex Radicis Mali punici—Cortex Granati.
Cortex Rhamni americani—Cortex Rhamni purshiani.
Cortex Rhamni Frangulae—Cortex Frangulae.

Cortex Rhamni purshiani. Cascara Sagrada, Cortex Cascarae Sagradae, Cortex Rhamni americani. Amerikanische Faulbaumrinde Bitter bark, Bearberry bark, Chiltem wood Bark, Dogwood bark Pigeon-berry bark, Sacred bark (e).

Cortex Saponariae—Cortex Quillaiae.

Cortex Simarubae. Cortex Quassiae Simarubae, Cortex Simarubae guianensis. Holländische Simaruba, Orinocco-Simarubarinde, Ruhr rinde.

Cortex Simarubae guianensis—Cortex Simarubae.
Cortex Thuris—Cortex Cascarillae.

Cortex Thymelaeae—Cortex Mezerei.
Cortex Trunci Granati—Cortex Granati.
Cortex Winteranus. Canella Winterana, Cinnamomum magellanicum, **Cortex Costi acris,** Cortex Winteranus verus, Costus acris.
Cortex Winteranus dulcis—Cortex Canella albae.
Cortex Winteranus spurius—Cortex Canellae albae.
Cortex Winteranus verus—Cortex Winteranus.
Cortex Yohimbehe. Jumbehoarinde, Yohimboarinde.
Corteza de Arraclán—Cortex Frangulae.
Corteza de naranja agria (amarga)—Pericarpium Aurantii.
Coeruleum berolinense—Ferrum cyanatum.
Coeruleum parisiense—Ferrum cyanatum.
Cosmeticum Clavii—Bismutum subnitricum.
Cosmolinöl—Paraffinum liquidum.
Cosso—Flores Coso.
Costus acris—Cortex Winteranus.
Costus arabicus—Cortex Canellae albae.
Costus corticosus—Cortex Canellae albae.
Costus dulcis—Cortex Canellae albae.
Cotarninae Chloridum—Cotarninium chloratum.
Cotarninium chloratum. Cotarninae Chloridum.
Coton adsorbant (hydrophile)—Gossypium depuratum.
Cotone assorbente (idrofilo)—Gossypium depuratum.
Couch Grass root—Rhizoma Graminis.
Couleuvrée de Virginie—Rhizoma Serpentariae.
Couperose bleue—Cuprum sulfuricum.
Couperose verte—Ferrum sulfuricum.
Cousso—Flores Koso.
Craie—Calcium carbonicum nativum.
Craie de Briançon—Talcum.
Cranium humanum—Calcium phosphoricum.
Crayons d'Azotate d'Argent—Argentum nitricum fusum.
Cream of Tartar (T. purified)—Tartarus depuratus.
Creasotum—Kreosotum.
Crelium—Liquor Cresoli saponatum.
Crême de Soufre—Sulfur sublimatum.
Crême de Tartre—Tartarus depuratus.
Crême froide—Unguentum leniens.
Cremor de (di) tartaro—Tartarus depuratus.
Cremor Sulphuris—Sulfur praecipitatum.
Cremor Tartari (T. depuratus)—Tartarus depuratus.
Cremor Tartari natronatus—Tartarus natronatus.
Cremor Tartari solubilis—Tartarus boraxatus.
Cresolum. Kresylalkohol, Kresylsäure, Methylphenol, Oxytoluol.
Cresolum crudum. Acidum cressylicum (crudum), Kresolum crudum. Rohe Kressylsäure. Crésylol officinal, Phénols crésyliques (fr).
Crésylol officinal—Cresolum crudum.
Creta alba—Calcium carbonicum nativum.
Creta gallica—Talcum.
Creta hispanica—Talcum.
Creta praecipitata—Calcium carbonicum praecipitatum.

Cristalli Barytae—Barium oxydatum hydricum.
Cristalli Veneris—Cuprum sulfuricum.
Cristaux de Soude—Natrium carbonicum.
Cristaux de Vénus—Cuprum aceticum.

Crocus. Aurum vegetabile, Crocus orientalis, Flores Croci, Stigmata Croci. Saffron, Spanisch Saffron (e); Zafferano (it); Azafran (sp).

Crocus Antimonii—Stibium oxydatum fuscum.
Crocus hortensis—Flores Carthami.
Crocus Martis adstringens—Ferrum oxydatum.
Crocus Martis aperiens (aperitivus)—Ferrum oxydatum fuscum.
Crocus Martis Lemery—Ferrum oxydulatum oxydatum.
Crocus Martis vitriolatus—Ferrum oxydatum.
Crocus Metallorum—Stibium oxydatum fuscum.
Crocus Metallorum Rulandi—Stibium oxydatum fuscum.
Crocus orientalis—Crocus.
Crocus Plumbi (Saturni)—Minium.
Crocus silvestris—Flores Carthami.
Croton oil—Oleum Crotonis.
Croton philippense Lam.—Mallotus philippinensis (Lam.) Muell. Arg.
Croton seeds—Semen Tiglii.
Crude Malate of Iron—Extractum Ferri pomati.
Crystalli Dianae (Lunae)—Argentum nitricum.
Crystalli Sodae—Natrium carbonicum.
Crystalli Tartari—Tartarus depuratus.
Crystalli Veneris—Cuprum aceticum.
Crystalli viridis aeris—Cuprum aceticum.
Crystals of Venus—Cuprum aceticum.
Crystallized Verdigris—Cuprum aceticum.
Cuasia (Leno de—)—Lignum Quassiae.
Cubebae—Fructus Cubebae.
Cubeba officinalis Mig.—Piper cubeba L. fil.
Cucumis colocynthis L.—Citrullus colocynthis (L.) Schrader.
Cudbear—Persio.
Cuivre—Cuprum.
Cumin—Fructus Cumini.
Cummin seed—Fructus Cumini.
Cuprisulfat—Cuprum sulfuricum.
Cupri Sulphas—Cuprum sulfuricum.
Cuprosum aceticum—Cuprum aceticum.

Cuprum. Aes (A. Cyprium), Cyprium, Venus. Copper (e); Cuivre (fr); Rame (it); Cobre (sp).

Cuprum aceticum. Aerugo cristallisata, Cuprosum aceticum, Crystalli Veneris, Crystalli viridis aeris, Sal aceti venereum, Viride aeris cristallisatum. Kristallisierter Grünspan. Crystallized Verdigris, Crystals of Venus (e); Cristaux de Vénus, Verdet cristallisé (fr).

Cuprum aceticum basicum. Aerugo, Cuprum subaceticum, Flores Aeruginis, Flores Viridis aeris, Verdigris, Viride aeris. Grünspan, Spangrün. Vert-de-gris, Verdet (fr); Verde Rame (it); Cardenillo (sp).

Cuprum aluminatum. Alumen cupricum, Lapis divinus, Lapis divinus St. Yves, Lapis ophthalmicus, Sulfas cupricus camphoratus, Vitriolum caeruleum. Blauer Augenstein, Grüner Augenstein, Heiligenstein,

Heilstein, Kupferalaun, Wundstein. Aluminated copper (e); Pierre divine (d. de St. Yves) (oculaire) (ophthalmique) (fr).

Cuprum subaceticum—Cuprum aceticum basicum.

Cuprum sulfuricum. Cristalli veneris, Cupri Sulphas, Cuprum vitriolatum, Deutosulfas Cupri, Sulfas cupricus, Vitriolum Cupri (coeruleum) (de Cypro) (Veneris). Blauer Ätzstein, Blauer Galizienstein, Blauer Galitzenstein, Blaustein, Cuprisulfat, Kupfervitriol, Reines schwefelsaures Kupferoxyd, Schwefelsaures Kupferoxyd, Zyprischer Vitriol. Blue Stone, Blue Vitriol, Roman Vitriol (e); Couperose bleue, Vitriol bleu (fr); Copparosa turchina, Solfato di Rame, Vetriolo azzurro, Vetriolo di rame (it); Solfato de Cobre, Vitriolo azul (sp).

Cuprum sulfuricum ammoniatum. Kupfersalmiak.

Cuprum sulfuricum crudum. Chalcanthum, Cuprum vitriolatum crudum, Vitriolum caeruleum, Vitriolum Cupri. Blauer Vitriol, Rohes Cuprisulfat, Zyprischer Vitriol.

Cuprum vitriolatum—Cuprum sulfuricum.
Curacao Orange Peel—Pericarpium Aurantii.
Curcuma longa—Rhizoma Curcumae.
Curcuma rotunda—Rhizoma Curcumae.
Curd Soap—Sapo stearinicus venalis.
Cusso—Flores Koso.
Cutch—Catechu.
Cyanatum Ferri et Kalii—Kalium ferrocyanatum.
Cyanetum kalicum (potassicum)—Kalium cyanatum.
Cyanhydras kalicus (Kalii) (potassicus)—Kalium cyanatum.
Cyanhydric Acid—Acidum hydrocyanicum dilutum.
Cyanidum hydrargyricum—Hydrargyrum cyanatum.
Cyanuretum hydrargyricum—Hydrargyrum cyanatum.
Cyanuretum Kalii—Kalium cyanatum.
Cyanuretum Kalii et Ferri rubrum—Kalium ferricyanatum.
Cyanuretum Potassii—Kalium cyanatum.
Cynips Gallae tinctoriae Olivier—Cynips tinctoria Hartig.

Cynips tinctoria Hartig. Cynips Gallae tinctoriae Olivier, Diplolepsis Gallae tinctoriae Latr.

Cynorrhoda—Fructus Cynosbati.
Cynosbati—Fructus Cynosbati.
Cyprium—Cuprum.
Cystamin—Hexamethylentetramin.
Cystogen—Hexamethylentetramin.

Dactyli. Caristae, Caryota, Fructus Palmae (P. dactyli), Palmulae, Phoenicoba, Tragemata, Tragometa. Datteln. Date (e); Dattero (it); Datil (sp); Dadel (h).

Dadel—Dactyli.
Dagget—Pix betulina.

Dammar. Dammara, Dammarum, Gummi Dammara, Resina Dammar. Dammarharz, Ostindisches Dammarharz.

Dammara—Dammar.
Dammarharz—Dammar.
Dammarharz, ostindisches—Dammar.
Dammarum—Dammar.
Dampfkalomel—Hydrargyrum chloratum vapore paratum.
Dandelion root—Radix Taraxaci.
Danforths oil—Petroleumbenzin.
Dänische Königstropfen—Elixir e Succo Liquiritiae.
Danziger Tropfen—Tinctura aromatica.
Date—Dactyli.
Datil—Dactyli.
Datteln—Dactyli.
Dattero—Dactyli.
Daturinum—Atropinum.
Davids root—Radix Caincae.
Deadly Nightshade leaves (root)—Folia (Radix) Belladonnae.
Decoctum Salep—Mucilago Salep.
Dehydrated Alcohol—Alcohol absolutus.
Dehydrated Ethanol—Alcohol absolutus.
Demuthkraut—Herba Thymi.
Destilled Waters—Aquae aromaticae.
Deuterocyanuretum Hydrargyri—Hydrargyrum cyanatum.
Deuterojoduretum Hydrargyri—Hydrargyri bijodatum.
Deutoacetas Sodae—Natrium aceticum.
Deutochloretum Hydrargyri—Hydrargyrum bichloratum.
Deutoiodide of Mercury—Hydrargyrum bijodatum.
Deutoiodure de Mercure—Hydrargyrum bijodatum.
Deutojoduretum Hydrargyri—Hydrargyrum bijodatum.
Deutonitras Potassii—Kalium nitricum.
Deutosulfas Cupri—Cuprum sulfuricum.
Deutosulfas natricus (Sodae)—Natrium sulfuricum.
Deutosulfuretum Hydrargyri rubrum—Hydrargyrum sulfuratum rubrum.
Deutoxide of Manganese—Manganum peroxydatum.
Deutoxyde de Mercure—Hydrargyrum oxydatum.
Deutoxyde de Plomb—Minium.
Deutoxydum Arsenici—Acidum arsenicosum.
Deutoxydum Plumbi—Minium.
Deutoxydum Potassii—Kali causticum.
Devale leaves (root)—Folia (Radix) Belladonnae.
Devil's apple leaves—Folia Stramonii.
Dextrina—Dextrinum.

Dextrinum. Dextrina. Artificial Gum, British Gum (e).

Dextrose—Saccharum amylaceum.
Dextrosum—Saccharum amylaceum.
Dextrotartaric acid—Acidum tartaricum.
Diacetas Plumbi liquidus—Liquor Plumbi subacetici.

Diacetylmorphinum hydrochloricum. Diamorphinae Hydrochloridum. Heroin.

Diachylonpflaster—Emplastrum Lithargyri.
Diachylonpflaster, gelbes—Emplastrum Lithargyri compositum.

Diachylonpflaster, weißes—Emplastrum Lithargyri.
Diachylonpflaster, zusammengesetztes—Emplastrum Lithargyri compositum.
Diachylonpleister—Emplastrum Lithargyri compositum.
Diachylonsalbe—Unguentum diachylon.
Diacodion liquidum—Sirupus Papaveris.
Diamorphinae Hydrochloridum—Diacetylmorphinum hydrochloricum.
Diana—Argentum.
Diapalm Pleister—Emplastrum Lithargyri.
Diarsenobenzol—Salvarsan.
Diatomeenerde (-mehl)—Terra silicea.
Diatragacantha—Pulvis gummosus.
Diäthyläther—Aether.
Diäthylmalonylharnstoff—Acidum diaethylbarbituricum.
Diäthylmalonylkarbamid—Acidum diaethylbarbituricum.
Diäthylsulfondimethylmethan—Sulfonalum.
Diazetylaminoazotoluol—Pellidol.
Dichromas kalicus—Kalium dichromicum.
Dicromato de Potasio—Kalium dichromicum.
Diente de Leon—Radix Taraxaci.
Diesbacher Blau—Ferrum cyanatum.
Diestelkraut—Herba Cardui benedicti.
Diethylmalonylurea—Acidum diaethylbarbituricum.
Digallic acid—Acidum tannicum.
Digestivpulver—Pulvis Magnesiae cum Rheo.
Digestivsalbe, einfache—Unguentum Terebinthinae.
Digitalis folium P. J.—Folia Digitalis.
Digitalis tinctura P. J.—Tinctura Digitalis.
Dihydrate de Térébenthène—Terpinum hydratum.
Dihydrooxycodeinonum hydrochloricum—Eukodal.
Dikalziumphosphat—Calcium phosphoricum.
Dilatatio Saleb—Mucilago Salep.
Diluted Prussic Acid—Acidum hydrocyanicum dilutum.
Diluted Silver Nitrate—Argentum nitricum cum Kalio nitrico.
Dimethylaminoantipyrin—Dimethylaminophenyldimethylpyrazolonum.
Dimethylaminophenazon—Dimethylaminophenyldimethylpyrazolonum.
Dimethylaminophenyldimethylpyrazolonum. Pyrazolonum dimethylamino-phenyldimethylicum. Aminophenazon. Dimethylaminoantipyrin, Dimethylaminophenazon, Pyramidon. Amidopyrina.

Dimethylarsenas monosodicus—Natrium kakodylicum.
Dimethylarsinsaures Natrium—Natrium kakodylicum.
Dimethyläthylkarbinol—Amylenum hydratum.
Dimethylketon—Acetonum.
Dimethyloxychinizin—Phenyldimethylpyrazolonum.
Dinatriumorthophosphat—Natrium phosphoricum.
Dionin—Aethylmorphinum hydrochloricum.
Dioxybernsteinsäure—Acidum tartaricum.
Dioxyphenyläthanolmethylamin—Suprarenin.
Dioxysalizylsäure—Acidum gallicum.
Diphosphate tricalcique—Calcium phosphoricum tribasicum.
Diplolepis Gallae tinctoriae Latr.—Cynips tinctoria Hartig.
Diptamwurzel (D. weiße)—Radix Dictamni.
Disodium Hydrogen Phosphate—Natrium phosphoricum.
Distel, gesegnete—Herba Cardui benedicti.

Distelkraut—Herba Cardui benedicti.
Distelsafran—Flores Carthami.
Diuretic Salt—Kalium aceticum.
Dockenkrautwurzel—Radix Bardanae.
Dogfish oil—Oleum Jecoris Aselli.
Dog Grass—Rhizoma Caricis.
Dog Grass root—Rhizoma Graminis.
Dogwood bark—Cortex Rhamni purshiani.
Dollkörner—Fructus Cocculi.
Dollsamen—Semen Hyoscyami.
Donnerrebe—Herba Hederae.
Doodkruidbladen—Folia Belladonnae.
Doornappelbladen—Folia Stramonii.
Doppelsalz—Kalium sulfuricum.
Dorant, weißer—Herba Marubii.
Dorschlebertran—Oleum Jecoris Aselli.
Dost, (blauer) brauner (wilder)—Herba Origani.
Dosten, kretischer—Herba Origani cretici.
Dotterblumen—Flores Calendulae.
Drachenblut—Resina Draconis.
Drachenblutharz—Resina Draconis.
Drachenblut, ostindisches—Resina Draconis.
Drachenwurzel—Rhizoma Bistortae.
Draco mitigatus—Hydrargyrum chloratum.
Draconthema—Resina Draconis.
Dragacanthum—Tragacantha.
Dragon's blood—Resina Draconis.
Dreiblatt—Folia Trifolia fibrini.
Dreiblattextrakt—Extractum Trifolii fibrini.
Dreifachchloressigsäure—Acidum trichloraceticum.
Dreifaltigkeitskraut—Herba Violae tricoloris.
Driebladbladen—Folia Trifolii fibrini.
Dried Calcium Sulphate—Calcium sulfuricum ustum.
Drop—Succus Liquiritiae.
Drupae siehe auch unter Baccae.
Drupae Cocculi—Fructus Cocculi.
Drupae Cubebarum—Fructus Cubebae.
Drupae Juniperi—Fructus Juniperi.
Drupae Piperis—Fructus Piperis.
Drupae Sambuci—Fructus Sambuci.
Drüsenkraut—Herba Tanaceti.
Drüsenpflaster—Emplastrum Meliloti und Emplastrum saponatum.

Dryopteris filix mas (L.) Schott. Aspidium filix mas (L.) Swartz, Lastrea Filix mas Prsl, Nephrodium Filix mas Richard, Polypodium Filix mas L., Polystichium Filix mas Rott.

Dubock—Herba Equiseti.
Duizendguldenkruid—Herba Centaurei.
Dulcamara flexuosa Mönch—Solanum Dulcamara L.

Dulcin. Paraphenetylkarbamid.

Dulcor Saturni—Plumbum aceticum.
Duplikatsalz—Kalium sulfuricum.
Durchliegsalbe—Unguentum Plumbi tannici.

Durchwachsöl—Oleum Hyoscyami.
Dwale leaves (root)—Folia (Radix) Belladonnae.
Dyer's bugloss root—Radix Alcannae.
Dyers Madder root—Radix Rubiae.
Dyer's saffron—Flores Carthami.

Earthmoos seeds—Lycopodium.
Earth-nut Oil—Oleum Arachidis.
Eau—Aqua.
Eau blanche —Aqua Plumbi.
Eau de Chaux—Aqua Calcariae.
Eau de Goulard—Aqua Plumbi Goulardi.
Eau de Javelle—Liquor Natrii hypochlorosi.
Eau de Labarraque—Liquor Natrii hypochlorosi.
Eau de Naphe—Aqua Aurantii florum.
Eau de Saturne—Aqua Plumbi.
Eau divine de Fernel—Aqua phagedaenica lutea.
Eau oxygénée officinale—Hydrogenium peroxydatum solutum.
Eau phagédénique—Aqua phagedaenica lutea.
Eau phéniquée—Aqua phenolata.
Eaux médicinales—Aquae aromaticae.
Eberraute—Herba Abrotani.
Ebur philosophice ustum—Calcium phosphoricum crudum.
Ebur ustum album—Calcium phosphoricum crudum.
Ebur ustum nigrum—Carbo animalis.
Ecorce de Balaustier—Cortex Granati.
Ecorce de Bigarade—Pericarpium Aurantii.
Ecorce de bois à poudre—Cortex Frangulae.
Ecorce de Bourdaine—Cortex Frangulae.
Ecorce de Bourgère—Cortex Frangulae.
Ecorce de Chacrille—Cortex Cascarillae.
Ecorce de Citron—Pericarpium Citri.
Ecorce de Grenade—Pericarpium Granati.
Ecorce de Grenadier—Cortex Granati.
Ecorce de Quinquina—Cortex Chinae.
Ecorce d'Orange amère—Pericarpium Aurantii.
Edelraute—Herba Rutae.
Ehrenpreis—Herba Veronicae.
Eibischkraut—Folia Althaeae.
Eibischpasta—Pasta gummosa.
Eibischwurzel—Radix Althaeae.
Einbeere—Herba Paridis.
Einfach saures Natriumphosphat—Natrium phosphoricum.
Einklopfpulver—Lycopodium.
Einstreupulver—Lycopodium.
Eisenblausaures Kali—Kalium ferrocyanatum.
Eisenblumen—Ferrum sesquichloratum.
Eisenchinin, zitronensaures—Chininum ferro-citricum.
Eisenchlorür—Ferrum chloratum.
Eisen, durch Wasserstoff reduziertes—Ferrum reductum.

Eisen, dialysiertes—Liquor Ferri oxychlorati dialysati.
Eisenextrakt—Extractum Ferri pomati.
Eisenfeile, reine—Ferrum pulveratum.
Eisenflüssigkeit, eiweißhaltige—Liquor Ferri albuminati.
Eisenhammerschlag—Ferrum oxydulatum oxydatum.
Eisenhutknollen—Tubera Aconiti.
Eisen, hydrogenisiertes—Ferrum reductum.
Eisenjodürsirup—Sirupus Ferri jodati.
Eisenkarbonat, zuckerhaltiges—Ferrum carbonicum saccharatum.
Eisenlaktat—Ferrum lacticum.
Eisen, milchsaures—Ferrum lacticum.
Eisenmohr—Ferrum oxydulatum oxydatum.
Eisenoxychlorid, flüssiges—Liquor Ferri oxychlorati dialysati.
Eisenoxyd, dialysiertes—Liquor Ferri oxychlorati dialysati.
Eisenoxydflüssigkeit—Liquor Ferri oxychlorati dialysati.
Eisenoxydhydrat—Ferrum oxydatum fuscum.
Eisenoxydlösung—Liquor Ferri oxychlorati dialysati.
Eisenoxydlösung, eiweißhaltige—Liquor Ferri albuminati.
Eisenoxydsaccharat, lösliches—Ferrum oxydatum cum Saccharo.
Eisenoxydul, kohlensaures, zuckerhaltiges—Ferrum carbonicum cum Saccharo.
Eisenoxydul, milchsaures—Ferrum lacticum.
Eisenoxydul, schwefelsaures—Ferrum sulfuricum.
Eisenoxydul, schwefelsaures, trockenes—Ferrum sulfuricum siccatum.
Eisenoxyd, zuckerhaltiges—Ferrum oxydatum cum Saccharo.
Eisenperchloridlösung—Liquor Ferri sesquichlorati.
Eisenpillen—Pilulae Ferri carbonici Blaudii.
Eisensaccharat—Ferrum oxydatum cum Saccharo.
Eisensaccharat, konzentriertes—Ferrum oxydatum cum Saccharo.
Eisensafran—Ferrum oxydatum.
Eisensalmiak—Ammonium chloratum ferratum.
Eisensesquichloridlösung—Liquor Ferri sesquichlorati.
Eisensublimat—Ferrum sesquichloratum.
Eisensulfat—Ferrum sulfuricum.
Eisensulfat, entwässertes—Ferrum sulfuricum siccatum.
Eisentropfen—Tinctura Ferri pomati.
Eisenvitriol—Ferrum sulfuricum.
Eisenvitriol, entwässerter—Ferrum sulfuricum siccatum.
Eisenvitriol, trockener—Ferrum sulfuricum siccatum.
Eisenzyanürzyanid—Ferrum cyanatum.
Eisessig—Acidum aceticum.
Eisöl—Acidum sulfuricum crudum.
Eissalbe—Unguentum Plumbi.
Elaic acid—Acidum oleinicum.
Elainsäure—Acidum oleinicum.
Elaldehydum—Paraldehydum.
Elaeocéréolés—Cerata.

Elaeosaccharum. Aetheroleosaccharum, Oleosaccharum.

Elaylchlorid—Aethylenum chloratum.
Elaylum chloratum—Aethylenum chloratum.
Elderbeeren—Fructus Sambuci.

Electuaria. Confectiones. Konserven. Confections, Electuaries (e); Conservés, Électuaires, Saccharolés mous (fr).

Électuaire de Séné composé—Electuarium Sennae.
Électuaire lenitive—Electuarium Sennae.
Électuaires—Electuaria.
Electuaries—Electuaria.
Electuarium aperiens—Electuarium Sennae.
Electuarium catholicum commune—Electuarium Sennae.
Electuarium eccoproticum—Electuarium Sennae.
Electuarium hydragogum—Electuarium Sennae.
Electuarium laxativum—Electuarium Sennae.
Electuarium lenitivum—Electuarium Sennae.
Electuarium purgans—Electuarium Sennae.
Electuarium resumptivum—Electuarium Sennae.

Electuarium Sennae. Confectio Sennae, Electuarium aperiens, Electuarium catholicum commune, Electuarium eccoproticum, Electuarium hydragogum, Electuarium laxativum, Electuarium lenitivum, Electuarium purgans, Electuarium resumptivum, Electuarium Sennae compositum. Abführlatwerge, Abführmus, Eröffnende Latwerge, Laxiermus, Sennesblätterlatwerge, Sennesblättermus. Confection of Senna (e); Électuaire de Séné composé, Électuaire lenitive (fr); Elettuario lenitivo, Elettuario di sena composto (it); Confección de Sen (sp); Pruimenconserf (h).

Electuarium Sennae compositum—Electuarium Sennae.
Elefantenläuse—Anacardia.
Element, flüchtiges—Linimentum ammoniatum.

Elemi. Balsamum cancamum, Cancamum, Gummi Elemi, Gummi Helenii, Gummi Icica, Gummi Lemium, Oleoresina Elemi, Resina Elemi. Icicaharz, Wildes Oelbaumharz.

Elensklauen, gebrannte—Calcium carbonicum crudum.

Elettaria cardamomum (Roxb.) Maton. Alpinia cardamomum Roxb.

Elettuario di Sena composto—Electuarium Sennae.
Elettuario lenitivo—Electuarium Sennae.
Elfenbein, gebranntes—Calcium carbonicum crudum und Carbo animalis.
Elfenbein, weißgebranntes—Calcium phosphoricum.
Elhornbeeren—Fructus Sambuci.
Elisir acido di Haller—Mixtura sulfurica acida.
Elixir acidum Halleri—Mixtura sulfurica acida.
Elixir adjuvant—Elixir e succo Liquiritiae.
Elixir ad longam vitam—Tinctura Aloes composita.
Elixir amarum—Tinctura amara.
Elixir amarum Hjaerneri—Tinctura Aloes composita.
Elixir ammoniacale opiatum—Elixir e succo Liquiritiae.
Elixir aromaticum—Tinctura aromatica.
Elixir aromaticum acidum—Tinctura amara acida.

Elixir Aurantii compositum. Elixir Aurantiorum compositum. Elixir balsamicum Hoffmannii, Elixir balsamicum temperans, Elixir simplex, Elixir stomachicum Hoffmannii, Elixir stomachicum Viennense, Elixir viscerale Hoffmannii, Elixir viscerale Kleinii, Tinctura Aurantiorum composita, Vinum amarum, Vinum Aurantiorum compositum. Hoffmanns braune Tropfen, Hoffmanns Lebenselixier, Hoff-

74   Elixir Aurantiorum compositum—Emplasto de plomo simple.

manns Magenelixier, Hoffmanns Magentropfen, Viszeralelixier, Zusammengesetztes Pomeranzenelixier.

Elixir Aurantiorum compositum—Elixir Aurantii compositum.
Elixir balsamicum Hoffmannii—Elixir Aurantii compositum.
Elixir balsamicum temperans—Elixir Aurantii compositum.
Elixir de longue vie—Tinctura aloes composita.
Elixir e Succo—Elixir e Succo Liquiritiae.
Elixir e succo Glycyrrhyzae—Elixir e succo Liquiritiae.

Elixir e Succo Liquiritiae. Elixir ammoniacale opiatum, Elixir e Succo, Elixir e Succo Glycyrrhizae, Elixir Glycyrrhizae, Elixir pectorale, Elixir Regis Daniae, Elixir Ringelmanni. Brustkaramellentropfen, Dänische Hustentropfen, Dänische Königstropfen, Dänisches Brustelixier, Hustenelixier, Königselixier, Königstropfen. Adjuvant Elixir (e); Elixir adjuvant (fr).

Elixir febrifuge de Huxham—Tinctura Chinae composita.
Elixir Glycyrrhizae—Elixir e succo Liquiritiae.
Elixir Jernitzii—Tinctura Aloes composita.
Elixir paregoricum—Tinctura Opii benzoica.
Elixir paregoricum Edinburgense—Tinctura Opii benzoica.
Elixir pectorale—Elixir e Succo Liquiritiae.
Elixir proprietatis—Tinctura Aloes composita.
Elixir Regis Daniae—Elixir e succo Liquiritiae.
Elixir Ringelmanni—Elixir e Succo Liquiritiae.
Elixir roborans Whyttii—Tinctura Chinae composita.
Elixir sacrum—Tinctura Aloes composita.
Elixir salutis—Tinctura Rhei vinosa.
Elixir, schwedisches—Tinctura Aloes composita.
Elixir simplex—Elixir Aurantii compositum.
Elixir Spina—Tinctura Aloes composita.
Elixir stomachicum—Elixir Aurantii compositum.
Elixir stomachicum Hoffmannii—Elixir Aurantii compositum.
Elixir stomachicum viennense—Elixir Aurantii compositum.
Elixir stomachicum Whyttii—Tinctura Chinae composita.
Elixir suecicum—Tinctura Aloes composita.
Elixir traumaticum—Tinctura Benzoes composita.
Elixir viscerale Hoffmannii—Elixir Aurantii compositum.
Elixir viscerale Kleinii—Elixir Aurantii compositum.
Elixir Vitrioli anglicum—Tinctura aromatica acida.
Elixir Vitrioli Mynsichti—Tinctura aromatica acida.
Elixir Vitrioli simplex—Mixtura sulfurica acida.
Elocampane root—Radix Helenii.
Embrocations—Linimenta.
Empiastri—Emplastra.
Empiastro diachilon—Emplastrum Lithargyri.
Empiastro diachilon con mercurio—Emplastrum Hydrargyri.
Empiastro diachilon gummo-resinoso—Emplastrum Lithargyri compositum.
Empiastro di cantaridi mite—Emplastrum Cantharidum perpetuum.
Empiastro vescicatorio—Emplastrum Cantharidum ordinarium.
Emplasto de Jabon—Emplastrum saponatum.
Emplasto de plomo compuesto—Emplastrum Lithargyri compositum.
Emplasto de plomo gomado—Emplastrum Lithargyri compositum.
Emplasto de plomo simple—Emplastrum Lithargyri.

Emplasto mercurial—Emplastrum Hydrargyri.
Emplastos—Emplastra.
Emplastra. Plasters (e); Emplâtres (fr); Cerotti, Empiastri (it); Emplastos (sp).
Emplastrum adhaerens—Emplastrum adhaesivum.
Emplastrum adhaesivum. Emplastrum adhaerens, Emplastrum Lithargyri resinosum, Emplastrum simplex cum resina.
Emplastrum adhaesivum (US)—Collemplastrum adhaesivum.
Emplastrum adhaesivum anglicum. Emplastrum adhaesivum Wodstockii, Emplastrum anglicanum, Emplastrum Ichtyocollae, Taffetas adhaesivum (Ichtyocollae). Klebtaffet. Sparadrap d'Ichthyocolle, Taffetas d'Angleterre (fr).
Emplastrum adhaesivum Wodstockii—Emplastrum adhaesivum anglicum.
Emplastrum ad rupturas nigrum—Emplastrum fuscum camphoratum.
Emplastrum album—Emplastrum Lithargyri.
Emplastrum album coctum—Emplastrum Cerussae.
Emplastrum ammonico-galbanicum—Emplastrum Lithargyri compositum.
Emplastrum anglicanum—Emplastrum adhaesivum anglicum.
Emplastrum apostolicum—Emplastrum fuscum camphoratum.
Emplastrum Barbettae(i)—Emplastrum saponatum.
Emplastrum Cantharidini—Emplastrum Cantharidum ordinarium.
Emplastrum Cantharidum euphorbiatum—Emplastrum Cantharidum perpetuum.
Emplastrum Cantharidum mite (mitigatum)—Emplastrum Cantharidum perpetuum.
Emplastrum Cantharidum ordinarium. Emplastrum Cantharidini, Emplastrum epispasticum, Emplastrum irritans, Emplastrum Meloes vesicatorii, Emplastrum rubefaciens, Emplastrum vesicans, Emplastrum vesicatorium, Emplastrum vesicatorium ordinarium. Blasenpflaster, Blasenzug, Immerwährende spanische Fliege, Spanische Fliege, Spanischfliegenpflaster, Vesikatorpflaster. Blistering Cerate, Blistering Plaster, Ceratum Cantharidis (e); Emplâtre vésicatoire (fr); Cerotto vescicatorio, Empiastro vescicatorio (it); Cerato de Cantaridas (sp).
Emplastrum Cantharidum perpetuum. Emplastrum Cantharidum euphorbiatum, Emplastrum Cantharidum mite (mitigatum), Emplastrum Euphorbii, Emplastrum Janini, Emplastrum vesicatorium Janini, Emplastrum vesicatorium perpetuum. Flußpflaster, Immerwährende spanische Fliege, Tirolerpflaster, Zahnpflaster, Zugpflaster. Emplâtre de Cantharide mitigé, Mouches de Milan (fr); Empiastro di cantaridi mite, Epispastico dolce, Mosche di Milano (it).
Emplastrum Cerussae. Emplastrum album coctum, Emplastrum de Ranis, Emplastrum Plumbi carbonici. Aalraupenpflaster, Froschlaichpflaster.
Emplastrum commune—Emplastrum Lithargyri.
Emplastrum cum Sapone—Emplastrum saponatum.
Emplastrum de Ranis—Emplastrum Cerussae.
Emplastrum de Ranis cum Mercurio—Emplastrum Hydrargyri.
Emplastrum diachylon compositum—Emplastrum Lithargyri compositum.
Emplastrum diachylon cum gummatibus—Emplastrum Lithargyri compositum.

Emplastrum diachylon gummatum—Emplastrum Lithargyri compositum.
Emplastrum diachylon gummi-resinosum—Emplastrum Lithargyri compositum.
Emplastrum diachylon gummosum—Emplastrum Lithargyri compositum.
Emplastrum diachylon simplex—Emplastrum Lithargyri.
Emplastrum Diapalmae—Emplastrum Lithargyri.
Emplastrum divinum—Emplastrum fuscum camphoratum.
Emplastrum domesticum—Emplastrum fuscum camphoratum.
Emplastrum elasticum (US)—Collemplastrum adhaesivum.
Emplastrum emolliens—Emplastrum Meliloti.
Emplastrum epispasticum—Emplastrum Cantharidum ordinarium.
Emplastrum Euphorbii—Emplastrum Cantharidum perpetuum.
Emplastrum fuscum—Emplastrum fuscum camphoratum.

Emplastrum fuscum camphoratum. Emplastrum ad rupturas nigrum, Emplastrum apostolicum, Emplastrum divinum, Emplastrum domesticum, Emplastrum fuscum, Emplastrum Lithargyri fuscum, Emplastrum Matris fuscum, Emplastrum Minii adustum, Emplastrum Minii camphoratum, Emplastrum nigrum (n. hamburgense), Emplastrum noricum, Emplastrum Plumbi adustum, Emplastrum universale. Gichtpflaster, Hamburger Pflaster, Karmeliterpflaster, Milchverzehrpflaster, Nürnberger Pflaster, Schokoladenpflaster, Schwarzes Heilpflaster, Schwarzes Pflaster, Tafelsalbe, braune (schwarze), Universalpflaster. Camphorated Brown Plaster, Camphorated Mother Plaster (e); Emplâtre brun, Onguent de la mère Thècle (fr).'

Emplastrum Galbani compositum—Emplastrum Lithargyri compositum.
Emplastrum Gummi elastici—Collemplastrum adhaesivum.
Emplastrum gummosum—Emplastrum Lithargyri compositum.

Emplastrum Hydrargyri. Emplastrum de Ranis cum Mercurio, Emplastrum Lythargyri cum Hydrargyro, Emplastrum mercuriale. Merkurialpflaster, Neapolitanisches Pflaster. Mercurial Plaster (e); Emplâtre de Vigo cum mercurio, Emplâtre mercuriel (fr); Empiastro diachilon con mercurio (it); Emplasto mercurial (sp); Kwikpleister (h).

Emplastrum Hyoscyami. Bilsenpflaster.

Emplastrum Ichtyocollae—Emplastrum adhaesivum anglicum.
Emplastrum irritans—Emplastrum Cantharidum ordinarium.
Emplastrum Janini—Emplastrum Cantharidum perpetuum.

Emplastrum Lithargyri. Emplastrum album, Emplastrum commune, Emplastrum diachylon, Emplastrum diachylon simplex, Emplastrum Diapalmae, Emplastrum Lithargyri simplex, Emplastrum Oxydi Plumbici, Emplastrum Oxyduli Plumbi, Emplastrum Plumbi, Emplastrum plumbicum, Emplastrum Plumbi Oleatis, Emplastrum Plumbi simplex, Emplastrum simplex. Bleiglättpflaster, Bleipflaster, einfaches, Blindendingspflaster, Christpflaster, Diachylonpflaster, Diakonuspflaster, Harte Palmsalbe, Gummipflaster, Heilpflaster, Palmpflaster, Silberglättpflaster, Weißes Diachylonpflaster, Weißes Mutterpflaster, Weißes Zugpflaster. Lead Oleate Plaster, Lead Plaster (e); Emplâtre de Plomb, Emplâtre simple (fr); Empiastro diachylon, Sapone di piombo (it); Emplasto de plomo simple (sp); Diapalm Pleister, Loodpleister (h).

Emplastrum Lithargyri compositum. Emplastrum ammonico-galbanicum, Emplastrum diachylon compositum, Emplastrum diachylon cum gummatibus, Emplastrum diachylon gummi-resinosum, Emplastrum gummosum, Emplastrum diachylon gummosum, Emplastrum diachylon magnum, Emplastrum diachylum gummatum, Emplastrum Galbani compositum, Emplastrum gummosum, Emplastrum Oxyduli Plumbi gummatum, Emplastrum Plumbi compositum. Diachylonpflaster, Doppeldiachylonpflaster, Doppeldiakonuspflaster, Gelbes Diachylonpflaster, Gummipflaster, Heil- und Zugpflaster, Komödiantenpflaster, Mirakelpflaster, Mutterharzpflaster, Mutterpflaster, Stangensalbe, Teckpflaster, Zehrpflaster, Zugpflaster, Zugpflaster, braunes, Zugpflaster gelbes, Zusammengesetztes Bleipflaster, Zusammengesetztes Bleiextraktpflaster, Zusammengesetztes Diachylonpflaster, Zusammengesetztes Zugpflaster. Emplâtre diachylon gommé (fr); Empiastro diachilon gummoresinoso (it); Emplasto de plomo compuesto, Emplasto de plomo gomado (sp); Diachylonpleister (h).

Emplastrum Lithargyri cum Hydrargyro—Emplastrum Hydrargyri.
Emplastrum Lithargyri fuscum—Emplastrum fuscum camphoratum.
Emplastrum Lithargyri resinosum—Emplastrum adhaesivum.
Emplastrum Lithargyri simplex —Emplastrum Lithargyri.
Emplastrum Matris fuscum—Emplastrum fuscum camphoratum.

Emplastrum Meliloti. Emplastrum emolliens, Emplastrum molle viride. Drüsenpflaster, Grünes Schutzpflaster, Minutenpflaster.

Emplastrum Meloes vesicatorii—Emplastrum cantharidum ordinarium.
Emplastrum mercuriale—Emplastrum Hydrargyri.
Emplastrum Minii adustum—Emplastrum fuscum camphoratum.
Emplastrum Minii camphoratum—Emplastrum fuscum camphoratum.
Emplastrum miraculosum—Emplastrum saponatum.
Emplastrum molle viride—Emplastrum Meliloti.
Emplastrum nigrum (n. hamburgense)—Emplastrum fuscum camphoratum.
Emplastrum noricum—Emplastrum fuscum camphoratum.
Emplastrum Oyxdi plumbici—Emplastrum Lithargyri.
Emplastrum Oxyduli Plumbi—Emplastrum Lithargyri.
Emplastrum Plumbi—Emplastrum Lithargyri.
Emplastrum Plumbi adustum—Emplastrum fuscum camphoratum.
Emplastrum Plumbi carbonici—Emplastrum Cerussae.
Emplastrum Plumbi compositum—Emplastrum Lithargyri compositum.
Emplastrum Plumbi Oleatis—Emplastrum Lithargyri.
Emplastrum Plumbi saponatum—Emplastrum saponatum.
Emplastrum Plumbi simplex—Emplastrum Lithargyri.
Emplastrum ruberfaciens—Emplastrum Cantharidum ordinarium.
Emplastrum saponaceum—Emplastrum saponatum.
Emplastrum saponaceum camphoratum—Emplastrum saponatum.

Emplastrum saponatum. Emplastrum Barbettae(i), Emplastrum cum Sapone, Emplastrum miraculosum, Emplastrum Plumbi saponatum, Emplastrum saponaceum, Emplastrum saponaceum camphoratum, Emplastrum saponatum camphoratum, Emplastrum Saponis. Bruchpflaster, Drüsenpflaster, Kampferpflaster. Soap Plaster (e); Emplasto de Jabon (sp); Zeeppleister (h).

Emplastrum saponatum camphoratum—Emplastrum saponatum.
Emplastrum Saponis—Emplastrum saponatum.
Emplastrum simplex—Emplastrum Lithargyri.
Emplastrum simplex cum resina—Emplastrum adhaesivum.
Emplastrum Sinapis—Charta sinapisata.
Emplastrum universale—Emplastrum fuscum camphoratum.
Emplastrum vesicans—Emplastrum Cantharidum ordinarium.
Emplastrum vesicatorium—Emplastrum Cantharidum ordinarium.
Emplastrum vesicatorium Janini—Emplastrum Cantharidum perpetuum.
Emplastrum vesicatorium ordinarium—Emplastrum Cantharidum ordinarium.
Emplastrum vesicatorium perpetuum—Emplastrum Cantharidum perpetuum.
Emplâtre brun—Emplastrum fuscum camphoratum.
Emplâtre caoutchouté simple—Collemplastrum adhaesivum.
Emplâtre de Cantharide mitigé—Emplastrum Cantharidum perpetuum.
Emplâtre de Plomb—Emplastrum Lithargyri.
Emplâtre de Vigo cum mercurio—Emplastrum Hydrargyri.
Emplâtre diachylon gommé—Emplastrum Lithargyri compositum.
Emplâtre mercuriel—Emplastrum Hydrargyri.
Emplâtres—Emplastra.
Emplâtre simple—Emplastrum Lithargyri.
Emplâtre vésicatoire—Emplastrum Cantharidum ordinarium.
Empois—Amylum.
Empyroligneous Oil of Birch—Pix betulina.
Emrose—Flores Rhoeados.
Emulsa—Emulsiones.

Emulsio Amygdalarum. Emulsum Amygdalae. Mandelmilch. Emulsion of Almond (e); Emulsion simple, Lait d'Amande (fr); Emulsione di Mandorle dolci (semplice), Latte di mandorle (it); Emulsion de Almendra (sp).

Emulsion de Aceite de Higado de Bacalao—Emulio Olei Jecoris Aselli.
Emulsion de Almendra—Emulsio Amygdalarum.
Emulsion de Huile de Foie de Morue—Emulsio Olei Jecoris Aselli.
Emulsion di mandorle dolci (semplice)—Emulsio Amygdalarum.

Emulsiones. Emulsa (e); Emulsions (e, fr).

Emulsion of Almond—Emulsio Amygdalarum.
Emulsion of Cod Liver Oil—Emulsio Olei Jecoris Aselli.
Emulsions—Emulsiones.
Emulsion simple—Emulsio Amygdalarum.

Emulsio Olei Jecoris Aselli. Emulsum Olei Morrhuae, Emulsion of Cod Liver Oil (e); Emulsion de Huile de Foie de Morue (fr); Emulsion de Aceite de Higado de Bacalao (sp).

Emulsum Amygdalae—Emulsio Amygdalarum.
Emulsum Olei Morrhuae—Emulsio Olei Jecoris Aselli.
Endivie, wilde—Radix Cichorei.
Enebeer-Beere—Fructus Juniperi.
Engelsch zout—Magnesium sulfuricum.
Engelsüß—Radix Polypodii.
Engelwurzel—Radix Angelicae.
Engelwurzelspiritus, zusammengesetzter—Spiritus Angelicae compositum.
Englische Schwefelsäure—Acidum sulfuricum crudum.
Englisches Salz—Magnesium sulfuricum.

Englisch Gewürz—Fructus Pimentae.
Englischpulver—Stibium chloratum praecipitatum.
Englisch Rot—Ferrum oxydatum.
English Chamomile—Flores Chamomillae romanae.
Ens Martis—Ammonium chloratum ferratum.
Enzian—Radix Gentianae.
Enzian, gelber (roter)—Radix Gentianae.
Epinephrin—Suprareninum.
Epinephrina—Suprareninum.
Epirenan—Suprareninum.
Epispastico dolce—Emplastrum Cantharidum perpetuum.
Epsomsalz—Magnesium sulfuricum.
Erba cedrata—Folia Melissae.
Erba limoncina—Folia Melissae.
Erde, japanische —Catechu.
Erdgalle—Herba Centaurii.
Erdschierling—Herba Conii.
Erdschwefel—Lycopodium.
Erdwachs, gereinigtes—Paraffinum solidum.
Ergota—Secale cornutum.
Ergot de Seigle—Secale cornutum.
Ergoti Extractum fluidum P. J.—Extractum Secalis cornuti fluidum.
Ergoti Extractum P. J.—Extractum Secalis cornuti.
Ergotin—Extractum Secalis cornuti.
Ergotina—Extractum Secalis cornuti.
Ergotina del Bongean—Extractum Secalis cornuti.
Ergotinum—Extractum Secalis cornuti.
Ergotum secale P. J.—Secale cornutum.
Erlanger Blau—Ferrum cyanatum.
Erythroxylin—Cocainum.
Esca—Fungus igniarius.
Eselshufblätter—Folia Farfarae.
Eselslattichblätter—Folia Farfarae.
Esencia de Azahar—Oleum Aurantii florum.
Esencia de Clavo—Oleum Caryophylli.
Esencia de Espliego—Oleum Lavandulae.
Esencia de flor de Naranja—Oleum Aurantii florum.
Esencia de Hinojo—Oleum Foeniculi.
Esencia de Limon—Oleum Citri.
Esencia de Naranja—Oleum Aurantii corticis.
Esencia de Romero—Oleum Rosmarini.
Esencia de Tomillo—Oleum Thymi.
Esencias—Olea aetherea.
Eséré nuts—Semen Physostigmatis.
Eserin—Physostigminum.
Esparadrapo adhesivo de caucho—Collemplastrum adhaesivum.
Esperma de ballena—Cetaceum.
Esprit de Bois—Alcohol methylicus.
Esprit de Menthe—Spiritus Menthae piperitae.
Esprit de Vin—Spiritus.
Esprit de Vinaigre—Acidum aceticum.
Esprit pyroligneux —Alcohol methylicus.
Espritu rectificado de vino—Spiritus.
Essence—Oleum aethereum.

Essence de Badiane—Oleum Anisi stellati.
Essence de Bigarade—Oleum Aurantii Corticis.
Essence de Cannelle—Oleum Cinnamomi Cassiae.
Essence de Carvi—Oleum Carvi.
Essence de Citron—Oleum Citri.
Essence de Fénouil—Oleum Foeniculi.
Essence de Géranium des Indes—Oleum Palmarosae.
Essence de Girofle—Oleum Caryophylli.
Essence de Moutarde—Oleum Sinapis.
Essence de Muscade—Oleum Myristicae aethereum.
Essence de Néroli—Oleum Aurantii florum.
Essence de Portugal—Oleum Aurantii dulcis.
Essence de Romarin—Oleum Rosmarini.
Essence de Thym—Oleum Thymi.
Essence de Verveine des Indes—Lemongrasöl.
Essence d'Orange (d'O. Portugal)—Oleum Aurantii dulcis.
Essences—Olea aetherea.
Essentia—Tinctura.
Essentia amara—Tinctura amara.
Essentia anodyna crocata—Tinctura Opii crocata.
Essentia aetherea (a. balsamica)—Mixtura oleoso-balsamica.
Essentia de Cedro—Oleum Citri.
Essentia dulcis—Tinctura aromatica.
Essentia Lignorum—Acetum pyrolignosum.
Essential Oils—Olea aetherea.
Essentia Martis—Liquor Ferri sesquichlorati.
Essentia Menthae piperitae—Spiritus Menthae piperitae.
Essentia Mirbani—Nitrobenzolum.
Essentia ophthalmica Romershausen—Tinctura Foeniculi composita.
Essentia Pepsini—Vinum Pepsini.
Essentia theriacalis—Spiritus Angelicae compositus.
Essenza della Cortezzia—Oleum Aurantii dulcis.
Essenza di Anice—Oleum Anisi.
Essenza di Arancio—Oleum Aurantii dulcis.
Essenza di Cedro—Oleum Citri.
Essenza di Finocchio—Oleum Foeniculi.
Essenza di Fiori d'Arancia amaro—Oleum Aurantii florum.
Essenza di Garofani—Oleum Caryophylli.
Essenza di Lavanda—Oleum Lavandula.
Essenza di Trementina—Oleum Terebinthinae.
Essenze—Olea aetherea.
Essenzen—Olea aetherea.
Essigalkohol—Acetonum.
Essig, destillierter—Acidum aceticum dilutum.
Essigester—Aether aceticus.
Essiggeist—Acetonum.
Essig, konzentrierter—Acidum aceticum dilutum.
Essignaphtha—Aether aceticus.
Essig, radikaler—Acidum aceticum.
Essig, roher—Acetum.
Essigrosenblätter—Flores Rosae.
Essigsäure-Äther—Aether aceticus.
Essigsäure-Äthyläther—Aether aceticus.
Essigsäure, dreifach gechlorte—Acidum trichloraceticum.

Essigsäurehydrat—Acidum aceticum.
Essigsäure, konzentrierte—Acidum aceticum.
Estoraque liquido—Styrax.
Estratti—Extracta.
Estratto del Baumé—Extractum Opii.
Estratto di felce maschio etereo—Extractum Filicis.
Estratto di Giusquiamo—Extractum Hyoscyami.
Estratto di Noce vomica—Extractum Strychni.
Estratto di Oppio—Extractum Opii.
Estratto di Saturno—Liquor Plumbi subacetici.
Estratto di Segala cornuta—Extractum Secalis cornuti.
Estratto di Tarassoco—Extractum Taraxaci.
Estratto emostatico—Extractum Secalis cornuti.
Estratto thebaico—Extractum Opii.
Estricnina—Strychninum.
Etain—Stannum.
Etain de glace—Bismutum.
Eter—Aether.
Etere—Aether.
Etere acetico—Aether aceticus.
Etere amylnitroso—Amylium nitrosum.
Etere bromidrico—Aether bromatus.
Etere chloridrico—Aether chloratus.
Etere con alcool—Spiritus aethereus.
Etero isoamil-nitroso—Amylium nitrosum.
Eter sulfurico—Aether.
Éthane monochloré—Aether chloratus.
Éther—Aether.
Éther amylazoteux—Amylium nitrosum.
Éther amylnitreux—Amylium nitrosum.
Éther azoteux alcoolisé—Spiritus aetheris nitrosi.
Ethereal Oils—Olea aetherea.
Éther hydrique—Aether.
Éther hydrochlorique—Aether chloratus.
Éther officinal (sulfurique) alcoolisé—Spiritus aethereus.
Éther pyroacétique—Acetonum.
Éther sulfurique—Aether.
Éther vinique—Aether.
Ethocaine—Novocain.
Ethyl Bromide—Aether bromatus.
Ethyl Carbamate—Urethanum.
Ethyl Chloridum—Aether chloratus.

Eucalyptolum. Cajeputol (Cajuputol), Eukalyptuskampfer, Zineol.

Eugenia aromatica Baill.—Jambosa caryophyllus (Sprengel) Niedenzu.
Eugenia caryophyllata Thunberg—Jambosa caryophyllus (Sprengel) Niedenzu.

Eugenolum. Oleum Caryophyllorum (ältere Arzneibücher). Allylguajakol, Eugensäure, Nelkensäure.

Eugensäure—Eugenolum.
Eukalyptuskampfer—Eucalyptolum.

Eukodal. Dihydrooxycodeinonum hydrochloricum.

Euphorbium. Gummi Euphorbium(i), Gummi Resina Euphorbium, Resina cerea Euphorbii, Resina Euphorbii, Resina Euphorbium.

Euphorbiumharz, Wolfsmilchgummi. Pill-bearing Spurge, Queensland Asthma Weed (e).
Euphorbiumharz—Euphorbium.
European Pennyroyal—Herba Pulegii.
Exogonium purga (Wenderoth) Bentham. Convolvolus purga Wenderoth.
Expressed oil of Nutmeg—Oleum Nucistae.
Extracta. Extracts (e); Extraits (fr); Estratti (it); Extractos (sp).
Extracto acuoso de Cornezuelo de Centeno—Extractum Secalis cornuti.
Extracto acuoso de Regaliz—Succus Liquiritiae.
Extracto de Beleno—Extractum Hyoscyami.
Extracto de Campeche—Extractum Ligni campechiani.
Extracto de Hojas de Belladonna—Extractum Belladonnae.
Extracto de Nuez vomica—Extractum Strychni.
Extracto de Quina—Extractum Chinae aquosum.
Extracto de Taraxacon—Extractum Taraxaci.
Extracto etereo de helecho macho—Extractum Filicis.
Extract of Dandelion—Extractum Taraxaci.
Extracto fluido de Cornezuelo de Centeno—Extractum Secalis cornuti fluidum.
Extract of Hematoxylon—Extractum Ligni campechiani.
Extract of Henbane—Extractum Hyoscyami.
Extract of Oxgall—Fel Tauri.
Extractos—Extracta.
Extracts—Extracta.
Extractum Acaciae—Catechu.
Extractum Acori—Extractum Calami.
Extractum Agarici aloeticum—Extractum Colocynthidis compositum.
Extractum Aloes. Aloe lota, Extractum Aloes aquosum.
Extractum Aloes aquosum—Extractum Aloes.
Extractum Aspidii—Extractum Filicis.
Extractum Belladonnae. Extractum Solani furiosi (S. lethalis). Extrait de Belladone (fr); Extracto de Hojas de Belladona (sp).
Extractum Calami. Extractum Acori. Extractum Calami aromatici
Extractum Calami aromatici—Extractum Calami.
Extractum campechianum—Extractum Ligni campechiani.
Extractum Cardui benedicti. Extractum Cardui sancti, Extractum Centaureae benedictae, Extractum Cnici benedicti.
Extractum Cardui sancti—Extractum Cardui benedicti.
Extractum catechu—Catechu.
Extractum catharthicum—Extractum Colocynthidis compositum.
Extractum catholicum—Extractum Colocynthidis compositum und Extractum Rhei compositum.
Extractum Centaureae benedictae—Extractum Cardui benedicti.
Extractum Chinae aquosum. Extractum Chinae frigide paratum, Extractum Cinchonae aquosum. Extrait de Quinquina (fr); Extracto de Quina (sp); Kinaextract (h).
Extractum Chinae frigide paratum—Extractum Chinae aquosum.
Extractum Cinchonae aquosum—Extractum Chinae aquosum.
Extractum Clavicipitis—Extractum Secalis cornuti.
Extractum Cnici benedicti—Extractum Cardui benedicti.

Extractum Colocynthidis compositum. Extractum Agarici aloeticum, Extractum catharthicum, Extractum catholicum, Extractum panchymagogum Crolli.

Extractum Ergotae—Extractum Secalis cornuti.
Extractum Ergotae fluidum (liquidum)—Extractum Secalis cornuti fluidum.
Extractum Ergoti P. J.—Extractum Secalis cornuti.
Extractum Fellis Bovis—Fel Tauri.
Extractum Ferri—Extractum Ferri pomati.

Extractum Ferri pomati. Extractum Ferri, Extractum Ferri pomatum, Extractum Malatis Ferri, Extractum Martiorum succo Pomorum, Extractum Martis pomatum, Extractum pomi ferratum, Ferri Malas crudus, Ferrum malicum, Ferrum malicum crudum. Eisenextrakt. Crude malate of Iron, Ferrated Extract of Apples (e).

Extractum Ferri pomatum—Extractum Ferri pomati.

Extractum Filicis. Extractum Aspidii, Extractum Filicis aethereum (liquidum) (maris) (maris resinosum) (oleo-resinosum), Extractum resinae Filicis, Oleoresina Aspidii, Oleum Filicis (Filicis maris). Farnwurzelextrakt, Johannishandöl, Johanniswurzelextrakt, Wurmfarnextrakt. Oil of Fern, Oleoresin of Aspidium, Oleoresin of Male Fern (e); Extrait de Fougère Mâle (fr); Estratto di felce maschio etereo (it); Extracto etereo de helecho macho (sp); Varenextract (h).

Extractum Filicis aethereum—Extractum Filicis.
Extractum Filicis liquidum—Extractum Filicis.
Extractum Filicis maris—Extractum Filicis.
Extractum Filicis maris resinosum (oleo-resinosum)—Extractum Filicis.
Extractum fluidum Ergoti P. J.—Extractum Secalis cornuti fluidum.

Extractum Frangulae fluidum. Extractum Rhamni Frangulae fluidum. Faulbaumrindenfluidextrakt, Extrait de Bourdaine fluide (fr).

Extractum Fungi Secalis—Extractum Secalis cornuti.
Extractum Glycyrrhizae crudum—Succus Liquiritiae.
Extractum Glycyrrhizae depuratum—Succus Liquiritiae depuratus.
Extractum Goulardi—Liquor Plumbi subacetici.
Extractum Haematoxyli—Extractum Ligni campechiani.
Extractum haemostaticum—Extractum Secalis cornuti.
Extractum haemostaticum Bongeani—Extractum Secalis cornuti.

Extractum Hyoscyami. Extract of Henbane (e); Extrait de Jusquiame (fr); Estratto di Giusquiamo (it); Extracto de Beleno (sp).

Extractum Jalapae spirituosum—Resina Jalapae.
Extractum Juniperi—Succus Juniperi inspissatus.
Extractum Lactucae—Lactucarium.
Extractum Laudani—Extractum Opii.
Extractum Leontodontis taraxaci—Extractum Taraxaci.

Extractum Ligni campechiani. Extractum campechianum, Extractum Haematoxyli, Extractum Ligni coerulei. Blauholzextrakt, Tintenholzextrakt. Extract of Hematoxylon (e); Extracto de Campeche (sp).

Extractum Ligni coerulei—Extractum Ligni campechiani.
Extractum Liquiritiae—Succus Liquiritiae.
Extractum Liquiritiae crudum—Succus Liquiritiae.

Extractum Liquiritiae depuratum—Succus Liquiritiae depuratus.
Extractum Malatis Ferri—Extractum Ferri pomati.
Extractum Martis pomatum—Extractum Ferri pomati.
Extractum Martiorum succo Pomorum—Extractum Ferri pomati.
Extractum Meconii—Extractum Opii.
Extractum Menyanthidis—Extractum Trifolii fibrini.
Extractum Mimosae—Catechu.
Extractum Nucis vomicae—Extractum Strychni.
Extractum Nucum vomicarum spirituosum—Extractum Strychni.

Extractum Opii. Extractum Meconii, Extractum Laudani, Extractum Opii aquosum, Extractum thebaicum, Laudanum opiatum, Opii extractum P. J., Opium colatum. Extrait thébaique (fr); Estratto del Baumé, Estratto di Oppio, Estratto tebaico (it).

Extractum Opii aquosum—Extractum Opii.
Extractum panchymagogum—Extractum Rhei compositum.
Extractum panchymagogum Crolli—Extractum Colocynthidis compositum.
Extractum Plumbi—Liquor Plumbi subacetici.
Extractum Pomi ferratum—Extractum Ferri pomati.
Extractum purgans—Extractum Rhei compositum.
Extractum resinae Filicis—Extractum Filicis.
Extractum Rhabarberi—Extractum Rhei.
Extractum Rhamni Frangulae fluidum—Extractum Frangulae fluidum.

Extractum Rhei. Extractum Rhabarberi.

Extractum Rhei compositum. Extractum catholicum, Extractum panchymagogum, Extractum purgans.

Extractum Saturni—Liquor Plumbi subacetici.

Extractum Secalis cornuti. Ergoti Extractum P. J., Ergotina, Ergotinum, Extractum Clavicipitis, Extractum Ergotae, Extractum Ergoti P. J., Extractum Fungi Secalis, Extractum haemostaticum (Bongeani), Secalis cornuti Extractum P. J. Ergotin. Extrait d'Ergot de Seigle (fr); Ergotina del Bonjean, Estratto di Segala cornuta, Estratto emostatico (it); Extracto acuoso de Cornezuelo de Centeno (sp); Moederkoornextrakt (h).

Extractum Secalis cornuti fluidum. Ergoti Extractum fluidum P. J., Extractum Ergotae fluidum (liquidum), Extractum fluidum Ergoti P. J., Fluidextractum Ergotae, Secalis cornuti Extractum fluidum P. J. Extrait d'Ergot de Seigle fluide (fr); Extracto fluido de Cornezuelo de Centeno (sp).

Extractum Solani furiosi (S. lethalis)—Extractum Belladonnae.

Extractum Strychni. Extractum Nucis vomicae, Extractum Nucum vomicarum spirituosum, Extractum Strychni spirituosum, Nucis vomicae Extractum P. J., Strychni Extractum P. J. Strychnosextrakt, Weingeistiges Brechnußsamenextrakt, Weingeistiges Strychnosextrakt. Extrait de Noix vomique (fr); Estratto di Noce vomica (it); Extracto de Nuez vomica (sp).

Extractum Strychni spirituosum—Extractum Strychni.

Extractum Taraxaci. Extractum Leontodontis taraxaci. Extract of

Dandelion (e); Extrait de Pissenlit (fr); Estratto di Tarassaco (it); Extracto de Taraxacon (sp).
Extractum thebaicum—Extractum Opii.
Extractum Trifolii aquaticae—Extractum Trifolii fibrini.
Extractum Trifolii fibrini. Extractum Menyanthidis, Extractum Trifolii aquaticae. Biberkleeextrakt, Dreiblattextrakt, Wasserkleeextrakt, Wasserkrautextrakt.
Extractum Uncariae—Catechu pallidum.
Extrait de Belladone—Extractum Belladonnae.
Extrait de Bourdaine fluide—Extractum Frangulae fluidum.
Extrait de Fiel de Boeuf—Fel Tauri.
Extrait de Fougère Mâle—Extractum Filicis.
Extrait de Jusquiame—Extractum Hyoscyami.
Extrait de Noix vomique—Extractum Strychni.
Extrait de Pissenlit—Extractum Taraxaci.
Extrait de Quinquina—Extractum Chinae aquosum.
Extrait de Réglisse—Succus Liquiritiae.
Extrait de Saturne—Liquor Plumbi subacetici.
Extrait d'Ergot de Seigle—Extractum Secalis cornuti.
Extrait d'Ergot de Seigle fluide—Extractum Secalis cornuti fluidum.
Extraits—Extracta.
Extrait thébaique—Extractum Opii.
Eye balm root—Rhizoma Hydrastis.
Eye root—Rhizoma Hydrastis.

Fabae calabaricae—Semen Physostigmatis.
Fabae de Malacca—Anacardia.
Fabae febrifugae—Semen Ignatii.
Fabae indicae—Semen Ignatii.
Fabae mexicanae—Semen Cacao.
Fabae Physostigmatis—Semen Physostigmatis.
Faecula—Amylum Titrici.
Fagiolo d'India (romano) (turchesco)—Ricinus.
Fallkrautblumen—Flores Arnicae.
Fallkrautwurzel—Radix Arnicae.
Farbenwurzel—Rhizoma Filicis.
Färberröte—Radix Rubiae.
Färbersaflor—Flores Carthami.
Färberwurzel—Radix Rubiae.
Färberwurzel, rote—Radix Alcannae.
Farina Amygdalarum—Furfur Amygdalarum.
Farina Lini—Placenta Seminis Lini.
Farina Lycopodii—Lycopodium.
Farnkrautwolle—Penghawar Djambi.
Farnkrautwurzel—Rhizoma Filicis.
Farnwurzelextrakt—Extractum Filicis.
Faulbaumrinde, amerikanische—Cortex Rhamni purshiani.
Faulbaumrindenfluidextrakt—Extractum Frangulae fluidum.
Faule (feine) Grete—Semen Foenungraeci.

Faex medicinalis. Cerevisia, Fermentum compressum. Compressed Yeast, Leaven, Yeast (e); Levure (fr); Lievito (it).
Fecula—Amylum.
Fécule—Amylum.
Fegato di solfo—Kalium sulfuratum.
Fegwurzel—Rhizoma Graminis.
Feigen—Caricae.
Feigwarzenkraut—Herba Ficariae.
Feine Grete (Margarethe)—Semen Foenugraeci.
Fel bovilla—Fel Tauri.
Fel bovinum—Fel Tauri.
Fel Bovis—Fel Tauri.
Felce Maschio—Rhizoma Filicis.
Feldkamillen—Flores Chamomillae.
Feldkümmel—Fructus Carvi.
Feldlattichblätter—Folia Farfarae.
Feldmohn—Flores Rhoeados.
Feldpolei—Herba Serpylli.
Feldquendel—Herba Serpylli.
Feldrosen—Flores Rhoeados.
Feldsafran—Flores Carthami.
Feldthymian—Herba Serpylli.
Felsengras—Lichen islandicus.
Felsenmoos—Carrageen.

Fel Tauri. Bilis bobula (bubula), Bilis bovina, Extractum Fellis Bovis, Fel bovilla, Fel bovinum, Fel Bovis. Extract of Oxgall, Ox Bile (e); Bile de Boeuf, Extrait de Fiel de Boeuf (fr); Hiel de toro (sp).
Fel terrae—Herba Centaurii.
Fenacetina—Phenacetinum.
Fenchelholz—Lignum Sassafras.
Fenchel, moskowitischer—Fructus Anisi stellati.
Fenchelsamen—Fructus Foeniculi.
Fennel oil—Oleum Foeniculi.
Fennel Fruit (seed)—Fructus Foeniculi.
Fenolo—Phenolum.
Fenugreek—Semen Foenugraeci.
Fenugrek—Semen Foenugraeci.
Fer—Ferrum.
Fer de Quevenne—Ferrum reductum.
Fernambuk (F. roter) (westindischer)—Lignum Fernambuci.
Ferrated Extract of Apples—Extractum Ferri pomati.
Fer reduit—Ferrum reductum.
Ferrialbuminatflüssigkeit—Liquor Ferri albuminati.
Ferri-ammonium citricum—Ferrum citricum ammoniatum.
Ferriammoniumzitrat—Ferrum citricum ammoniatum.
Ferri Carbonas saccharatus—Ferri carbonicum cum Saccharo.
Ferrichloridlösung—Liquor Ferri sesquichlorati.
Ferri Chloridum—Ferrum sesquichloratum.
Ferricum—Ferrum oxydatum.
Ferricum fuscum—Ferrum oxydatum fuscum.
Ferricum rubrum—Ferrum oxydatum.
Ferri et Ammonii Citras—Ferrum citricum ammoniatum.
Ferri et Potassii Tartras—Tartarus ferratus.

Ferri et Quininae Citras—Chininum ferro-citricum.
Ferri Ferrocyanidum—Ferrum cyanatum.
Ferri jodidi sirupus P. J.—Sirupus Ferri jodati.
Ferri Lactas—Ferrum lacticum.
Ferri Malas crudus—Extractum Ferri pomati.
Ferri Oxidum magneticum—Ferrum oxydulatum-oxydatum.
Ferrioxyd, dialysiertes—Liquor Ferri oxychlorati dialysati.
Ferrioxydsaccharat—Ferrum oxydatum cum Saccharo.
Ferrioxydsirup—Sirupus Ferri oxydati.
Ferri Oxydum saccharatum—Ferrum oxydatum cum Saccharo.
Ferrioxyd, zuckerhaltiges—Ferrum oxydatum cum Saccharo.
Ferrisaccharat—Ferrum oxydatum cum Saccharo.
Ferri Sulphas—Ferrum sulfuricum.
Ferritartrate de Potassium—Tartarus ferratus.
Ferro—Ferrum.
Ferro-Chininum citricum—Chininum ferro-citricum.
Ferrocyaneisen—Ferrum cyanatum.
Ferrocyanhydras Potassae—Kalium ferrocyanatum.
Ferrojodidlösung—Liquor Ferri jodati.
Ferrojodidsirup—Sirupus Ferri jodati.
Ferro-Kalium cyanatum flavum—Kalium ferrocyanatum.
Ferro-Kalium tartaricum—Tartarus ferratus.
Ferro-Kalium cyanatum rubrum—Kalium ferricyanatum.
Ferroprussiate of Potash—Kalium ferrocyanatum.
Ferro ridotto dall' Idrogeno—Ferrum reductum.
Ferrosulfat, reines—Ferrum sulfuricum.
Ferrosum sulfuricum—Ferrum sulfuricum.
Ferrous Sulphate—Ferrum sulfuricum.
Ferruginous Pills—Pilulae Ferri carbonici Blaudii.
Ferrugo—Ferrum oxydatum fuscum.

Ferrum. Iron (e); Fer (fr); Ferro (it); Hierro (sp); Ijzer (h).

Ferrum alcoholisatum—Ferrum pulveratum.
Ferrum ammoniatum—Ammonium chloratum ferratum.
Ferrum ammonio-citricum—Ferrum citricum ammoniatum.
Ferrum borussicum—Ferrum cyanatum.
Ferrum calcinatum nigrum—Ferrum oxydulatum-oxydatum.

Ferrum carbonicum cum Saccharo. Carbonas ferrosus saccharatus, Ferri Carbonas saccharatus, Ferrum carbonicum mellitum, Ferrum carbonicum saccharatum, Hydratocarbonas ferrosus saccharatus. Kohlensaures zuckerhaltiges Eisenoxydul, Zuckerhaltiges Eisenkarbonat. Saccharated ferrous (Iron) Carbonate (e); Saccharure de Carbonate ferreux (fr).

Ferrum carbonicum fuscum—Ferrum oxydatum fuscum.
Ferrum carbonicum mellitum—Ferrum carbonicum cum Saccharo.
Ferrum carbonicum saccharatum—Ferrum carbonicum cum Saccharo.

Ferrum chloratum. Chloretum ferrosum, Chloruretum ferrosum, Ferrum muriatosum, Ferrum oxydulatum chlorhydricum (hydrochloricum) (muriaticum) (salitum), Hydrochloras ferrosus, Murias Ferri viridis, Protochloruretum Ferri. Eisenchlorür. Protochlorure de Fer officinal (fr).

Ferrum citricum ammoniatum. Ammonium citricum ferratum (martiatum), Citras Ammoniae et Ferri, Citras ammonico-ferricus, Citras ferricus cum Citrate ammonico, Ferri-Ammonium citricum, Ferri et Ammonii Citras, Ferrum ammonio-citricum, Ferrum et Ammonium citricum. Ferriammonium-Zitrat. Iron and Ammonium Citrate (e); Citrate de Fer ammoniacal (fr); Citrato di Ferro ammoniacale (it); Citrato de Hierro y de Amonio (sp).

Ferrum cyanatum. Coeruleum Berolinense, Coeruleum Parisiense, Ferri Ferrocyanidum, Ferrum borussicum, Ferrum zooticum, Prussias Ferri. Berlinerblau, Diesbacher Blau, Eisenzyanürzyanid, Erlanger Blau, Ferrocyaneisen, Hamburgerblau, Mineralblau, Pariser Blau, Preußisch Blau, Williamsons Blau.

Ferrum dialysatum—Liquor Ferri oxychlorati dialysati.
Ferrum et Ammonium citricum—Ferrum citricum ammoniatum.
Ferrum galacticum—Ferrum lacticum.
Ferrum haematites—Ferrum oxydatum.
Ferrum hydricum—Ferrum oxydatum fuscum.
Ferrum Hydrogenio reductum—Ferrum reductum.
Ferrum hydroxydatum—Ferrum oxydatum fuscum.

Ferrum lacticum. Ferri Lactas, Ferrum galacticum, Ferrum lacticum oxydulatum, Galacticum ferratum, Lactas ferrosus, Oxydulum Ferri lacticum. Eisenlaktat, Milchsaures Eisen, Milchsaures Eisenoxydul. Lactate de Protoxide de Fer (fr).

Ferrum lacticum oxydulatum—Ferrum lacticum.
Ferrum limatum pulveratum (praeparatum)—Ferrum pulveratum.
Ferrum malicum crudum—Extractum Ferri pomati.
Ferrum muriaticum oxydatum—Ferrum sesquichloratum.
Ferrum muriatosum—Ferrum chloratum.
Ferrum malicum—Extractum Ferri pomati.
Ferrum ope hydrogenii paratum (reductum)—Ferrum reductum.
Ferrum oxydato-oxydulatum—Ferrum oxydulatum-oxydatum.

Ferrum oxdyatum. Calx Ferri, Caput mortuum, Caput mortuum vitriolatum, Chalcites, Colcothar, Colcothar Vitrioli, Crocus Martis adstringens, Crocus Martis vitriolatus, Ferricum (F. rubrum), Ferrum haematites, Ferrum oxydatum rubrum, Ferrum peroxydatum, Ferrum sesquioxydatum, Ferrum vitriolatum ustum, Lapis Haematitis, Minium Ferri, Oxydum Ferri argillaceum, Oxydum Ferri haematites, Oxydum Ferri rubrum, Terra anglica, Terra damnata, Terra mortua, Terra Vitrioli dulcis. Blutstein, Eisensafran, Englisch Rot, Pariser Rot, Polierrot, Roter Glaskopf, Totenkopf.

Ferrum oxydatum cum Saccharo. Ferri Oxydum saccharatum, Ferrum oxydatum mellitum, Ferrum oxydatum saccharatum solubile, Ferrum saccharo-natricum, Hydras ferricus saccharatus solubilis, Natrium ferrisaccharatum. Eisensaccharat, Ferrioxydsaccharat, Ferrisaccharat, Konzentriertes Eisensaccharat, Lösliches Eisenoxydsaccharat, Natriumferrisaccharat, Zuckerhaltiges Eisenoxyd, Zuckerhaltiges Ferrioxyd. Soluble Ferric Oxide (e); Sucrate de fer (ferrique) soluble, Sucre ferrugineux (fr).

Ferrum oxydatum dialysatum—Liquor Ferri oxychlorati dialysati.
Ferrum oxydatum fuscum. Crocus Martis aperiens (aperitivus), Ferricum fuscum, Ferrugo, Ferrum carbonicum fuscum, Ferrum hydricum, Ferrum hydroxydatum, Ferrum oxydatum hydratum, Hydras ferricus, Magisterium Vitrioli Martis, Rubigo Ferri. Eisenoxydhydrat.
Ferrum oxydatum hydratum—Ferrum oxydatum fuscum.
Ferrum oxydatum mellitum—Ferrum oxydatum cum Saccharo.
Ferrum oxydatum rubrum—Ferrum oxydatum.
Ferrum oxydatum saccharatum solubile—Ferrum oxydatum cum Saccharo.
Ferrum oxydulatum chlorhydricum (hydrochloricum) (muriaticum) (salitum)—
Ferrum chloratum.
Ferrum oxydulatum nigrum—Ferrum oxydulatum-oxydatum.
Ferrum oxydulatum-oxydatum. Aethiops martialis (m. Lemery), Crocus Martis Lemery, Ferri Oxidum magneticum, Ferrum calcinatum nigrum, Ferrum oxydato-oxydulatum, Ferrum oxydulatum nigrum, Oxodes Ferri, Oxydulum Ferri nigrum, Oxydum ferrosoferricum, Protoxydum Ferri. Eisenhammerschlag, Eisenmohr. Magnetic Iron Oxide (e); Oxyde de Fer magnétique (noir), Oxyde ferrosoferrique (fr).
Ferrum perchloratum—Ferrum sesquichloratum.
Ferrum peroxydatum—Ferrum oxydatum.
Ferrum sesquioxydatum—Ferrum oxydatum.
Ferrum potabile—Tartarus ferratus.
Ferrum pulveratum. Alcohol Ferri, Alcohol Limaturae Ferri, Alcohol Martis, Chalybs praeparatus, Ferrum alcoholisatum, Ferrum limatum pulveratum (praeparatum), Limatura Ferri (F. alcoholisata) (F. porphyrisata), Limatura Martis praeparatae, Pulvis Ferri alcoholisatus. Reine Eisenfeile. Limaille de fer (fr).
Ferrum reductum. Ferrum hydrogenio reductum, Ferrum ope hydrogenii paratum (reductum). Durch Wasserstoff reduziertes Eisen, Hydrogenisiertes Eisen. Quevenne's Iron, Reduced Iron (e); Fer de Quevenne, Fer reduit (fr); Ferro ridotto dall' Idrogeno (it).
Ferrum saccharo-natricum—Ferrum oxydatum cum Saccharo.
Ferrum salitum liquidum—Liquor Ferri sesquichlorati.
Ferrum sesquichloratum. Chloretum ferricum, Chloridum Ferri, Chloruretum ferricum, Ferri Chloridum, Ferrum muriaticum oxydatum, Ferrum perchloratum, Ferrum trichloratum, Flores Ferri, Flores martiales, Hydrochloras Ferri oxydati, Murias Oxydi Ferri, Sesquichloretum Ferri. Eisenblumen, Eisensublimat. Perchlorure de Fer (fr).
Ferrum sesquichloratum solutum—Liquor Ferri sesquichlorati.
Ferrum sulfuricum. Atramentum sutorium, Chalcanthum, Chalcitis, Ferri Sulphas, Ferrosum sulfuricum, Ferrum sulfuricum cristallisatum, Ferrum sulfuricum oxydulatum, Ferrum sulfuricum purum, Ferrum sulfuricum vitriolatum, Ferrum vitriolatum, Protosulfas Ferri, Sal Aquilae, Sal Chalybis, Sal Martis, Sulfas ferrosus, Sulphas Ferri, Vitriolum anglicum, Vitriolum Martis purum, Vitriolum viride.

Ferrum sulfuricum calcinatum—Feuilles de Rosmarin.

Adlervitriol, Eisensulfat, Englischer Vitriol, Gewöhnlicher Vitriol, Londoner Vitriol, Reiner Eisenvitriol, Reines Ferrosulfat, Römischer Vitriol, Schwefelsaures Eisenoxydul. Ferrous Sulphate, Iron Protosulphate (e); Sulfate de Protoxyde de Fer, Sulfate ferreux (fr); Copparosa verde, Solfato ferroso, Solfato di protossido di Ferro (it).

Ferrum sulfuricum calcinatum—Ferrum sulfuricum siccatum.
Ferrum sulfuricum cristallisatum—Ferrum sulfuricum.
Ferrum sulfuricum crudum. Ferrum sulfuricum venale, Vitriolum Martis. Grüner Vitriol, Kupferwasser. Couperose verte (fr).
Ferrum sulfuricum exsiccatum—Ferrum sulfuricum siccatum.
Ferrum sulfuricum oxydulatum—Ferrum sulfuricum.
Ferrum sulfuricum siccatum. Ferrum sulfuricum calcinatum, Ferrum sulfuricum exsiccatum. Entwässerter Eisenvitriol, Entwässertes Eisensulfat, Schwefelsaures trockenes Eisenoxydul, Trockener Eisenvitriol.
Ferrum sulfuricum vitriolatum—Ferrum sulfuricum.
Ferrum tartarisatum—Tartarus ferratus.
Ferrum trichloratum—Ferrum sesquichloratum.
Ferrum vitriolatum—Ferrum sulfuricum.
Ferrum vitriolatum ustum—Ferrum oxydatum.
Ferrum zooticum—Ferrum cyanatum.
Ferula erubescens Boissier part.—Ferula galbaniflua Boissier et Buhse und Ferula rubricaulis Boissier.
Ferula foetida (Bunge) Regel. Ferula scorodosma Benthey et Trimen, Peucedanum scorodosma Baillon, Scorodosma foetidum Bunge.
Ferula galbaniflua Boissier et Buhse. Ferula erubuscens Boissier part., Peucedanum galbanifluum Baillon.
Ferula narthex Boissier. Narthex asa foetida Falconer, Peucedanum narthex Baillon.
Ferula rubricaulis Boissier. Ferula erubescens Boissier part., Peucedanum rubricaule Baillon.
Ferula scorodosma Bentley et Trimen—Ferula foetida (Bunge) Regel.
Festucae Caryophyllorum—Stipites Caryophylli.
Fettlaxier—Oleum Ricini.
Fettstein—Talcum.
Feuerblume—Flores Rhoeados.
Feuilles de belle dame—Folia Belladonnae.
Feuilles de Busserole—Folia Uvae Ursi.
Feuilles de Gants de Bergère—Folia Digitalis.
Feuilles de Gimauve—Folia Althaeae.
Feuilles de Jusquiame (J. noire)—Folia Hyoscyami.
Feuilles de Laurier-Cerise—Folia Laurocerasi.
Feuilles de Libanotis—Folia Rosmarini.
Feuilles de Mauve—Folia Malvae.
Feuilles de Menthe poivrée—Folia Menthae piperitae.
Feuilles de Morelle furieuse—Folia Belladonnae.
Feuilles de Notre Dame—Folia Digitalis.
Feuilles de Pomme de diable (épineuse)—Folia Stramonii.
Feuilles de Raisin d'ours—Folia Uvae Ursi.
Feuilles de Rosmarin—Folia Rosmarini.

Feuilles de Séné—Folia Sennae.
Feuilles de Stramoine—Folia Stramonii.
Feuilles de Taconnet—Folia Farfarae.
Feuilles de Tussilage—Folia Farfarae.
Fèves d'épreuve—Semen Physostigmatis.
Fèves igasuriques—Semen Ignatii.
Fichi—Caricae.
Fichtennadelteer—Pix liquida.
Fico d' inferno—Ricinus.
Ficus—Caricae.
Ficus passae—Caricae.
Fieberbaumblätter—Folia Eucalypti.
Fieberklee—Folia Trifolii fibrini.
Fieberkraut—Herba Centaurii.
Fieberrinde—Cortex Chinae.
Fieberwurzel—Radix Gentianae.
Figs—Caricae.
Figues—Caricae.
Filius majae—Hydrargyrum chloratum.
Fingerhut—Folia Digitalis.
Fingerkraut—Herba Potentillae.
Fingertang—Laminaria.
Finocchio (F. dolce)—Fructus Foeniculi.
Fiori di Barbarastio mignattone—Flores Verbasci.
Fiori di belgioino—Acidum benzoicum.
Fiori di Spigo—Flores Lavandulae.
Fiori di tasso barbasso (barbasco)—Flores Verbasci.
Fiori di Verbasco—Flores Verbasci.
Fischblase—Ichtyocolla.
Fischkörner—Fructus Cocculi.
Fischleim—Ichtyocolla.
Fischleim, japanischer—Agar-Agar.
Fischleim, vegetabilischer—Agar-Agar.
Fischtran—Oleum Jecoris Aselli.
Fish Berries—Fructus Cocculi.
Fishglue—Ichtyocolla.
Fistelkassie—Cassia fistula.
Fixed oil of Nutmeg—Oleum Nucistae.
Fixweiß—Barium sulfuricum.
Flachssamen—Semen Lini.
Flag root—Rhizoma Iridis.
Flavedo Aurantii—Pericarpium Aurantii.
Flavedo Citri—Pericarpium Citri.

Flavum neapolitanum. Antimongelb, Bleiantimoniat, Giallolino, Neapelgelb.

Flechtensalbe—Unguentum Hydrargyri album.
Fleckwasser—Liquor Natrii hypochlorosi.
Fleischkohle—Carbo animalis.
Fleurs d'Achille (d'Achillière)—Flores Millefolii.
Fleurs d'Arnique—Flores Arnicae.
Fleurs d'Arsénic—Acidum arsenicosum.
Fleurs de baton de St. Jacques—Flores Malvae arboreae.
Fleurs de Benjoin—Acidum benzoicum.

Fleurs de Bétonie de Montagne—Flores Arnicae.
Fleurs de Bigaradier—Flores Aurantii.
Fleurs de bonhomme—Flores Verbasci.
Fleurs de Bouillon blanc (mâle)—Flores Verbasci.
Fleurs de Carthame—Flores Carthami.
Fleurs de Cierge de Notredame—Flores Verbasci.
Fleurs de Confanon—Flores Rhoeados.
Fleurs de grand chandelier—Flores Verbasci.
Fleurs de Mauve—Flores Malvae.
Fleurs de Mauve de jardin—Flores Malvae arboreae.
Fleurs de Mille-feuille—Flores Millefolii.
Fleurs de Molène—Flores Verbasci.
Fleurs de Muscade—Macis.
Fleurs de Passe-Rose—Flores Malvae arboreae.
Fleurs de Pavot sauvage—Flores Rhoeados.
Fleurs de Rose de Provins—Flores Rosae.
Fleurs de Rose d'outremer—Flores Malvae arboreae.
Fleurs de Rose trémière—Flores Malvae arboreae.
Fleurs de Semencine—Flores Cinae.
Fleurs de Soucy—Flores Calendulae.
Fleurs de Soufre—Sulfur sublimatum.
Fleurs de Sureau—Flores Sambuci.
Fleurs de tous mois—Flores Calendulae.
Fleurs de Zinc—Zincum oxydatum.
Fliederbeeren—Fructus Sambuci.
Fliederblüten—Flores Sambuci.
Fliedertee—Flores Sambuci.
Fliegenholz—Lignum Quassiae.
Fliegenkobalt—Arsenicum.
Fliegenspäne—Lignum Quassiae.
Fliegenstein—Arsenicum.
Fliege, spanische—Emplastrum Cantharidum ordinarium.
Fliege, spanische, immerwährende—Emplastrum Cantharidum perpetuum.
Fliestkrautwurzel—Radix Althaeae.
Flohkraut—Herba Pulegii.
Flohkrautsamen—Semen Psyllii.
Flohsamen—Semen Psyllii.
Flor de Alhucema—Flores Lavandulae.
Flor de Couso—Flores Koso.
Flor de Espliego—Flores Lavandulae.
Flor de Manzanilla (M. ordinaria)—Flores Chamomillae.
Flor de Manzanilla romana—Flores Chamomillae romanae.
Florentinerwurzel—Rhizoma Iridis.
Flores Achilleae (A. albae) (A. millefolii) (A. vulgaris)—Flores Millefolii.
Flores Alceae (A. roseae)—Flores Malvae arboreae.
Flores Alismae (A. montanae)—Flores Arnicae.
Flores Althaeae roseae—Flores Malvae arboreae.
Flores Amaranthi citrini—Flores Stoechados citrinae.
Flores Anoniae albae—Flores Lamii.
Flores Anthemidis (A. hortensis) (A. nobilis)—Flores Chamomillae romanae.
Flores Antimonii—Stibium oxydatum.
Flores Antimonii argentei—Stibium oxydatum.
Flores Antimonii Crollii—Stibium chloratum praecipitatum.
Flores Arsenici—Acidum arsenicosum.

Flores Aeruginis—Cuprum aceticum basicum.
Flores Arnicae. Flores Alismae (A. montanae), Flores Betonicae montanae, Flores Domassoni, Flores Calendulae alpinae, Flores Doronici germanici (montanae), Flores Lageae lupi, Flores Plantaginis alpinae (montanae), Flores Ptarmicae montanae. Blutblume, Fallkrautblumen, Johannisblumen, Luzianskraut, Wohlverleih, Wohlverleihblüten, Wolfsblume. Mountain Tobacco, Wolfs Bane flowers (e); Fleurs d'Arnique, Fleurs de Bétoine de Montagne (fr).
Flores Aurantii. Flores Citri Aurantii, Flores Naphae, Flores Neroli. Bigaradeblüten. Fleurs de Bigaradier (fr); Azahar (sp).
Flores Aureolae—Flores Calendulae.
Flores balastiorum—Flores Granati.
Flores Balaustii—Flores Granati.
Flores Bellidis. Flores Bellidis hortensis (minoris) (pratensis) (silvestris), Flores Consolidae minoris, Flores Symphiti minimi. Gänseblümchen, Tausendschönchen.
Flores Bellidis hortensis (minoris) (pratensis) (silvestris)—Flores Bellidis.
Flores Benzoes—Acidum benzoicum.
Flores Betonicae montanae—Flores Arnicae.
Flores Bismuthi—Bismutum oxydatum.
Flores Blattariae—Flores Stoechados citrinae.
Flores Boracis—Acidum boricum.
Flores Brayerae anthelminthicae—Flores Koso.
Flores Buphthalmi aurei—Flores Calendulae.
Flores Calcatrippae. Flores Consolidae arvensis, Flores Consolidae regalis, Flores Cornutae, Flores Delphinii, Flores Monachellae. Rittersporn.
Flores Calendulae. Flores Aureolae, Flores Buphthalmi aurei, Flores Calendulae luteae (majoris), Flores Calthae sativae (vulgaris), Flores Chrysanthemi lutei, Flores Populaginis, Flores Verrucariae. Butterblumen, Dotterblumen, Goldblumen, Ringelblumen. Marigold, Marybud (e); Fleurs de Soucy, Fleurs de tous les mois (fr).
Flores Calendulae alpinae—Flores Arnicae.
Flores Candelariae—Flores Verbasci.
Flores Candelae regis—Flores Verbasci.
Flores Calendulae luteae (majoris)—Flores Calendulae.
Flores Calthae sativae (vulgaris)—Flores Calendulae.
Flores Carthami. Cnicus tinctorius, Cnicus turcicus, Crocus hortensis, Crocus silvestris, Flores Cnici sativi, Flores Cnici tinctorii, Flores Cnici turcici, Flores Cnici vulgaris, Flores Croci hortensis, Flores Croci sarracenici, Flores Croci silvestris. Bastardsafran, Bauernrocken, Bürstenkrautblumen, Deutscher Safran, Distelsafran, Falscher Safran, Färbersaflor, Feldsafran, Gartensafran, Saflor, Türkischer Saflor, Wilder Safran. American saffron, Bastard saffron, Dyer's saffron, Mock saffron, Safflower (e); Fleurs de Carthame, Safran bâtard; Vermillon de Provence (fr).
Flores Caryophylli. Caryophylli (C. aromatici), Clavi aromatici. Gewürznäglein, Kreidenelken, Nägelein, Nelken. Cloves (e); Clous aro-

matiques (de Girofle), Girofles (fr); Chiodi di garofano, Garofani (it), Clavillo, Clavo de especia (sp); Kruidnagel (h).

Flores Centaureae cyani—Flores Cyani.
Flores Centifoliae—Flores Rosae.

Flores Chamomillae. Anthodium Chamomillae vulgaris, Flores Chamomillae nostratis (Ch. silvestris), Flores Chamomillae vulgaris, Flores Matricariae. Feldkamillen, Romey. Chamomile-tea, German Chamomile (e); Camomile commune (d'Allemagne) (fr); Camomilla commune (it); Flor de Manzanilla (m. ordinaria) (sp).

Flores Chamomillae romanae. Anthodium Chamomillae romanae, Flores Anthemidis (A. hortensis) (A. nobilis), Flores Chamomillae majoris (nobilis), Flores Leucanthemi romani. Römische Kamillen. Chamomile Flowers, English Chamomile (e); Camomilla inglese (nobile) (romana) (it); Flor de Manzanilla romana (sp).

Flores Chamomillae majoris—Flores Chamomillae romanae.
Flores Chamomillae nobilis—Flores Chamomillae romanae.
Flores Chamomillae nostratis—Flores Chamomillae.
Flores Chamomillae silvestris—Flores Chamomillae.
Flores Chamomillae vulgaris—Flores Chamomillae.
Flores Chrysanthemi—Flores Pyrethri.
Flores Chrysanthemi lutei—Flores Calendulae.

Flores Cinae. Anthodia Cinae, Calathia Cinae, Inflorescentia Cinae, Semen Cinae, Semen contra, Semen contra vermes, Semen lumbricorum, Semen sanctum, Semen Santonicae, Semen Santonici, Semen santonicum, Semen semencinae, Semen sine, Sementina, Semen Zedoariae. Wurmsamen, Zittwersamen. Levant Wormseed, Wormseed (e); Fleurs de Semencine, Semen contra d'Alep (fr); Santonico, Seme santo (it); Santonica (sp); Cinabloemen, Wormkruid (h).

Flores Citri aurantii—Flores Aurantii.
Flores Cnici sativi—Flores Carthami.
Flores Cnici tinctorii—Flores Carthami.
Flores Cnici turcici—Flores Carthami.
Flores Cnici vulgaris—Flores Carthami.
Flores Consolidae arvensis—Flores Calcatrippae.
Flores Consolidae regalis—Flores Calcatrippae.
Flores Cornuti—Flores Calcatrippae.
Flores Costae ovinae—Flores Millefolii.
Flores Croci—Crocus.
Flores Croci hortensis—Flores Carthami.
Flores Croci sarracenici—Flores Carthami.
Flores Croci silvestris—Flores Carthami.

Flores Cyani. Flores Centaureae cyani, Flores Cyani caerulei.

Flores Cyani caerulei—Flores Cyani.
Flores Cynorrhodi—Flores Rhoeados.
Flores Delphinii—Flores Calcatrippae.
Flores Domassoni—Flores Arnicae.
Flores Doronici germanici (montanae)—Flores Arnicae.

Flores Farfarae. (Siehe auch die Synonyma unter Folia Farfarae.) Huflattichblumen.

Flores Ferri—Ferrum sesquichloratum.
Flores Galeopsidis—Flores Lamii.
Flores Gnaphalii arenarii—Flores Stoechados citrinae.

Flores Granati. Flores Balastiorum, Flores Balaustii, Flores Malicorii, Flores Mali Granati (punicae), Flores Rosae granati. Granatblüten, Rote Apfelblüte.

Flores immortales—Flores Stoechados citrinae.

Flores Koso. Flores Brayerae anthelminthicae, Flores Kosso, Flores Kusso. Cusso, Kooso, Koso, Kousso, Kusso. Cousso (fr); Cosso (it); Flor de Cuso (sp).

Flores Kosso—Flores Koso.
Flores Kusso—Flores Koso.
Flores Lageae lupi—Flores Arnicae.

Flores Lamii. Flores Anoniae albae, Flores Lamii albi, Flores Galeopsidis, Flores Urticae inertis (mortuae).

Flores Lamii albi—Flores Lamii.
Flores Lanariae—Flores Verbasci.

Flores Lavandulae. Spicke, Spike. Spice flowers, Spicnard flowers (e); Fiori di Spigo (it); Flor de Alhucema, Flor de Espliego (sp).

Flores Leucanthemi romani—Flores Chamomillae romanae.
Flores Macidis—Macis.
Flores Malicorii—Flores Granati.
Flores Mali Granati (punici)—Flores Granati.

Flores Malvae. Flores Malvae anserinae (coeruleae) (equinae) (majoris) (minoris) (pumilae) (rotundifoliae) (silvestris) (vulgaris). Gänsemalven, Gänsepappelblumen, Hasenpappelblumen, Johannispappelblumen, Käsepappelblüten, Kleine Malven, Pappelblumen (blaue) (gemeine) (wilde), Roßpappelblumen, Waldmalven, Weiße (große) Pappelblüten, Wilde Malvenblüten. Cheese-Cake Flowers, High Mallow Flowers, Mallow Flowers (e); Fleurs de Mauve (fr).

Flores Malvae anserinae—Flores Malvae.

Flores Malvae arboreae. Flores Alceae (A. roseae), Flores Althaeae roseae, Flores Malvae hortensis (hortulanae) (hyemalis) (majoris) (majoris unicaulis) (romanae) (roseae) (rubrae). Baummalvenblumen, Buerrosen, Gartenmalven, Glockrosen, Herbstrosen, Pappelrosen, Rosenpappel, Schwarze Malven, Schwarze Malvenblumen, Seidenrosentee, Stockrosen, Winterrosen. Garden Mallow Flowers, Hollyhock (Holy hoke) Flowers (e); Fleurs de baton de St.'-Jacques, Fleurs de mauve de jardin, Fleurs de Passe-Rose, Fleurs de Rose d'outremer, Fleurs de Rose trémière (fr); Stokroos (h).

Flores Malvae coeruleae (equinae)—Flores Malvae,
Flores Malvae hortensis (hortulanae) (hyemalis) (majoris) (majoris unicaulis)—Flores Malvae arboreae.
Flores Malvae minoris—Flores Malvae.
Flores Malvae pumilae—Flores Malvae.
Flores Malvae romanae—Flores Malvae arboreae.
Flores Malvae roseae—Flores Malvae arboreae.
Flores Malvae rotundifoliae—Flores Malvae.

Flores Malvae rubrae—Flores Malvae arboreae.
Flores Malvae silvestris—Flores Malvae.
Flores Malvae vulgaris—Flores Malvae.
Flores martiales—Ammonium chloratum ferratum und Ferrum sesquichloratum.
Flores Matricariae—Flores Chamomillae.

Flores Millefolii. Flores Achilleae (A. albae) (A. millefolii) (A. vulgaris), Flores Costae ovinae, Flores Millefolii albae (terrestris), Flores Myriophylli, Flores stratioides (st. majores), Flores Supercilii Veneris. Schafgarbe, Schafzunge. Milfoil, Yarrow (e); Fleurs d'Achille (d'Achillière), Fleurs de Mille-feuille (fr).

Flores Millefolii albae (terrestris)—Flores Millefolii.
Flores Monachellae—Flores Calcatrippae.
Flores Myriophylli—Flores Millefolii.
Flores Naphae—Flores Aurantii.
Flores Neroli—Flores Aurantii.

Flores Paeoniae. Flores Pioniae, Flores Poeoniae (P. maris), Flores Rosae asininae, Flores Rosae benedictae, Flores Rosae regiae. Gichtrosenblüten(blätter), Päonienblätter, Pfingstrosenblüten(blätter).

Flores Papaverculi—Flores Rhoeados.
Flores Papaveris caduci—Flores Rhoeados.
Flores Papaveris erratici—Flores Rhoeados.
Flores Papaveris fluidi—Flores Rhoeados.
Flores Papaveris Rhoeados—Flores Rhoeados.
Flores Papaveris rubei (rubri)—Flores Rhoeados.
Flores Papaveris silvestris—Flores Rhoeados.
Flores Pedis cati—Flores Stoechados citrinae.
Flores Pioniae—Flores Paeoniae.
Flores Plantaginis alpinae (montanae)—Flores Arnicae.
Flores Poeoniae (P. maris)—Flores Paeoniae.
Flores Populaginis—Flores Calendulae.
Flores Pulmonariae vaccarum—Flores Verbasci.
Flores Ptarmicae montanae—Flores Arnicae.

Flores Pyrethri. Anthodium Chrysanthemi, Flores Chrysanthemi, Flores Pyrethri insecticidi, Flores Pyrethri rosei. Insektenpulver. Camomille de Perse (fr).

Flores Pyrethri insecticidi—Flores Pyrethri.
Flores Pyrethri rosei—Flores Pyrethri.

Flores Rhoeados. Flores Cynorrhodi, Flores Papaverculi, Flores Papaveris caduci, Flores Papaveris erratici, Flores Papaveris fluidi, Flores Papaveris Rhoeados, Flores Papaveris rubei (rubri), Flores Papaveris silvestris, Flores Rhoeados Dioscuridis, Flores Rosae arvensis, Petala Rhoeados. Ackermohn, Ackerschnalle, Feldmohn, Feldrosen, Feuerblume, Glatschen, Haferkrautblume, Juffern, Klapperrosen, Klatschen, Klatschmohn, Klatschrose, Kornrose, Mohnfelden, Wildmohn. Coprose, Corn-poppy, Corn-Rose, Emrose, Red poppy (e); Cocquericoq, Coquelicot, Fleurs de confanon, Fleur de pavot sauvage (fr).

Flores Rhoeados Dioscuridis—Flores Rhoeados.

Flores Rosae. Flores Centifoliae, Flores Rosae multiplicis, Flores Rosarum rubrarum, Petala Rosae (R. gallicae). Essigrosenblätter,

Samtrosenblätter, Zuckerrosenblätter. Fleurs de Rose de Provins (fr).

Flores Rosae arvensis—Flores Rhoeados.
Flores Rosae asininae—Flores Paeoniae.
Flores Rosae benedictae—Flores Paeoniae.
Flores Rosae granati—Flores Granati.
Flores Rosae multiplicis—Flores Rosae.
Flores Rosae regiae—Flores Paeoniae.
Flores Rosarum rubrarum—Flores Rosae.
Flores Salis Ammoniaci—Ammonium chloratum.
Flores Salis Ammoniaci martiales—Ammonium chloratum ferratum.
Flores Salis ammoniaci simplices—Ammonium chloratum.

Flores Sambuci. Flores Sambuci nigri. Fliederblüten, Fliedertee, Holder, Hollunderblüte. Fleurs de Sureau (fr), Vlierbloemen (h).

Flores Sambuci nigri—Flores Sambuci.
Flores Stoechadis citrinae—Flores Stoechados citrinae.

Flores Stoechados citrinae. Flores Amaranthi citrini, Flores Blattariae, Flores Gnaphalii arenarii, Flores immortales, Flores Pedis cati, Flores Stoechadis citrinae. Immortellen, Katzenpfötchen.

Flores stratioides (st. majores)—Flores Millefolii.
Flores Sulfuris—Sulfur sublimatum.
Flores Sulfuris depurati—Sulfur depuratum.
Flores Sulfuris loti—Sulfur depuratum.
Flores Supercilii Veneris—Flores Millefolii.
Flores Symphiti minimi—Flores Bellidis.
Flores Thapsi barbati—Flores Verbasci.
Flores Urticae inertis (mortuae)—Flores Lamii.

Flores Verbasci. Corolla Verbasci, Flores Candelae regis, Flores Candelariae, Flores Lanariae, Flores Pulmonariae vaccarum, Flores Thapsi barbati, Flores Verbasci albi (barbatae) (lutei) (maris) (thapsi) (vulgaris). Himmelbrand, Himmelskerzen, Johanniskerze, Kerzenblumen, Königskerzenblumen, Wollblumen. Great Mullein Flowers, High-taper flowers, Mullein Dock, Mullein flowers, Torch-weed flowers, Wool-blade flowers (e); Fleurs de bonhomme, Fleurs de Bouillon blanc (mâle), Fleurs de Cierge de Notredame, Fleurs de grand chandelier, Fleurs de Molène, Herbe de St.-Fiacre (fr); Fiore di Barbarastio mignattone, Fiore di tasso barbasso (barbasco), Fiore di Verbasco (it).

Flores Verbasci albi (barbatae) (maris) (thapsi) (lutei) (vulgaris) — Flores Verbasci.
Flores Verrucariae—Flores Calendulae.

Flores Violae tricoloris. (Siehe die Synonyma unter Herba Violae tricoloris.) Stiefmütterchen.

Flores Viridis aeris—Cuprum aceticum basicum.
Flores Zinci—Zincum oxydatum.
Flos maris—Cetaceum.
Flowers of Benjamin (Benjoin)—Acidum benzoicum.
Fluidextractum Ergotae—Extractum Secalis cornuti fluidum.
Flußkörner—Semen Paeoniae.
Flußpflaster—Emplastrum Cantharidum perpetuum.
Flußspiritus—Spiritus saponato-camphoratus.

Foie de Soufre calcaire—Calcium sulfuratum.
Foie de Soufre potassique—Kalium sulfuratum.

Folia Althaeae. (Siehe auch die Synonyma unter Radix Althaeae.) Folia Bismalvae, Folia Hibisci, Herba Althaeae, Herba Bismalvae. Altheeblätter, Altheekraut, Eibischkraut. Althea Leaves, Marshmallow Leaves (e); Feuilles de Gimauve (fr); Hemstbladen (h).

Folia Angillariae—Folia Stramonii.
Folia Anthos (A. hortensis)—Folia Rosmarini.
Folia antiscorbutica—Folia Trifolii fibrini.
Folia Apalagines—Herba Mate.
Folia Apiastri—Folia Melissae.
Folia Arbuti—Folia Uvae Ursi.
Folia Arctostaphyli—Folia Uvae Ursi.
Folia Atropae—Folia Belladonnae.

Folia Aurantii. Folia Citri vulgaris, Folia Naphae.

Folia Barosmae—Folia Bucco.
Folia Bechii—Folia Farfarae.
Folia Bechionidis—Folia Farfarae.

Folia Belladonnae. Belladonna folium P. J., Folia Atropae, Folia Solani furiosi (lethalis) (letiferi) (manici) (somniferi), Herba Belladonnae. Judenkirschenblätter, Teufelsbeerenblätter, Tollkirschenblätter, Tollkirschenkraut, Tollkraut, Waldnachtschattenblätter, Wolfskirschenblätter, Wutbeerenblätter. Black Cherry leaves, Deadly Nightshade leaves, Devale leaves, Dwale leaves, Great Morel leaves, Poison black Cherry leaves (e); Feuilles de belle dame, Feuilles de morelle furieuse (fr); Hoja de Belladama (sp); Doodkruidbladen (h).

Folia Betae pratensis—Folia Trifolii fibrini.
Folia Bismalvae—Folia Althaeae.

Folia Bucco. Folia Barosmae, Folia Buchu, Folia Buccu, Folia Diosmae (D. crenatae).

Folia Buccu—Folia Bucco.
Folia Buchu—Folia Bucco.
Folia Canicularis (Cunicularis)—Folia Hyoscyami.
Folia Cardui benedicti—Herba Cardui benedicti.
Folia Cedronellae—Folia Melissae.
Folia Citraginis—Folia Melissae.
Folia Citri vulgaris—Folia Aurantii.

Folia Coca. Folia Erythroxyli.

Folia Daturae—Folia Stramonii.
Folia dentis caballini—Folia Hyoscyami.

Folia Digitalis. Digitalis folium P. J., Folia Digitalis purpureae, Folia Virgae regiae, Herba Digitalis purpureae. Fingerhut. Foxglove Leaves (e); Feuilles de Gants de Bergère (de Notre Dame) (fr); Hoja de Dedalera (sp); Vingerhoed (h).

Folia Digitalis purpureae—Folia Digitalis.
Folia Diosmae (D. crenatae)—Folia Bucco.
Folia Erythroxyli—Folia Coca.

Folia Eucalypti. Fieberbaumblätter.

Folia Fabae porcinae—Folia Hyoscyami.

Folia Farfarae. Folia Bechii, Folia Bechionidis, Folia Pedis asini, Folia Tussilaginis, Folia Ungulae caballinae, Herba Bechii, Herba Farfarae, Herba Tussilaginis. Ackerlattigblätter, Eselshufblätter, Eselshuflattich, Feldlattig, Feldlattichblätter, Roßhufblätter. Coltsfoot leaves (e); Feuilles de Taconnet, Feuilles de Tussilage, Herbe de Bechion, Herbe de pas d'âne, Herbe de St. Quirin (fr); Ugna d' asino (di cavello) (it).

Folia Febrifugae aquaticae—Folia Trifolii fibrini.
Folia furiosa—Folia Hyoscyami.
Folia Hibisci—Folia Althaeae.
Folia Hydropicae—Folia Trifolii fibrini.

Folia Hyoscyami. Folia Canicularis (Cunicularis), Folia dentis caballini, Folia Fabae porcinae, Folia furiosa, Folia Hyoscyami albi (candidi) (nigri), Folia maniaca, Folia Palladiae. Herba Hyoscyami, Hyoscyami folium P. J., Bilsenkraut, Saubohnenkraut, Tollkraut. Henbane leaves, Poison Tobacco leaves, Stinking Nightshade (e); Feuilles de Jusquiame (J. noire) (fr); Giusquiamo (G. nero), Josciamo (it); Hoja de Belleno (sp).

Folia Hyoscyami albi (candidi) (nigri)—Folia Hyoscyami.
Folia Hyoscyami peruviani—Folia Stramonii.
Folia Ilicis apalaginis—Herba Mate.
Folia Ilicis paraguayensis—Herba Mate.

Folia Jaborandi. Folia Pilocarpi.

Folia Laurocerasi. Folia Pruni laurocerasi. Cherry-Bay leaves, Cherry-Laurel leaves (e); Feuilles de Laurier-Cerise (fr).

Folia Loti palustris—Folia Trifolii fibrini.

Folia Malvae. Folia Malvae anserinae, Folia Malvae silvestris, Folia Malvae vulgaris, Herba Malvae, Herba Malvae vulgaris. Gänsepappelblätter, Johannispappelblätter, Hasenpappelblätter, Käsemalvenblätter, Käsepappelblätter, Malvenkraut, Pappelblätter, Pappelkraut, Roßpappelblätter, Siegmarskraut. Mallow Leaves (e); Feuilles de Mauve (fr).

Folia Malvae anserinae—Folia Malvae.
Folia Malvae silvestris—Folia Malvae.
Folia Malvae vulgaris—Folia Malvae.
Folia maniaca—Folia Hyoscyami.
Folia Mate—Herba Mate.

Folia Melissae. Folia Apiastri, Folia Cedronellae, Folia Citraginis, Folia Melissae (citratae) citrinae (citronellae) (hortensis) (officinalis) (romanae), Herba Apiastri, Herba Cedronellae, Herba Citronellae. Bienenkraut, Citronenmelissenblätter, Gartenmelissenkraut, Melissenkraut, Pfaffenkraut, Zitronenmelissenblätter. Balm leaves, Common Balm leaves (e); Herbe du Citron, Thé de France (fr); Apiastro, Cedronella, Erba cedrata, Erba limoncina (it); Yerba de Torongil (sp).

Folia Melissae (citratae) citrinae (citronellae) (hortensis) (officinalis) (romanae)—
Folia Melissae.
Folia Menthae—Folia Menthae piperitae.
Folia Menthae piperitae. Folia Menthae, Herba Menthae, Herba
Menthae piperitae. Peppermint leaves (e); Feuilles de Menthe
poivrée (fr). Menta pepe (peperina) (it).
Folia Menyanthidis—Folia Trifolii fibrini.
Folia Menyanthis—Folia Trifolii fibrini.
Folia Metellae—Folia Stramonii.
Folia Naphae—Folia Aurantii.
Folia Palladiae—Folia Hyoscyami.
Folia Pedis asini—Folia Farfarae.
Folia Pilocarpi—Folia Jaborandi.
Folia Pruni laurocerasi—Folia Laurocerasi.
Folia Roris marini (R. m. hortensis)—Folia Rosmarini.
Folia Rosmarini. Folia Anthos (A. hortensis), Folia Roris marini
(R. m. hortensis), Folia Rosmarini herbacei (hortensis) (latifolii),
Folia salutaris, Herba Libanotidis (Libanotis) (L. coronariae) (L.
herbacei). Meertau. Rosemary leaves (e); Feuilles de Libanotis, Feuilles
de Romarin (fr); Ramerino (it); Romero (sp).
Folia Rosmarini herbacei (hortensis) (latifolii)—Folia Rosmarini.
Folia Salviae. Folia Salviae hortensis (minoris) (officinalis), Summitates Salviae. Salvey, Salwey, Schmale Salvey. Garden Sage,
Meadow Sage, Sage (e); Grande Sauge, Sauge officinal, Thé de
Grèce (fr); Saliebladen (h).
Folia Salviae hortensis (minoris) (officinalis)—Folia Salviae.
Folia Saniculae. Herba Diapensiae.
Folia Sennae. Folia Sennae Tinnevelly. Senna leaves (e); Feuilles
de Séné (fr); Sena (it); Hojas de Sen (sp); Zenebladen (h).
Folia Sennae Tinnevelly—Folia Sennae.
Folia Solani furiosi (lethalis) (letiferi) (manici) (somniferi)—Folia Belladonnae.
Folia Stramonii. Folia Angillariae, Folia Daturae, Folia Hyoscyami
peruviani, Folia Metellae, Folia Tatulae, Herba Daturae, Herba Solani foetidi, Herba Solani maniaci, Herba Pomi spinosi, Herba Stramonii peregrini (vulgaris). Igelkolbenblätter. Apple of Peru Leaves,
Devil's apple leaves, Jamestown Weed, Jimson Weed, Stink Weed,
Thorn apple leaves (e); Feuilles de Pomme de diable (épineuse),
Feuilles de Stramoine, Herbe des sorciers (fr); Hoja de Estramonio
(sp); Doornappelbladen (h).
Folia Strammonii nitrata. Asthmapulver.
Folia Tatulae—Folia Stramonii.
Folia Trifolii aquatici—Folia Trifolii fibrini.
Folia Trifolii fibrini. Folia antiscorbutica, Folia Betae pratensis,
Folia Febrifugae aquaticae, Folia Hydropicae, Folia Loti palustris,
Folia Menyanthidis, Folia Menyanthis, Folia Trifolii aquatici, Herba
Menyanthis, Herba Trifolii aquatici, Herba Trifolii fibrini. Biberklee, Bitterklee, Dreiblatt, Fieberklee, Wasserklee, Zottenblume,

Zottenblumenblätter. Buckbean leaves, Marsh Trefoil leaves, Water Shamrock leaves (e); Trèfle aquatique (d'eau) (de marais) (fr); Trifoglio d'acqua (fibrino) (it); Hoja de Trébol acuatico (sp); Driebladbladen (h).

Folia Tussilaginis—Folia Farfarae.
Folia Ungulae caballinae—Folia Farfarae.

Folia Uvae Ursi. Folia Arbuti, Folia Arctostaphyli, Herba Arctostaphyli, Herba Gayubae, Herba Uvae Ursi, Uva ursina. Sandbeerblätter, Steinbeerblätter, Wilder Buschbaum. Barren Myrtle leaves, Bearberry leaves, Mountain Box leaves (e); Feuilles de Busserole, Feuilles de Raisin d'ours (fr); Hoja de Gajuba (sp); Beeredruifbladen (h).

Folia Virgae regiae—Folia Digitalis.
Foelie (Folie)—Macis.
Foelie olie—Oleum Myristicae aethereum.

Fomes fomentarius (L.) Fries. Agaricus fomentarius Lam., Boletus fomentarius L., Polyporus fomentarius Fries.

Foeniculum capillaceum Gilbert—Foeniculum vulgare Müller.

Foeniculum vulgare Miller. Anethum foeniculum L., Foeniculum capillaceum Gilbert.

Foenum graecum—Semen Foenugraeci.
Fool's Parsley leaves—Herba Conii.

Formaldehyd solutus. Formaldehydum solutum, Liquor Formaldehydi. Formol. Soluté d'Aldehyde formique (fr); Aldeide formica, Formolo (it).

Formaldehydum solutum—Formaldehyd solutus.
Formic acid—Acidum formicicum.
Formilum jodatum—Jodoformium.
Formin—Hexamethylentetraminum.
Formol—Formaldehyd solutus.
Formolo—Formaldehyd solutus.
Formosakampfer—Camphora.
Formoxylsäure—Acidum formicicum.
Formylchlorid—Chloroformium.
Formylium chloratum—Chloroformium.
Formylium jodatum—Jodoformium.
Formylium (perchloratum) (superchloratum)—Chloroformium.
Formylium tribromatum—Bromoformium.
Formylium trichloratum—Chloroformium.
Formyljodid—Jodoformium.
Formylsäure—Acidum formicicum.
Formyltrichlorid—Chloroformium.
Formyltrijodid—Jodoformium.
Formylum chloratum—Chloroformium.
Formylum jodatum—Jodoformium.
Formylum perchloratum (superchloratum)—Chloroformium.
Formylum tribromatum—Bromoformium.
Formylum trichloratum—Chloroformium.
Formylum trijodatum—Jodoformium.

Fosfato bibasico di calcio—Calcium phosphoricum.
Fosfato bicalcico—Calcium phosphoricum.
Fosfato de Calcio precipitado—Calcium phosphoricum tribasicum.
Fosforo—Phosphorus.
Fötium—Asa foetida.
Fowlersche Lösung—Liquor Kalii arsenicosi.
Foxglove leaves—Folia Digitalis.
Franzosenharz—Resina Guajaci.
Franzosenholz—Lignum Guajaci.
Franzosenholzharz—Resina Guajaci.
Frauenflachs—Herba Linariae.
Freisam—Herba Violae tricoloris.
Freisamkraut—Herba Violae tricoloris.
French Chalk—Talcum.
Friar's cap—Tubera Aconiti.
Froschlaichpflaster—Emplastrum Cerussae.
Frostsalbe—Unguentum Plumbi.
Fructus Absynthii dulcis—Fructus Anisi.
Fructus Amomi—Fructus Pimentae.
Fructus Anacardii—Anacardia.
Fructus Anethi cymini—Fructus Coriandri.

Fructus Anisi. Anisum, Fructus Absynthii dulcis, Fructus Anisi dulcis, Fructus Anisi vulgaris, Fructus Pimpinellae anisi, Semen Absinthii dulcis, Semen Anisi, Semen Anisi dulcis, Semen Anisi vulgaris, Semen Apii anisi. Anis, Aniskörner, Süßer Kümmel. Aneys, Anny (e); Anis vert (fr); Anace, Anacio, Anice (A. verde) (A. volgare) (it); Anys (h).

Fructus Anisi dulcis—Fructus Anisi.

Fructus Anisi stellati. Anisum chinense (indicum) (sinense), Badianum moscoviticum, Semen Anisi badiani (chinensis) (indici) (sibirici) (sinensis), Semen Badiani. Anis (chinesischer) (indischer) (sibirischer), Badian, Moskowitischer Fenchel. Chinese Star-Anise, Star-Anise (e); Anis étoilé, Badiane de chine (fr); Badiana (it).

Fructus Anisi vulgaris—Fructus Anisi.
Fructus Apii alpini—Fructus Petroselini.
Fructus Apii hortensis—Fructus Petroselini.
Fructus Apii petroselini—Fructus Petroselini.

Fructus Aurantii immaturi. Aurantia immatura, Aurantii immaturi, Baccae Aurantii immaturi, Fructus Aurantii virides, Poma Aurantii immatura, Poma Aurantiorum, Poma curassavica. Unreife Orangen. Orange berries (peas) (e); Orangettes, Petits grains (fr); Aranzinetti (it); Naranjillas (sp).

Fructus Aurantii virides—Fructus Aurantii immaturi.
Fructus Bactyrilobii—Cassia fistula.

Fructus Capsici. Baccae Capsici, Cardamomum arabicum, Fructus Capsici annui, Piper brasilianum, Piper brasiliense, Piper calecuticum (chalecuticum), Piper hispanicum, Piper indicum, Piper peruvianum, Piper rubrum, Piper siliquastrum, Piper turcicum, Piper turticum, Siliqua Capsici, Siliquastrum peruvianum, Siliquastrum rotundum.

Brasilianischer Pfeffer, Brasilienpfeffer, Brunsilienpfeffer, Indianischer Pfeffer, Indische Beißbeeren, Indischer Pfeffer, Kajennepfeffer, Paprika, Pfefferschoten, Roter Pfeffer, Schotenpfeffer, Spanischer Pfeffer (gemeiner), Taschenpfeffer, Türkischer Pfeffer. African pepper, Chilly pepper, Guinea pepper, Pimento of the garden, Pod pepper, Red pepper, Spanish pepper, Spur pepper (e); Corail des jardins, Piment annuel, Piment des jardins, Piment enragé, Pimplin, Poivre d'Amérique, Poivre d'Espagne, Poivre de Guinée, Poivre d'Inde, Poivre du Brésil, Poivre enragé, Poivre long, Poivre rouge (fr); Peperone (it); Aji Pimiento sp); Spaansche Peper (h).

Fructus Capsici annui—Fructus Capsici.

Fructus Cardamomi. Cardamomum malabaricum, Cardamomum minus, Fructus Cardamomi minoris, Semen Cardamomi, Semen Cardamomi minoris. Kleine Kardamomen, Malabarische Kardamomen.

Fructus Cardamomi minoris—Fructus Cardamomi.
Fructus Caricae—Caricae.
Fructus Carui—Fructus Carvi.

Fructus Carvi. Fructus Carui, Semen Carei, Semen Cari, Semen Carnabi, Semen Carvi, Semen Cumini pratensis. Feldkümmel. Garbe, Gartenkümmel, Karbe, Kümmelfrüchte, Kümmelsamen, Römischer Kümmel, Wiesenkümmel. Caraway seed (e); Semence de Carvi, Semence de Cumin des près (fr); Comino dei prate (tedesco) (it); Karwij (h).

Fructus Caryophylli. Anthophylli, Mater fructuum. Mutternelken. Mother cloves (e); Mères de girofle (fr); Moernagel (h).

Fructus Ceratoniae. Caroba, Ceratia (siliqua), Ceratonia, Ceraunia (siliqua), Ceronia, Legumen Ceratoniae siliquae, Panis St. Joanis, Siliqua dulcis (edulis) (graeca) (syriaca), Xylocaracta, Xyloceratia. Bockshörnchen, Griechische Schote, Johannisbrot, Karoba, Soodbrot. Algaroba of Spain, Locust bean (e); Caroube, Carrouge (fr); Frutto del Carrubio (it).

Fructus Chamaemespili—Fructus Jujubae.

Fructus Cocculi. Baccae Coculi, Cocci indici, Cocci orientales, Cocculus indicus, Drupae Cocculi, Grana Cocculi, Grana orientalia, Nuces indicae minores, Semen Cocculi indici, Semen Cocculi levantici, Semen Levantici, Semen Piscatorii. Dollkörner, Fischkörner, Kokkelskörner, Kückelskörner, Kukucks-körner, -saat, Lausekörner, Läusesamen. Fish Berry, Indian Berry, Levant Berries (e), Coque du Levant (fr).

Fructus Colocynthidis. Colocynthides, Pepones Colocynthidis, Poma Colocynthidis, Pomoquintae. Koloquintenäpfel, Koloquintenkürbisse, Purgiergurke, Quintäpfel, Quintenäpfel, Teufelsäpfel. Bitter Apple, Bitter Cucumber, Bitter Gourd-Apple (e); Cocomero amaro, Coloquintide (it).

Fructus Conii. (Siehe auch die Synonyma unter Herba Conii.)

Fructus Coriandri. Coriandrum, Fructus Anethi cymini, Fructus Coriani. Coliander, Schwindel(kraut)körner, Wanzendillkörner.

Fructus Coriani—Fructus Coriandri.

Fructus Cubebae. Baccae Cubebarum, Cubebae, Drupae Cubebarum, Piper caudatum, Piper Cubebarum. Kubebenpfeffer, Schwarzpfeffer. Tailed Pepper (e); Poivre a queue, Poivre cubèbe (fr); Pepe Cubebe (it); Semilla de Cubeba (sp); Staartpeper (h).
Fructus Cubebarum—Cubebae.
Fructus Cumini. Semen Carvi italici (romani), Semen Cumini (cymini) (domestici) (indici) (romani) (sativi) (vulgaris), Semen Cymini, Semen Foeniculi cumini (orientalis). Kramkümmel, Kreuzkümmel, Mutterkümmel, Römischer Kümmel, Roßkümmel, Scharfer Kümmel. Cumin, Cummin seed (e).
Fructus Cynosbati. Cynorrhoda, Cynosbati, Fructus Rosae (R. caninae) (R. silvestris), Semen Cynosbati. Hagebutten.
Fructus Feniculi—Fructus Foeniculi.
Fructus Foeniculastri—Fructus Phellandrii.
Fructus Foeniculi. Fructus Feniculi, Semen Foeniculi (F. germanici) (F. majoris) (F. vulgaris). Fenchelsamen. Fennel Fruit (seed), Sweet Fennel Fruit (e); Semence de Fénouil (F. doux) (fr); Finocchio (F. dolce) (it); Hinojo (sp); Venkelvruchten (h).
Fructus Guaranae—Guarana.
Fructus Jujubae. Baccae Jujubae, Baccae Zizyphi, Fructus Chamaemespili, Jujubae (arabicae) (oblongae) (rubrae), Zizyphae punicae. Brustbeeren (B. rote), Judendornbeeren. Common Jujube (e).
Fructus Juniperi. Baccae Juniperi, Drupae Juniperi, Fructus Oxycedri, Galbuli Juniperi. Enebeer-Beere, Hollerbeere, Jachandelbeere, Kaddigbeeren, Kranewittbeere, Kranotbeere, Krantweetbeere, Machandelbeere, Macholderbeere, Raddigbeere, Reckholder Beere, Wachandelbeere, Wachtelbeere. Juniper berries (e); Baies de Genièvre (fr); Bacca di ginepro (it); Bayas de Enebro (sp); Jenever bes, Jenevervruchten (h).
Fructus Lauri. Baccae Lauri. Lorbeeren. Sweet bay berries (e); Bakkelaar (h).
Fructus Myrtilli. Baccae Myrtillorum, Fructus Pseudomyrti, Fructus Vaccinii nigri. Besinge (B. schwarze), Bickbeeren, Blaubeeren, Heidelbeeren. Bilberries, Blueberries (e); Baies d'Airelles, Myrtille (fr); Blauwe Boschbessen (h).
Fructus Myrti pimentae—Fructus Pimentae.
Fructus Oxycedri—Fructus Juniperi.
Fructus Palmae (P. dactyli)—Dactyli.
Fructus Papaveris immaturi. Capita Papaveris, Capsula Papaveris, Codia. Mohnköpfe. Poppy Capsules (e); Capsules de Pavot blanc (officinal) (fr); Cabezas de amapola (sp); Papavervruchten, Slaapbollen (h).
Fructus Petroselini. Fructus Apii alpini, Fructus Apii hortensis, Fructus Apii petroselini. Parsley seeds (e); Semence de Persil (fr).
Fructus Phellandrii. Fructus Foeniculastri, Semen Foeniculi aquatici (caballini) (equini) (sylvestris), Semen Phellandri (Ph. aquatici).

Roßfenchel, Roßfenchelsamen, Wasserfenchelsamen. Water fennel seeds, Water Hemlock seeds (e); Semence de Fénouil d'eau (fr).

Fructus Pimentae. Amomum, Fructus Amomi, Fructus Myrti pimentae, Pimenta, Piper caryophyllatum, Piper jamaicense, Semen Amomi. Englisch Gewürz, Gewürzkörner, Jamaikapfeffer, Nelkenpfeffer, Neugewürz. Allspice, Clove Pepper, Jamaica Pepper, Pimento (e); Piment des Anglais (de la Jamaique), Poivre de la Jamaique, Toute-épice (fr); Pimenti (it); Pimienta de la Jamaica (sp).

Fructus Pimpinellae Anisi—Fructus Anisi.

Fructus Piperis. Drupae Piperis, Piper. Pepper (e); Poivre (fr); Pepereno (it); Pimienti (sp).

Fructus Piperis (siehe auch Piper).
Fructus Piperis immaturi—Fructus Piperis nigri.

Fructus Piperis nigri. Fructus Piperis immaturi, Piper nigrum.

Fructus Pseudomyrti—Fructus Myrtilli.

Fructus Rhamni catharticae. Baccae domesticae, Baccae Rhamni cathartici, Baccae Spinae cervinae (domesticae). Kreuzdornbeeren, Stechbeeren. Buckthorn berries, Hart's Horn berries, Waythorn Berries (e); Baies de Nerprun (fr).

Fructus Rosae (R. caninae) (R. silvestris)—Fructus Cynosbati.

Fructus Sambuci. Baccae Sambuci, Drupae Sambuci, Grana Actes. Aalhornbeeren, Elderbeeren, Elhornbeeren, Fliederbeeren, Holder (Holler)beeren, Hollunderbeeren. Black elder fruit (e); Baies de Sureau (fr).

Fructus Tamarindi—Pulpa Tamarindorum.
Fructus Tamarindorum—Pulpa Tamarindorum cruda.
Fructus Tamarindorum praeparati—Pulpa Tamarindorum depurata.
Fructus Vaccinii nigri—Fructus Myrtilli.
Fruto de Lupulo—Strobili Lupuli.
Frutto del Carrubio—Fructus Ceratoniae.
Fuchslungensaft—Sirupus Liquiritiae.
Fuchstraube—Herba Paridis.
Fucinium—Jodum.
Fuco carageo—Carrageen.
Fucus amylaceus—Agar-Agar.
Fucus ceylanicus—Agar-Agar.
Fucus crispus—Carrageen.
Fucus crispus L.—Chondrus crispus (L) Sterckhouse.
Fucus Helminthochorton—Helminthochorton.
Fucus hibernicus—Carrageen.
Fucus islandicus—Lichen islandicus.
Fünffingerkraut—Herba Potentillae.
Fungus Agarici—Fungus Laricis.
Fungus Chirurgorum—Fungus igniarius.

Fungus igniarius. Agaricus chirurgorum (falsus) (quercinus) (quernus) (spurius), Boletus chirurgorum (igniarius) (quercinus), Fungus chirurgorum (Quercus) (Quercus praeparatus) (quernus). Blutschwamm, Wunderschwamm, Zunder. Surgeon's agaric, Touchwood (e); Agaric de chêne, Amadou, Bolet amadouvier (fr); Esca (it); Wuurzwam (h).

Fungus Laricis. Agaricum, Agaricus albus, Agaricus Laricis, Boletus Laricis, Boletus purgans, Fungus Agarici. Agarik, Lärchenschwamm, Löcherschwamm. Larch Agaric, Pine apple fungus, Spunk, Tinder, Touchwood, White Agaric (e); Fun purgatif (fr).

Fungus Quercus (Quercus praeparatus) (quernus)—Fungus igniarius.
Fungus Secalis—Secale cornutum.
Fun purgatif—Fungus Laricis.

Furfur Amygdalarum. Farina Amygdalarum, Placenta Amygdalarum. Mandelkleie. Almond meal, Huskes of almond (e); Marc d'amandes, Pâte d'amandes, Tourteau d'amandes (fr).

Fused Silver nitrate—Argentum nitricum fusum.
Fuselöl—Alcohol amylicus.
Fußblatt—Podophyllum peltatum L.
Fusti Caryophyllorum—Stipites Caryophylli.

Gabuse—Herba Ivae moschatae.

Gadus morrhua L. Morrhua vulgaris Cloquet.

Gählbutterfarb—Orleana.
Gajacolum carbonicum—Guajacolum carbonicum.
Galacticum—Saccharum Lactis.
Galacticum Barlotti—Saccharum Lactis.
Galacticum Bartolleti—Saccharum Lactis.
Galacticum ferratum—Ferrum galacticum.
Galam Gum—Gummi arabicum.
Galangal—Rhizoma Galangae.
Galappenwurzel—Tubera Jalapae.
Galato basico de bismuto—Bismutum subgallicum.
Galban-gummi, -harz, -saft—Galbanum.

Galbanum. Bezarelum, Gummi bubonis galbani, Gummi Galbani, Gummi Galbanum, Gummi metopium, Gummi Resina Galbanum, Lacrymae Ferulae syriacae, Metopium, Resina Galbani, Stagonites. Galbangummi, Galbanharz, Galbansaft, Mutterharz. Chalbane (e); Moederhars (h).

Galbuli Juniperi—Fructus Juniperi.
Galgantwurzel—Rhizoma Galangae.
Galitzenstein, blauer—Cuprum sulfuricum.
Galitzenstein, weißer—Zincum sulfuricum.
Galizienstein, blauer—Cuprum sulfuricum.
Galizienstein, weißer—Zincum sulfuricum.

Gallae. Gallae asiaticae, Gallae halepenses, Gallae indicae, Gallae levanticae, Gallae minores, Gallae quercinae, Gallae turcicae. Nutgalls (e); Galles, Galles d'Alep (du Levant), Noix de galle (fr); Noci di Galla (it); Agalla (sp); Galnoten (h).

Gallae asiaticae—Gallae.
Gallae halepenses—Gallae.
Gallae indicae—Gallae.
Gallae levanticae—Gallae.
Gallae minores—Gallae.
Gallae quercinae—Gallae.
Gallae turcicae—Gallae.
Galläpfelgerbsäure—Acidum tannicum.
Gallas Bismuthi (bismuthicus) basicus—Bismutum subgallicum.
Gallenkraut, weißes—Herba Gratiolae.
Gallentropfen—Tinctura amara.
Gallertmoos—Carrageen.
Galles—Gallae.
Galles d'Alep (du Levant)—Gallae.
Gallotannic acid—Acidum tannicum.
Gallusgerbsäure—Acidum tannicum.
Galmei—Zincum carbonicum naturale.
Galnoten—Gallae.
Gambier—Catechu pallidum.
Gambir—Catechu pallidum.
Gambir-Catechu—Catechu pallidum.
Gambogia (ium)—Gutti.
Gänseblümchen—Flores Bellidis.
Gänsekraut—Herba Equiseti.
Gänsemalven—Flores Malvae.
Gänsepappelblätter—Folia Malvae.
Gänsepappelblumen—Flores Malvae.
Garaffelwurzel—Rhizoma Caryophyllatae.
Garance—Radix Rubiae.
Garbe—Fructus Carvi.
Garden Heliotrope—Radix Valerianae.
Garden Mallow Flowers—Flores Malvae arboreae.
Garden Sage—Folia Salviae.
Garden Thyme—Herba Thymi.
Garofani—Flores Caryophylli.
Gartenböcklein—Herba Violae tricoloris.
Gartenkümmel—Fructus Carvi.
Gartenmalven—Flores Malvae arboreae.
Gartenmelissenkraut—Folia Melissae.
Gartenpoley—Herba Pulegii.
Gartenraute—Herba Rutae.
Gartensafran—Flores Carthami.
Garthenthymian—Herba Thymi.
Gärungsamylalkohol—Alcohol amylicus.
Gärungsmilchsäure—Acidum lacticum.
Gasäther—Aether Petrolei.
Gasolene—Petroleumbenzin.
Gasolin—Petroleumbenzin.
Gaultheriaöl, künstliches—Methylium salicylicum.
Gebärmuttertropfen—Tinctura Opii benzoica.
Gebrannter Gips—Calcium sulfuricum ustum.
Geel was—Cera flava.
Gehöröl—Oleum Amygdalarum.
Geigenharz—Colophonium.

Geistersalz—Ammonium carbonicum.
Gelatina. Colla animalis, Gelatinum. Colle de Flandre, Grenétine (fr).
Gelatina (it)—Ichtyocolla.
Gelatine—Gelatina alba.
Gelatine, chinesische—Agar-Agar.
Gelatine, japanische—Agar-Agar.
Gelatinum—Gelatina.
Gelatosesilber—Albargin.
Gelbholz—Lignum citrinum.
Gelbkraut—Herba Chelidonii.
Gelbrottee—Herba Rutae.
Gelbsuchtswurzel (pulver)—Rhizoma Curcumae.
Gelbwurzel—Rhizoma Curcumae.
Gelbwurzel, kanadische—Rhizoma Hydrastis.
Gelose, japanische—Agar-Agar.
Gelosine—Agar-Agar.
Gelöste essigsaure Tonerde—Liquor Aluminii acetici.
Gelöste essigweinsaure Tonerde—Liquor Aluminii acetico-tartarici.
Gemberwortel—Rhizoma Zingiberis.
Gemeiner Zimt—Cortex Cinnamomi Cassiae.
Gemmae Populi. Oculi Populi. Pappelknospen. Balm of Gilead Buds, Balsam Poplar buds (e); Bourgeons de Peuplier (fr).
Genippkraut—Herba Ivae moschatae.
Gerbstoff—Acidum tannicum.
German Chamomile—Flores Chamomillae.
German Valerian root—Radix Valerianae.
Germer, weißer—Rhizoma Veratri.
Geum—Rhizoma Caryophyllatae.
Gewächsalkali—Kalium carbonicum.
Gewürzessig—Acetum aromaticum.
Gewürzkörner—Fructus Pimentae.
Gewürzkräuter—Species aromaticae.
Gewürznäglein—Flores Caryophylli.
Gewürznelkenöl—Oleum Caryophylli.
Gewürztinktur—Tinctura aromatica.
Gialappa—Tubera Jalapae.
Giallolino—Flavum neapolitanum.
Gichtbalsam—Spiritus saponato-camphoratus.
Gichtpflaster—Emplastrum fuscum camphoratum.
Gichtrosenblüten (blätter)—Flores Paeoniae.
Gichtrosensamen (körner)—Semen Paeoniae.
Gicht-rübe (wurzel)—Radix Bryoniae.
Gichtsalbe—Oleum Lauri.
Giftbohnen—Semen Jequirity.
Giftmehl—Acidum arsenicosum.
Giftpetersilie—Herba Conii.
Giftwurzel—Rhizoma Bistortae.
Gigartina mamillosa (Goodenough et Woodward). J. Agardh. Mastocarpus mamillosus Kützing, Sphaerococcus mamillosus J. Agardh.
Gilbwurzel—Rhizoma Curcumae.
Gilfwurz—Radix Althaeae.
Gilla Vitrioli—Zincum sulfuricum.

Gill over the ground—Herba Hederae.
Gingelly oil—Oleum Sesami.
Gingembre (G. blanc)—Rhizoma Zingiberis.
Ginger—Rhizoma Zingiberis.
Girofles—Flores Caryophylli.
Giugiolena—Sesam.
Giusquiamo—Folia Hyoscyami.
Giusquiamo nero—Folia Hyoscyami.
Glandole del Luppolo—Strobili Lupuli.
Glandulae Humuli—Strobili Lupuli.
Glandulae Lupuli—Strobili Lupuli.
Glandulae Malloti—Kamala.
Glandulae Rottlerae—Kamala.
Glaskopf, roter—Ferrum oxydatum.
Glätte—Lithargyrum.
Glatschen—Flores Rhoeados.
Glaubersalz, entwässertes—Natrium sulfuricum siccatum.
Glaubers Wundersalz—Natrium sulfuricum.
Glicerolato di amido—Unguentum Glycerini.
Gliederbalsam—Mixtura oleoso-balsamica.
Gliedersalbe—Unguentum Rosmarini compositum.
Gliederspiritus—Spiritus Angelicae compositus.
Globuli martiales—Tartarus ferratus.
Globuli Tartari martiati—Tartarus ferratus.
Glockenwurzel—Radix Helenii.
Glockrosen—Flores Malvae arboreae.
Glonoin—Nitroglycerinum und Nitroglycerinum solutum.
Glucosum—Saccharum amylaceum.
Glukose (d-Glukose)—Saccharum amylaceum.
Glukusimid—Saccharin.
Glukusin—Saccharin.
Glusidum—Saccharin.
Gluten alcanac—Ichtyocolla.
Gluten romanae—Mastix.
Glycamyl—Unguentum Glycerini.
Glycérate simple—Unguentum Glycerini.
Glycéré d'Amidon—Unguentum Glycerini.
Glyceratum simplex—Unguentum Glycerini.
Glycerina—Glycerinum.
Glycerina trinitrosa—Nitroglycerinum.

Glycerinum. Alcohol glycerylicus, Glycerina. Glyzeryloxydhydrat, Lipyloxydhydrat, Ölsüß, Scheelesches Süß, Süßöl.
Glycerinum Amyli—Unguentum Glycerini.
Glycerinum nitrosatum—Nitroglycerinum.
Glycerinum trinitricum—Nitroglycerinum.
Glyceritum Amyli—Unguentum Glycerini.
Glycerolado de almidon—Unguentum Glycerini.
Glycerolatum amylaceum—Unguentum Glycerini.
Glycerolatum simplex—Unguentum Glycerini.
Glykose—Saccharum amylaceum.
Glyzeryloxydhydrat—Glycerinum.

Glycyrrhiza glabra L. Liquiritia officinalis Moench.
Goapulver—Araroba und Chryarobinum.

Goémon—Carrageen.
Goldblumen—Flores Calendulae.
Goldblumenessig—Acetum aromaticum.
Golden moss—Penghawar Djambi.
Golden Seal root—Rhizoma Hydrastis.
Goldkäfer—Cantharides.
Goldkraut—Herba Chelidonii.
Goldrute —Herba Virgaureae.
Goldtinktur, Lamottes—Tinctura Ferri chlorati aetherea.
Goldtropfen, Lamottes—Tinctura Ferri chlorati aetherea.
Goldwurm—Cantharides.
Goma arabiga—Gummi arabicum.
Goma tragacanto—Tragacantha.
Gomma acacia—Gummi arabicum.
Gomma adragante—Tragacantha.
Gomma del Cordofan (del Senegal)—Gummi arabicum.
Gomma del Senegal—Gummi arabicum.
Gomma dragante—Tragacantha.
Gomma Gotta (G. del Siam)—Gutti.
Gomma turica—Gummi arabicum.
Gomme arabique—Gummi arabicum.
Gomme benjoin—Benzoe.
Gomme du Sénégal—Gummi arabicum.
Gomme gabieuse—Gutti.
Gomme gutte—Gutti.
Gosso—Flores Koso.

Gossypium depuratum. Gossypium purificatum, Lana gossypina, Lanugo Gossypii, Pili Gossypii, Sagena gossypina (depurata), Xylum praeparatum. Baumwolle, Watte, Wundwatte. Adsorbent Cotton, Purified Cotton (e); Coton adsorbant (hydrophile) (fr); Cotone assorbente (idrofilo) (it) Algodon absorbente (hidrofilo) (sp); Katoen (h); Algodâo.

Gossypium purificatum—Gossypium depuratum.
Gottesgnadenkraut—Herba Gratiolae.
Gottvergessen—Herba Marubii.
Goudron minéral—Pix Lithanthracis.
Goudron végétal—Pix liquida.
Goulardsches Wasser—Aqua Plumbi Goulardi.
Goulard's Lotion—Aqua Plumbi Goulardi.
Goulards Wasser—Aqua Plumbi Goulardi.
Goulard's Water—Aqua Plumbi Goulardi.
Graine ou pois de reglisse d'Amérique—Semen Jequirity.
Graines de Castor—Semen Ricini.
Graines des Moluques—Semen Tiglii.
Graines de Tilly—Semen Tiglii.
Graisse—Adeps suillus.
Graisse de Mouton—Sebum ovile.
Graisse de Porc—Adeps suillus.
Graisse minérale—Vaselinum.
Grama (Rizoma de —)—Rhizoma Caricis.
Grana Actes—Fructus Sambuci.
Grana Chervae—Semen Ricini.
Grana Coccionellae—Coccionella.

Grana Cocculi—Fructus Cocculi.
Grana Cydoniae—Semen Cydoniae.
Grana Fici indici—Coccionella.
Grana orientalia—Fructus Cocculi.
Grana Palmae Christae—Semen Ricini.
Grana Pioniae—Semen Paeoniae.
Grana regiae (r. majores)—Semen Ricini.
Granatäpfelschalen—Pericarpium Granati.
Granatblüten—Flores Granati.
Grana tiglia (Tiglii) (Tilli)—Semen Tiglii.
Granatill (-körner) (-samen)—Semen Tiglii.
Granatonin—Pseudopelletierin.
Granatschalen—Cortex Fructus Granati.
Granatwurzelrinde—Cortex Granati.
Grand Boucage—Radix Pimpinellae.
Grande Sauge—Folia Salviae.
Grano speronato—Secale cornutum.
Granza—Radix Rubiae.
Grape-sugar—Saccharum amylaceum.
Grasa de cerdo—Adeps suillus.
Grasöl, indisches—Oleum Palmarosae.
Grasso—Adeps.
Grasso di Moutone (duro)—Sebum ovile.
Grasso di Porco (suino)—Adeps suillus.
Grasspiritus—Spiritus Angelicae compositus.
Graswurzel—Rhizoma Graminis.
Graue Salbe—Unguentum Hydrargyri cinereum.
Great Morel leaves (root)—Folia (Radix) Belladonnae.
Great Mullein Flowers—Flores Verbasci.
Greek Hay Seed—Semen Foenugraeci.
Green (Yellow) Iodide of Mercury—Hydrargyrum jodatum.
Gregory's Powder—Pulvis Magnesiae cum Rheo.
Grenétine—Gelatina.
Griechische Schote—Fructus Ceratoniae.
Griesasche—Kalium carbonicum.
Griffes de Girofle—Stipites Caryophylli.
Grossi—Caricae.
Ground ivy—Herba Hederae.
Ground madder—Radix Rubiae.
Ground nut oil—Oleum Arachidis.
Ground Raspberry root—Rhizoma Hydrastis.
Grünes Gliederöl—Oleum Hyoscyami.
Grünes Öl—Oleum Hyoscyami.
Grünes Schutzpflaster—Emplastrum Meliloti.
Grünspan—Cuprum aceticum basicum.
Grünspan, kristallisierter—Cuprum aceticum.
Guajacoli Carbonas—Guajacolum carbonicum.

Guajacolum carbonicum. Gajacolum carbonicum, Guajacoli Carbonas.
Guajacum nativum—Resina Guajaci.

Guarana. Fructus Guaranae, Pasta Guarana, Pasta Paulliniae sorbilis, Paullinia. Brazilian Cocoa (e).
Guaraninum—Coffeinum.
Guaza—Cannabis.

Guinea pepper—Fructus Capsici.
Gulaschwasser—Aqua Plumbi Goulardi.
Gum Acacia—Gummi arabicum.
Gum Benjamin—Benzoe.
Gum benzoin—Benzoe.
Gum Camphor—Camphora.
Gummandra—Gutti.
Gummi Acaciae—Gummi arabicum.
Gummi acanthinum—Gummi arabicum.
Gummi adstringens Fothergilli—Kino.
Gummi adstringens gambiense—Kino.
Gummi africanum—Gummi arabicum.
Gummi Aloes—Aloe.
Gummi Ammoniacum—Ammoniacum.

Gummi arabicum. Acacia Gummi, Gummi Acaciae, Gummi acanthinum, Gummi acanthium, Gummi africanum, Gummi babylonicum, Gummi barbaricum, Gummi Mimosae, Gummi Mimosae niloticae, Gummi saracenicum, Gummi senegalense, Gummi Serapionis, Gummi thebaicum. Akaziengummi, Mimosengummi, Senegalgummi. **Acacia,** Galam Gum, Gum Acacia (e); Gomme arabique, Gomme du Sénégal (fr); Gomma acacia, Gomma del Cordofan (del Senegal), Gomma turica (it); Goma arabiga (sp).

Gummi Asae dulcis—Benzoe.
Gummi Asa foetida—Asa foetida.
Gummi Astragalis tragacanthae—Tragacantha.
Gummi Astragalorum—Tragacantha.
Gummi babylonicum—Gummi arabicum.
Gummi barbaricum—Gummi arabicum.
Gummi benzoinum—Benzoe.
Gummi bubonis galbani—Galbanum.
Gummi Cambogia—Gutti.
Gummi Camphorae—Camphora.
Gummi Dammara—Dammar.
Gummi de Bassora—Tragacantha.
Gummi Draconis—Resina Draconis.
Gummi elasticum—Cautschuc.
Gummi Elemi—Elemi.
Gummi Euphorbium—Euphorbium.
Gummi Galbani—Galbanum.
Gummi Galbanum—Galbanum.
Gummi Gamandrae—Gutti.
Gummi gamba—Gutti.
Gummi gambiense—Kino.
Gummi Gambogiae—Gutti.
Gummi Goa—Gutti.
Gummi Guajaci—Resina Guajaci.
Gummigutt—Gutti.
Gummi Guttae gambae—Gutti.
Gummigutti—Gutti.
Gummi Helenii—Elemi.
Gummi Icica—Elemi.
Gummi Kino—Kino.

Gummi Lemium—Elemi.
Gummi Lentisci—Mastix.
Gummi ligni guajaci—Resina Guajaci.
Gummi ligni sancti—Resina Guajaci.
Gummi Mastiche—Mastix.
Gummi metopium—Galbanum.
Gummi Mimosae (M. niloticae)—Gummi arabicum.
Gummi Myrrhae—Myrrha.
Gummi Pistaciae—Mastix.
Gummi plasticum—Gutta Percha.
Gummi Resina Ammoniacum—Ammoniacum.
Gummi Resina Asa dulcis—Benzoe.
Gummi Resina Asa foetida—Asa foetida.
Gummi Resina Benzoes—Benzoe.
Gummi Resina Euphorbium—Euphorbium.
Gummi Resina Galbanum—Galbanum.
Gummi Resina Gutti—Gutti.
Gummi Resina Kino—Kino.
Gummi Resina Myrrha—Myrrha.
Gummi Resina sagapenum—Sagapenum.
Gummi Sagapenum—Sagapenum.
Gummi sanctum—Resina Guajaci.
Gummi sanguineum—Resina Draconis.
Gummi Sanguinis Draconis—Resina Draconis.
Gummi saracenicum—Gummi arabicum.
Gummi Scammonii—Resina Scammoniae.
Gummi senegalense—Gummi arabicum.
Gummi Serapionis—Gummi arabicum.
Gummi serapium—Sagapenum.
Gummi Smyrnae—Myrrha.
Gummi Storacis—Styrax.
Gummi thebaicum—Gummi arabicum.
Gummi Tragacanthae—Tragacantha.
Gum Myrrh—Myrrha.
Gundelrebe—Herba Hederae.
Gundermann—Herba Hederae.
Gurkemey—Rhizoma Curcumae.
Gurkenmehl—Rhizoma Curcumae.
Guter Heinrich—Herba Chenopodii.
Guttae febrifugae Fowleri—Liquor Kalii arsenicosi.
Guttae nigrae—Acetum Opii.
Gutta Gambir—Catechu pallidum.

Gutta Percha. Gummi plasticum, Gutta Percha cruda, Gutta Pertscha, Percha chartacea, Percha cruda, Percha foliacea, Percha lamellata.

Gutta Percha cruda—Gutta Percha.
Gutta Pertscha—Gutta Percha.

Gutti. Cambogia, Cambogium, Gambogia, Gambogium, Gummandra, Gummi Cambogia, Gummi Gamandrae, Gummi Gambogiae, Gummi Goa, Gummi Gutti, Gummi (guttae) gamba, Gummi metopium, Gumm-Resina Gutti, Resina Gutti, Scammonium orientale, Succus Camprici. Gummigutt. Gomme gutte, Gomme gabieuse (fr); Gomma Gotta (G. del Siam) (it).

Gypsum spathosum—Barium sulfuricum.
Gypsum ustum—Calcium sulfuricum ustum.

Haferkrautblume—Flores Rhoeados.
Haferraute—Herba Abrotani.
Hagebutten—Fructus Cynosbati.
Hagenia abyssinica Gmelin. Bankesia abyssinica Bruce, Brayera anthelminthica Kunth.
Haideflechte—Lichen islandicus.
Hallersches Sauer—Mixtura sulfurica acida.
Halosanthos—Cetaceum.
Halotrichum—Alumen.
Hamamelis. Snapping Hazel, Witchhazel (e); Hamamélis de Virginie (fr).
Hamamélis de Virginie—Hamamelis.
Haematoxyli Lignum—Lignum campechianum.
Hamburgerblau—Ferrum cyanatum.
Hamburger Pflaster—Emplastrum fuscum camphoratum.
Hammeltalg—Sebum ovile.
Haemorrhoidenpulver—Pulvis Liquiritiae compositus.
Hämorrhoidalpulver, grünes—Pulvis Liquiritiae compositus.
Hanfsamen, römischer (türkischer)—Semen Ricini.
Hard Soap—Sapo medicatus.
Harebur root—Radix Bardanae.
Harnkrautwurzel—Radix Ononidis.
Harnzucker—Saccharum amylaceum.
Hars—Colophonium.
Hartheu—Herba Hyperici.
Hart's Horn berries—Fructus Rhamni cathartici.
Harzbenzoesäure—Acidum benzoicum.
Harzsalbe—Unguentum basilicum.
Haselwurzel—Rhizoma Asari.
Hasenauge—Rhizoma Caryophyllatae.
Hasenpappelblätter—Folia Malvae.
Hasenpappelblume—Flores Malvae.
Haudornwurzel—Radix Ononidis.
Hauhechel—Radix Ononidis.
Hauptwasser—Aqua aromatica.
Haupt- und Schlagwasser—Aqua aromatica.
Hausenblase—Ichtyocolla.
Hausenblase, japanische—Agar-Agar.
Haussaft—Sirupus Rhamni catharticae.
Hausseife—Sapo stearinicus venalis.
Hauswurzelsaft—Mel rosatum.
Heart's ease—Herba Violae tricoloris.
Heavy Spar—Barium sulfuricum.
Hebrasalbe—Unguentum diachylon.
Hebrasche Bleisalbe—Unguentum diachylon.

Hebra's Lead Ointment—Unguentum diachylon.
Hebras Seifenspiritus—Spiritus Saponis kalini.
Heckenhysop—Herba Gratiolae.
Hedge-Hyssop—Herba Gratiola.
Hedypnois Taraxacum Scop.—Taraxacum officinale Weber.
Heemstwortel—Radix Althaeae.
Heerabol-Myrrha—Myrrha.
Heidelbeeren—Fructus Myrtilli.
Heildistel—Herba Cardui benedicti.
Heiligenharz—Resina Guajaci.
Heiligenstein—Cuprum aluminatum.
Heiligöl—Oleum Ricini.
Heilpflaster, schwarzes—Emplastrum fuscum camphoratum.
Heilstein—Cuprum aluminatum.
Heilwurz—Radix Althaeae.
Helmetflower root—Tubera Aconiti.

Helminthochorton. Corallina corsicana, Fucus Helminthochorton, Muscus corsicanus. Wurmmoos, Wurmtang. Mousse de Corse (fr).

Helonias officinale D. Don—Schoenocaulon officinale (Schlechtendal et Chamisso) Asa Grey.
Helsche steen—Argentum nitricum fusum.
Hemlock leaves—Herba Conii.
Hemp—Cannabis.
Hemstbladen—Folia Althaeae.
Henbane leaves—Folia Hyoscyami.
Hennep—Cannabis.
Hepar ad usum externum—Kalium sulfuratum.
Hepar Antimonii—Stibium oxydatum fuscum.
Hepar Antimonii calcareum—Calcium stibiato-sulfuratum.
Hepar Calcis—Calcium sulfuratum.
Hepar Stibii—Stibium oxydatum fuscum.
Hepar Sulfuris—Kalium sulfuratum.
Hepar Sulfuris baryticus—Barium sulfuratum.
Hepar Sulfuris calcareum—Calcium sulfuratum.
Hepar Sulfuris kalinum—Kalium sulfuratum.
Hepar Sulfuris potassinum—Kalium sulfuratum.
Hepar Sulfuris pro balneo—Kalium sulfuratum.
Hepar Sulfuris salinum—Kalium sulfuratum.
Hepar Sulfuris vulgare—Kalium sulfuratum.

Herba Abrotani. Herba Abrotani angustifolii (capadocii) (galatici) (hortensis) (maris) (nigri) (vulgaris), Herba Artemisiae abrotani, Herba Cholopoeon, Herba cynanchites, Herba Habrotani. Aberraute, Alpraute, Eberraute, Haferraute, Hofraute, Schoßwurzelkraut, Stabwurzelkraut, Zitronenwurzelkraut.

Herba Abrotani angustifolii (capadocii) (galactici) (hortensis) (maris) (nigri) (vulgaris)—Herba Abrotani.
Herba Absellae—Herba Agrimoniae.

Herba Absinthii. Absynthium, Herba Absynthii majoris (rusticanae), Herba Alsinae fortis, Herba Artemisiae absynthii, Summitates Absinthii. Absinth, Absynth, Wermut. Common Wormwood, Worm-

wood (e), Herbe d'Aluine (Aluyne), Herbe de grande Absinthe (fr); Assenzio (it).
Herba Absynthii majoris (rusticanae)—Herba Absinthii.
Herba Acanthi germanici—Herba Cardui benedicti.
Herba Achilleae moschatae—Herba Ivae moschatae.

Herba Agrimoniae. Herba Absellae, Herba Agrimoniae eupatoriae (officinarum), Herba Hepatitis, Herba Lappulae hepaticae, Herba Marmorellae. Leberklette, Odermennig. Common Agrimony herb (e); Herbe d'Aigremoine, Herbe d'Eupatoire des Grecs (fr).
Herba Agrimoniae eupatoriae (officinarum)—Herba Agrimoniae.
Herba aegyptiaca—Herba Meliloti.
Herba Alsinae fortis—Herba Absinthii.
Herba Alsines palustris—Herba Veronicae.
Herba Althaeae—Folia Althaeae.
Herba Amaraci (A. silvestris)—Herba Majoranae.
Herba Amarellae—Herba Polygalae amarae.
Herba ambrosioides—Herba Chenopodii ambrosioides.

Herba Anchusae. Herba Anchusae minoris (officinalis), Herba Buglossi (B. angustifolii) (B. vulgaris), Herba Echii italicae, Herba Linguae bovis. Ackermannskraut, Augenzier, Ochsenzunge.
Herba Anchusae minoris (officinalis)—Herba Anchusae.
Herba Androsaemi—Herba Hyperici.
Herba Anemones pulsatillae—Herba Pulsatillae.
Herba Anthos silvestris—Herba Ledi palustris.
Herba Antirrhini—Herba Linariae.
Herba Aparines stellariae—Herba Asperulae.
Herba Apiastri—Folia Melissae.
Herba Arctostaphyli—Folia Uvae Ursi.
Herba Artemisiae abrotani—Herba Abrotani.
Herba Artemisiae absynthi—Herba Absinthii.

Herba Asperulae. Herba Aparines stellariae, Herba Asperulae odoratae, Herba Hepaticae asperulae (cordialis) (silvestris) (stellatae), Herba Matrisylvae, Herba Rubeolae montanae (odoratae).
Herba Asperulae odoratae—Herba Asperulae.
Herba Asplenii scolopendrii—Herba Scolopendrii.
Herba Atriplicis americani (mexicani)—Herba Chenopodii ambrosioides.
Herba Athanasiae—Herba Tanaceti.
Herba Atriplicis caninae—Herba Chenopodii.
Herba balsamica rubra—Herba Pulegii.
Herba Bechii—Folia Farfarae.
Herba Belladonnae—Folia Belladonnae.
Herba Betonicae albae—Herba Veronicae.
Herba Bismalvae—Folia Althaeae.
Herba boni Henrici—Herba Chenopodii.
Herba Botryos mexicanae—Herba Chenopodii ambrosioides.
Herba Britannicae—Herba Cochleariae.
Herba Buglossi (B. angustifolii)—Herba Anchusae.
Herba Buglossi ascendentis—Herba Pulmonariae.
Herba Buglossi vulgaris—Herba Anchusae.

Herba Bursae pastoris. Herba Capsellae, Herba Theapsi bursae pastoris. Hirtentäschelkraut.

Herba Calaminthae humilioris (rotundifoliae)—Herba Hederae.
Herba Callunae. Herba Ericae.
Herba Cannabis indicae. Summitates Cannabis indicae. Indian Hemp (e); Indische Hennepkruid (h).
Herba Capsellae—Herba Bursae pastoris.
Herba Cardui benedicti. Folia Cardui benedicti, Herba Acanthi germanici, Herba Cnici sancti, Herba Cardui sancti, Herba Centaurii benedicti (sancti). Benediktenfleckblume, Benediktuskraut, Bernhardinerkraut, Bitterdistel, Bornwurz, Distelkraut, Gesegnete Distel; Heildistel, Karbemustee, Kardiktenkraut, Kardobenediktenkraut, Magendistel, Spinnendistel.
Herba Cardui sancti—Herba Cardui benedicti.
Herba Caudis vulpis—Herba Pulsatillae.
Herba Cedronellae—Folia Melissae.
Herba Celidonii—Herba Chelidonii.
Herba Centaurii. Fel terrae, Herba Centaurii minoris, Herba Erythraeae, Herba Febrifugae, Herba Fellis terrae, Herba Gentianae centaurii, Erdgalle, Fieberkraut, Roter Aurin, Tausendgüldenkraut. Centaury herb (e); Biondella, Caccia-febbre (it); Duizendguldenkruid (h).
Herba Centaurii benedicti (sancti)—Herba Cardui benedicti.
Herba Centaurii minoris—Herba Centaurii.
Herba centauroides—Herba Gratiolae.
Herba Centumnodiae—Herba Polygoni.
Herba Cerviglossae—Herba Scolopendrii.
Herba Chelidonii. Herba Celidonii, Herba Chelidonii majoris (vulgaris), Herba Hirundinariae majoris, Herba Hirundinis, Herba Othoniae, Herba Philomediae. Blutkraut, Gelbkraut, Goldkraut, Scheel(Schöll)-kraut, Schwalbenkraut. Celandine herb, Prickled poppy herb, Tetterwort (e); Herbe de Felouque, Herbe d'Hirondelle (fr).
Herba Chelidonii majoris—Herba Chelidonii.
Herba Chelidonii minoris—Herba Ficariae.
Herba Chelidonii ranunculoides—Herba Ficariae.
Herba Chelidonii rotundifolii—Herba Ficariae.
Herba Chelidonii vulgaris—Herba Chelidonii.
Herba Chenopodii. Herba Atriplicis caninae, Herba boni Henrici, Herba Chenopodii boni Henrici, Herba Lapathi unctuosi. Guter Heinrich, Stolzer Heinrich.
Herba Chenopodii ambrosioides. Herba ambrosioides, Herba Atriplicis americani (mexicani), Herba Botryos mexicanae, Herba Chenopodii mexicani, Herba Pedis anseris odorati.
Herba Chenopodii boni Henrici—Herba Chenopodii.
Herba Chenopodii mexicani—Herba Chenopodii ambrosioides.
Herba Cholopoeon—Herba Abrotani.
Herba Chrysanthemi tanaceti (vulgaris)—Herba Tanaceti.
Herba Cicutae (C. maculatae) (C. terrestris) (C. vulgaris)—Herba Conii.
Herba Citronellae—Folia Melissae.
Herba Clavellatae—Herba Violae tricoloris.
Herba Cnici sancti—Herba Cardui benedicti.

Herba Cochleariae. Herba Britannicae. Löffelkraut.
Herba Conii. Herba Cicutae (C. maculatae) (C. terrestris), (C. vulgaris), Herba Coriandri maculati, Herba Petroselini canini. Blutschierling, Erdschierling, Gefleckter Schierling, Giftpetersilie, Hundspetersilie, Mauerschierling, Mäuseschierling. Fool's Parsley leaves, Hemlock leaves, Parsley leaves, Spotted Cowbane leaves, Spotted Hemlock leaves (e); Herbe de Ciguë officinale, Herbe de Grande Ciguë (fr).

Herba Consolidae saracenicae—Herba Virgaureae.
Herba Coriandri maculati—Herba Conii.
Herba Coronae terrae—Herba Hederae.
Herba Costae caninae (equinae)—Herba Plantaginis.
Herba Cunilae bubulae—Herba Origani.
Herba Cunilaginis—Herba Serpylli.
Herba cynanchites—Herba Abrotani.
Herba Daturae—Folia Stramonii.
Herba Diapensiae—Folia Saniculae.
Herba Digitalis minimae—Herbae Gratiolae.
Herba Digitalis purpureae—Folia Digitalis.

Herba Droserae. Herba Droserae rotundifoliae, Herba Rorellae, Herba Roridae, Herba Roris Solis, Herba Solariae, Ros solis. Bauernlöffel, Herrenlöffel, Sonnentau. Sundew (e); Herbe de Rosée du Soleil (fr).

Herba Droserae rotundifoliae—Herba Droserae.
Herba Echii italici—Herba Anchusae.
Herba elatines—Herba Linariae.
Herba Equinae pulsatillae—Herba Pulsatillae.

Herba Equiseti. Cauda equina, Herba Equiseti majoris (minoris), Herba Hipposeti. Ackerschachtelhalm, Dubock, Gänsekraut, Katzenstert, Schafthalm, Zinnkraut.

Herba Equiseti majoris (minoris)—Herba Equiseti.
Herba Ericae—Herba Callunae.
Herba Eriphi—Herba Rutae.
Herba Erythraeae—Herba Centaurii.
Herba Euphragiae—Herba Euphrasiae.

Herba Euphrasiae. Herba Euphragiae, Herba Euphrosinae, Herba ophthalmica. Augentrost.

Herba Euphrosinae—Herba Euphrasiae.
Herba Farfarae—Folia Farfarae.
Herba Febrifugae—Herba Centaurii.
Herba Fellis terrae—Herba Centaurii.

Herba Ficariae. Herba Chelidonii minoris (ranunculoides) (rotundifolii), Herba Ranunculi ficariae (verni), Herba Scrophulariae minoris. Feigwarzenkraut, Scharbockskraut.

Herba Galeopsidis. Herba Galeopsidis grandiflorae (ochroleucae) Spezies Lieberi. Abzehrungskräuter, Blankenheimer Tee, Liebersche Kräuter.

Herba Galeopsidis grandiflorae (ochroleucae)—Herba Galeopsidis.

Herba Gazubae—Folia Uvae Ursi.
Herba Genippae—Herba Ivae moschatae.
Herba Genippae veri—Herba Ivae.moschatae.
Herba Gentianae centaurii—Herba Centaurii.
Herba Glechomae—Herba Hederae.
Herba gratiae Dei—Herba Gratiolae.

Herba Gratiolae. Herba Centauroidis, Herba Digitalis minimae, Herba gratiae Dei. Gottesgnadenkraut, Heckenhysop, Purgierkraut, Weißes Aurin, Weißes Gallenkraut, Wilder Aurin. Hedge-Hyssop (e).

Herba Habrotani—Herba Abrotani.

Herba Hederae. Herba Calaminthae humilioris (rotundifoliae), Herba Coronae terrae, Herba Glechomae, Herba Hederae terrestris, Herba humilis Hederae, Herba Melacocissi. Donnerrebe, Gundelrebe, Gundermann. Gill over the ground, Ground ivy (e); Lierre terrestre (fr).

Herba Hederae terrestris—Herba Hederae.
Herba Hepaticae asperulae (cordialis) (silvestris) (stellatae)—Herba Asperulae.
Herba Hepatitis—Herba Agrimoniae.
Herba Hipposeti—Herba Equiseti.
Herba Hiptachni—Herba Violae tricoloris.
Herba Hirundinariae majoris—Herba Chelidonii.
Herba Hirundinis—Herba Chelidoni.
Herba humilis Hederae—Herba Hederae.
Herba Hyoscyami—Folia Hyoscyami.

Herba Hyperici. Herba Androsaemi, Herba Hyperici perforati, Herba Millepertae, Herba Perforatae, Herba Sancti Johannis. Hartheu, Johanniskraut. St. John's Wort (e); Herbe de Chasse diable, Herbe de Millepertuis (fr).

Herba Hyperici perforati—Herba Hyperici.
Herba Ivae—Herba Ivae moschatae.

Herba Ivae moschatae. Herba Achilleae moschatae, Herba Genippae, Herba Genippae veri, Herba Ivae. Bisamschafgarbe, Gabuse, Genippkraut, Moschusschafgarbe, Sandkraut, Wildfräuleinkraut. Herbe de la dame des forêts (fr).

Herba Jaceae—Herba Violae tricoloris.
Herba Jaceae majoris—Herba Violae trico'oris.
Herba Jaceae tricoloris—Herba Violae tricoloris.
Herba Lanceolatae—Herba Plantaginis.
Herba Lapathi unctuosi—Herba Chenopodii.
Herba Lappulae hepaticae—Herba Agrimoniae.

Herba Ledi palustris. Herba Anthos silvestris, Herba Rosmarini silvestris. Porst, Sumpfporst, Wilder Rosmarin. Marsh Tea, Wild Rosemary (e); Herbe de Rosmarin sauvage (fr).

Herba Libanotidis (Libanotis) (L. coronariae) (L. herbacei)—Folia Rosmarini.
Herba Lichenis clavati—Herba Lycopodii.
Herba Lichenis islandici—Lichen islandicus.

Herba Linariae. Herba Antirrhini, Herba elatines, Herba Pseudolinariae. Ackerleinkraut, Frauenflachs, Leinkraut.

Herba Linguae bovis—Herba Anchusae.

Herba Linguae cervinae—Herba Scolopendrii.
Herba Lobeliae. Herba Lobeliae inflatae, Herba Nicotianae indicae. Indianischer Tabak, Indischer Tabak. Asthma- weed, Indian Tobacco, Vomitwort herb (e).
Herba Lobeliae inflatae—Herba Lobeliae.
Herba Loti odorati—Herba Meliloti.
Herba Lupuli cretici—Herba Origani cretici.
Herba Lycopodii. Herba Lichenis clavati, Herba Musci clavati (repentis) (squamosi) (terrestris) (ursini) (vulgaris).
Herba Majoranae. Herba Amaraci (A. silvestris), Herba Origani majoranae, Herba Sampsuchi. Meiran. Wild Marjoram (e); Herbe de Marjolaine sauvage (fr); Maggiorana (it); Marjoleinkruid (h).
Herba Maloti—Herba Meliloti.
Herba Malvae—Folia Malvae.
Herba Malvae vulgaris—Folia Malvae.
Herba Marmorellae—Herba Agrimoniae.
Herba Marubii. Herba Marubii albi, Herba Prasii. Andorn, Anton, Gottvergessen, Mariennessel (-Andorn), Nagelkraut, Sigminz, Weißer Andorn, Weißer Dorant, Weißer Orand. Hoarhound, Horehound (e).
Herba Marubii albi—Herba Marubii.
Herba Mate. Folia Apalagines, Folia Ilicis apalagines, Folia Ilicis paraguayensis, Folia Mate. Jesuitentee, Mate, Paraguaytee, Paranatee.
Herba Matrisylvae—Herba Asperulae.
Herba Melacocissi—Herba Hederae.
Herba Meliloti. Herba aegyptiaca, Herba Loti odorati, Herba Maloti, Herba Meliloti citrini (majoris) (silvestris) (vulgaris), Herba Saxifragae luteae, Herba Trifolii citrini (Meliloti) (odorati). Bärensteinklee, Honigklee, Steinklee, Tonkakraut; Honey lotus, Yellow Sweet Clover (e).
Herba Meliloti citrini (majoris) (silvestris) (vulgaris)—Herba Meliloti.
Herba Menthae—Folia Menthae piperitae.
Herba Menthae piperitae—Folia Menthae piperitae.
Herba Menthae pulegii—Herba Pulegii.
Herba Menthae rubrae—Herba Pulegii.
Herba Menyanthis—Folia Trifolii fibrini.
Herba Millepertae—Herba Hyperici.
Herba Musci clavati (repentis) (squamosi) (terrestris) (ursini) (vulgaris)—Herba Lycopodii.
Herba Nicotianae indicae—Herba Lobeliae.
Herba Nolae culinaris—Herba Pulsatillae.
Herba ophthalmica—Herba Euphrasiae.
Herba Origani. Herba Cunilae bubulae, Herba Origani silvestris (vulgaris). Dost, brauner (blauer) (wilder), Majoran, gemeiner (wilder). Common Marjoram (e).
Herba Origani cretici. Herba Lupuli cretici, Herba Spicae cretici, Spica Origani cretici. Kretischer Dosten, Spanischer Hopfen. Marjoram of Candia (e).

Herba Origani majoranae—Herba Majoranae.
Herba Origani silvestris (vulgaris)—Herba Origani.
Herba Othoniae—Herba Chelidonii.

Herba Paridis. Herba Solani quadrifolii, Herba Uvae inversae (versae) (vulpinae). Einbeere, Fuchstraube, Wolfsbeere. Leopard bane, Wolfberry leaves (e); Herbes de Raisin de rénard (fr).

Herba Pedis anseris odorati—Herba Chenopodii ambrosioides.
Herba Pegani—Herba Rutae.
Herba Pentadactyli—Herba Potentillae.
Herba Pentaphylli—Herba Potentillae.
Herba Perforatae—Herba Hyperici.
Herba Petroselini canini—Herba Conii.
Herba Philomediae—Herba Chelidoniae.

Herba Plantaginis. Herba Costae caninae (equinae), Herba Lanceolatae, Herba Plantaginis lanceolatae (latifoliae) (majoris) (minoris) (vulgaris), Herba Septinerviae. Aderkraut, Spitzwegerich, Wegebreite, Wegerich.

Herba Plantaginis lanceolatae (latifoliae) (majoris) (minoris) (vulgaris)—Herba Plantaginis.

Herba Polygalae amarae. Herba Amarellae, Herba Polygalae linneae, Radix Amarellae cum herba, Radix Polygalae amarae cum herba. Bitteres Königsblumenkraut, Blaues Milchblumenkraut, Kreuzblumen, Kreuzwurzelkraut, Märzenblumen, Mutterblumenkraut, Ramselkraut. Bitter Milkwort, Milkwort (e); Herbes de laitier (fr).

Herba Polygalae linneae—Herba Polygalae amarae.
Herba Polygalae spuriae—Herba Polygoni.

Herba Polygoni. Herba Centumnodiae(i), Herba Polygalae spuriae, Herba Polygoni avicularis, Herba Proserpinae, Herba Sanguinariae centumnodiae. Knöterich, Vogelknöterich.

Herba Polygoni avicularis—Herba Polygoni.
Herba Pomi spinosi—Folia Stramonii.

Herba Potentillae. Herba Pentadactyli, Herba Pentaphylli, Herba Quinquefolii. Fingerkraut, Fünffingerkraut.

Herba Prasii—Herba Marubii.
Herba Proserpinae—Herba Polygoni.
Herba Pseudolinariae—Herba Linariae.

Herba Pulegii. Herba balsamica rubra, Herba Menthae pulegii (rubrae), Herba Pulegii cervini (hortensis) (regalis). Flohkraut, Gartenpoley, Poley, Wasserpoley. European Pennyroyal, Penny royal, Penny royal mint (e); Herbe de Puliot (P. commun) (P. vulgaire) (fr).

Herba Pulegii cervini (hortensis) (regalis)—Herba Pulegii.

Herba Pulmonariae. Herba Buglossi ascendentis, Herba Symphiti maculati. Lungenkraut.

Herba Pulsatillae. Herba Anemones pulsatillae, Herba Caudae vulpis, Herba Equinae pulsatillae, Herba Nolae culinaris, Herba Pulsatillae vulgaris, Herba Venti. Küchenschelle, Windblume. Meadow Ane-

mone, Pasque (Passe) Flower herb, Wind Flower herb (e); Herbe au (du) Vent, Herbe de Coquelour de (fr).
Herba Pulsatillae vulgaris—Herba Pulsatillae.
Herba Quinquefolii—Herba Potentillae.
Herba Ranunculi ficariae (verni)—Herba Ficariae.
Herba Rhytae—Herba Rutae.
Herba Rorellae—Herba Droserae.
Herba Roridae—Herba Droserae.
Herba Roris Solis—Herba Droserae.
Herba Rosmarini silvestris—Herba Ledi palustris.
Herba Rubeolae montanae (odoratae)—Herba Asperulae.

Herba Rutae. Herba Eriphi, Herba Pegani, Herba Rhytae, Herba Rutae domesticae, Herba Rutae graveolentis, Herba Rutae hortensis, Herba Rutae latifoliae, Herba Rutae sativae, Herba Rutae vulgaris. Edelraute, Gartenraute, Gelbrottee, Hofraute, Kreuzraute, Raute. Rue (e, fr); Ruda (sp).

Herba Rutae domesticae—Herba Rutae.
Herba Rutae graveolentis—Herba Rutae.
Herba Rutae hortensis—Herba Rutae.
Herba Rutae latifoliae—Herba Rutae.
Herba Rutae sativae—Herba Rutae.
Herba Rutae vulgaris—Herba Rutae.
Herba Sabinae—Summitates Sabinae.
Herba Sanctae Mariae—Herba Tanaceti.
Herba Sancti Johannis—Herba Hyperici.
Herba Sampsuchi—Herba Majoranae
Herba Sanguinariae centumnodiae—Herba Polygoni.
Herba Saracenicae—Herba Virgaureae.
Herba Saxifragae luteae—Herba Meliloti.

Herba Scolopendrii. Herba Asplenii scolopendrii, Herba Cerviglossae, Herba Linguae cervinae. Hirschzunge.

Herba Scoparii. Cacumina Scoparii, Herba Spartii Scoparii. Besenginster, Pfriemenkraut. Broom Tops (e); Herbe de genêt à balais (fr).

Herba Scrophulariae minoris—Herba Ficariae.
Herba Septinerviae—Herba Plantaginis.

Herba Serpylli. Herba Cunilaginis, Herba Thymi serpylli (silvestris). Feldkümmel, Feldpolei, Feldquendel, Feldthymian, Gewöhnlicher Quendel, Quendel, Wilder Thymian. Wild Thyme (e); Herbe de Serpolet (fr).

Herba Serpylli romani—Herba Thymi.
Herba Solani foetidi (pomi spinosi)—Folia Stramonii.
Herba Solani maniaci—Folia Stramonii.
Herba Solani quadrifolii—Herba Paridis.
Herba Solariae—Herba Droserae.
Herba Solidaginis virgaureae—Herba Virgaureae.
Herba Spartii Scoparii—Herba Scoparii.
Herba Spicae cretici—Herba Origani cretici.
Herba Stramonii—Folia Stramonii.
Herba Stramonii peregrini (vulgaris)—Folia Stramonii.
Herba Symphiti maculati—Herba Pulmonariae.

Herba Tanaceti. Herba Athanasiae. Herba Chrysanthemi tanaceti (vulgaris), Herba sanctae Mariae. Drüsenkraut, Gemeiner Rainfarn, Kraftkraut, Pompelblume, Revierkraut, Wurmfarnkraut, Wurmkraut. Parsley fern, Tansy (e); Herbe de barbotine, Herbe St. Marc, Tanaisie (fr).
Herba Taraxaci. (Vergleiche die Angaben unter Radix Taraxaci.)
Herba Thlapsi Bursae pastoris—Herba Bursae pastoris.
Herba Thymi. Herba Serpylli romani, Herba Thymi vulgaris. Demuthkraut, Gartenthymian, Römischer Quendel, Wilder Thymian. Garden Thyme, Thyme (e); Tomillo (fr).
Herba Thymi serpylli (silvestris)—Herba Serpylli.
Herba Thymi vulgaris—Herba Thymi.
Herba Trifolii aquatici—Folia Trifolii fibrini.
Herba Trifolii citrini—Herba Meliloti.
Herba Trifolii fibrini—Folia Trifolii fibrini.
Herba Trifolii meliloti—Herba Meliloti.
Herba Trifolii odorati—Herba Meliloti.
Herba Trinitatis—Herba Violae tricoloris.
Herba Tussilaginis—Folia Farfarae.
Herba Uvae inversae—Herba Paridis.
Herba Uvae ursi—Folia Uvae ursi.
Herba Uvae versae—Herba Paridis.
Herba Uvae vulpinae—Herba Paridis.
Herba Venti—Herba Pulsatillae.
Herba Veronicae anagallidis (majoris) (vulgaris)—Herba Veronicae.

Herba Veronicae. Herba Alsines palustris, Herba Betonicae albae, Herba Veronicae anagallidis (majoris) (vulgaris). Ehrenpreis.
Herba Violae tricoloris. Herba Clavellatae, Herba Heptachri, Herba Jaceae (J. majoris), Herba Jaceae tricoloris, Herba Trinitatis, Herba Violae arvensis, Herba Violae silvestris, Herba Violae tricoloris hortensis. Ackerveilchen, Ackerviole, Dreifaltigkeitskraut, Freisam, Freisamkraut, Gartenböcklein, Hundsveilchen, Je länger je lieber, Jesusblümchen, Samtveilchen, Sinngrün, Stiefmütterchen, Tausendschönchen, Veilchenkraut. Heart's ease, Pansy herb, Pensee herb, Trinity herb (e); Herbe de la trinité, Herbe de pensée (anglaise), Herbe de violette pensée (fr).
Herba Violae arvensis—Herba Violae tricoloris.
Herba Violae silvestris—Herba Violae tricoloris.
Herba Violae tricoloris hortensis—Herba Violae tricoloris.
Herba Virgaureae. Herba Consolidae saracenicae, Herba Saracenicae, Herba Solidaginis virgaureae, Herba Virgae aureae. Goldrute.
Herba Virgae aureae—Herba Virgaureae.
Herb Bennet—Radix Valerianae.
Herbe au (du) Vent—Herba Pulsatillae.
Herbe d'Aigremoine—Herba Agrimoniae.
Herbe d'Aluine (d'Aluyne)—Herba Absinthii.
Herbe de Barbotine—Herba Tanaceti.
Herbe de Bechion—Folia Farfarae.
Herbe de Chasse-diable—Herba Hyperici.

Herbe de Ciguë officinale—Herba Conii.
Herbe de Coquelourde—Herba Pulsatillae.
Herbe de Felouque—Herbe Chelidonii.
Herbe de Genêt à balais—Herba Scoparii.
Herbe de Grande Absinthe—Herba Absinthii.
Herbe de Grande Ciguë—Herba Conii.
Herbe de la dame des forêts—Herba Ivae moschatae.
Herbe de Laitier—Herba Polygalae amarae.
Herbe de la Trinité—Herba Violae tricoloris.
Herbe de Marjolaine sauvage—Herba Majoranae.
Herbe de Millepertuis—Herba Hyperici.
Herbe de pas d'âne—Folia Farfarae.
Herbe de Pensée (P. anglaise)—Herba Violae tricoloris.
Herbe de Puliot (P. commun) (P. vulgaire)—Herba Pulegii.
Herbe de Raisin de Rénard—Herba Paridis.
Herbe de Rosmarin sauvage—Herba Ledi palustris.
Herbe de Rosée du Soleil—Herba Droserae.
Herbe de Serpolet—Herba Serpylli.
Herbe des Sorciers—Folia Stramonii.
Herbe de St-Fiacre—Flores Verbasci.
Herbe de St. Quirin—Folia Farfarae.
Herbe d'Eupatoire des Grecs—Herba Agrimoniae.
Herbe de Violette pensée—Herba Violae tricoloris.
Herbe d'Hirondelle—Herba Chelidonii.
Herbe du Citron—Folia Melissae.
Herbe St. Marc—Herba Tanaceti.
Herbstrosen—Flores Malvae arboreae.
Heroin—Diacetylmorphinum hydrochloricum.
Herrenlöffel—Herba Droserae.
Heul—Papaver.
Heusamen, griechischer—Folia Foenugraeci.

Hexamethylentetramin. Aminoform, Cystamin, Cystogen, Formin, Hexamin(a), Methenamina, Uritone. Urotropin.

Hexamin(a)—Hexamethylentetramin.
Hexenkraut—Radix Valerianae.
Hexenmehl—Lycopodium.
Hidrato de cloral—Chloratum hydratum.
Hidrato de Sodio—Natrum causticum.
Hidrato potasico—Kali causticum.
Hiel de toro—Fel Tauri.
Hierro—Ferrum.
High Mallow Flowers—Flores Malvae.
High-taper flowers—Flores Verbasci.
Higos—Caricae.
Himmelbrand—Flores Verbasci.
Himmelskerzen—Flores Verbasci.
Hindläufte—Radix Chicorei.
Hinojo—Fructus Foeniculi.
Hinschkraut—Stipites Dulcamarae.
Hipoclorito calcico clorurado—Calcaria chlorata.
Hipofosfito de Calcio—Calcium hypophosphorosum.
Hirschhorn, gebranntes—Calcium phosphoricum crudum und Calcium carbonicum crudum.

Hirschhorngeist—Liquor Ammonii caustici.
Hirschhornsalz—Ammonium carbonicum.
Hirschtalg—Sebum ovile.
Hirschzunge—Herba Scolopendrii.
Hirtentäschelkraut—Herba Bursae pastoris.

Hirudines. Badellae, Sanguisugae. Leeches (e); Sangsues (fr); Mignattas (it); Sanguijuelas (sp).

Hoarhound—Herba Marubii.
Hoffmannscher Lebensbalsam—Mixtura oleosa balsamica.
Hoffmann's drops—Spiritus aethereus.
Hoffmannsgeist—Spiritus aethereus.
Hoffmanns Lebenselixier—Elixir Aurantii compositum.
Hoffmanns Magenelixier—Elixir Aurantii compositum.
Hoffmanns Magentropfen—Elixir Aurantii compositum.
Hoffmanns Spießglanzschwefelkalk—Calcium stibiato-sulfuratum.
Hoffmannstropfen—Spiritus aethereus.
Hoffmannstropfen, braune—Elixir Aurantii compositum.
Hoffmannstropfen, weiße—Spiritus aethereus.
Hofraute—Herba Rutae und Herba Abrotani.
Hog's Lard—Adeps suillus.
Hoja de Beleno—Folia Hyoscyami.
Hoja de Belladama—Folia Belladonnae.
Hoja de Dedalera—Folia Digitalis.
Hoja de Estramonio—Folia Stramonii.
Hoja de Gayuba—Folia Uvae Ursi.
Hoja de Sen—Folia Sennae.
Hoja de Torongil—Folia Melissae.
Hoja de Trébol acuatico—Folia Trifolii fibrini.
Holder—Flores Sambuci.
Holderbeeren—Fructus Sambuci.
Höllenstein—Argentum nitricum.
Höllenstein, gehärteter—Argentum nitricum fusum.
Höllenstein, salpeterhaltiger—Argentum nitricum cum Kalio nitrico.
Höllenstein, verdünnter—Argentum nitricum cum Kalio nitrico.
Hollerbeere—Fructus Juniperi.
Hollunderbeere—Fructus Sambuci.
Hollunderblüte—Flores Sambuci.
Hollyhock (Holy hoke)Flowers—Flores Malvae arboreae.
Holzessigsäure—Acetum pyrolignosum.
Holzessigsäure, rektifizierte—Acetum pyrolignosum rectificatum.
Holzessigsäure, rohe—Acetum pyrolignosum crudum.
Holzgeist—Alcohol methylicus.
Holzsäure—Acetum pyrolignosum.
Holzteerkreosot—Kreosotum.

Homatropinum. Oxytoluyltropein.

Hombrecillo—Strobili Lupuli.
Honey—Mel.
Honey lotus—Herba Meliloti.
Honey of Borax—Mel boraxatum.
Honey of Rose—Mel rosatum.
Honigklee—Herba Meliloti.
Hoornklaver—Semen Foenugraeci.

Hop—Strobili Lupuli.
Hopfen—Strobili Lupuli.
Hopfendrüsen—Strobili Lupuli.
Hopfenkätzchen—Strobili Lupuli.
Hopfenmehl—Strobili Lupuli.
Hopfen, spanischer—Herba Origani cretici.
Hopklieren—Strobili Lupuli.
Horehound—Herba Marubii.
Hornsilber—Argentum chloratum.
Houblon—Strobili Lupuli.
Houtteer—Pix liquida.
Huflattichblumen—Flores Farfarae.
Huile d'amande (douce)—Oleum Amygdalarum.
Huile volatile d'Ansérine vermifuge—Oleum Chenopodii anthelminthici.
Huile de Cade—Pix Juniperi.
Huile de Colza—Oleum Rapae.
Huile de Foie de Morue—Oleum Jecoris Aselli.
Huile de Graines de Tilly—Oleum Crotonis.
Huile de Jugoline—Oleum Sesami.
Huile de Laurier—Oleum Lauri.
Huile de Morue—Oleum Jecoris Aselli.
Huile de Navette—Oleum Rapae.
Huile de Noix de terre—Oleum Arachidis.
Huile de petits pignons d'Inde—Oleum Crotonis.
Huile de Rabette—Oleum Rapae.
Huile de Ricin—Oleum Ricini.
Huile de Sésame—Oleum Sesami.
Huile de Vitriol—Acidum sulfuricum fumans.
Huiles distillées—Olea aetherea.
Huile d'Olive—Oleum Olivarum.
Huiles essentielles—Olea aetherea.
Huile volatile—Oleum aethereum.
Huile volatile d'Anis vert—Oleum Anisi.
Huile volatile de Badiane—Oleum Anisi stellati.
Huile volatile de Fénouil—Oleum Foeniculi.
Huile volatile de Girofle—Oleum Caryophylli.
Hundegraswurzel—Rhizoma Graminis.
Hundequeckenwurzel—Rhizoma Graminis.
Hundsaugensamen—Semen Psyllii.
Hundsbaum—Ricinus.
Hundsgesicht—Semen Psylli.
Hundspetersilie—Herba Conii.
Hundsveilchen—Herba Violae tricoloris.
Hungerkorn—Secale cornutum.
Husks of almond—Furfur Amygdalarum.
Hustenelixier—Elixir e Succo Liquiritiae.
Hustenpulver—Pulvis Liquiritiae compositus.
Hustenpulver, französisches—Pulvis Liquiritiae compositus.
Hustentee—Species pectorales.
Hustentropfen, dänische—Elixir e Succo Liquiritiae.
Hüttenrauch—Ac'dum arsenicosum.
Huxham's Tincture of Bark—Tinctura Chinae composita.
Hyacinthus antimonialis—Stibium oxydatum vitreum.
Hydrargyri Ammonio-chloridum—Hydrargyrum praecipitatum album.

Hydrargyri Bichloridum—Hydrargyrum bichloratum.
Hydrargyri Chloridum corrosivum—Hydrargyrum bichloratum.
Hydrargyri Chloridum mite—Hydrargyrum chloratum.
Hydrargyricum—Hydrargyrum oxydatum.
Hydrargyricum muriaticum—Hydrargyrum bichloratum.
Hydrargyri Cyanidum—Hydrargyri cyanatum.
Hydrargyri Jodidum flavum—Hydrargyrum jodatum.
Hydrargyri Jodidum rubrum—Hydrargyrum bijodatum.
Hydrargyri Jodidum viride—Hydrargyrum jodatum.
Hydrargyri Oxidum flavum—Hydrargyrum oxydatum v. h. p.
Hydrargyri Oxidum rubrum—Hydrargyrum oxydatum.
Hydrargyri Perchloridum—Hydrargyrum bichloratum.
Hydrargyri Salicylas—Hydrargyrum salicylicum.
Hydrargyri Subchloridum—Hydrargyrum chloratum.
Hydrargyri Sulphidum rubrum—Hydrargyrum sulfuratum rubrum.
Hydrargyri Unguentum P. J.—Unguentum Hydrargyri cinereum.
Hydrargyrosum—Hydrargyrum oxydulatum nigrum.
Hydrargyrosum sulfuratum—Hydrargyrum sulfuratum nigrum.

Hydrargyrum. Aqua argentea, Aqua metallorum, Aqua sicca, Argentum mobile seu vivum. Hydrargyrus (H. virgineus), Mercurius, Mercurius vivus. Servus fugitivus, Mercury (e); Mercure (fr); Mercurio (it, sp); Kwik (h).

Hydrargyrum amidato-bichloratum—Hydrargyrum praecipitatum album.
Hydrargyrum ammoniato muriaticum—Hydrargyrum praecipitatum album.
Hydrargyrum ammoniatum—Hydrargyrum praecipitatum album.

Hydrargyrum bichloratum. Aquila Regis, Bichloretum Hydrargyri, Chloretum hydrargyricum, Chloruretum hydrargyricum, Deutochloretum Hydrargyri, Hydrargyri Bichloridum, Hydrargyri Chloridum corrosivum, Hydrargyricum muriaticum, Hydrargyri Perchloridum, Hydrargyrum bichloratum corrosivum, Hydrargyrum muriaticum corrosivum, Hydrargyrum perchloratum, Hydrargyrum salitum (s. corrosivum), HydrochlorasHydrargyri corrosivus,Mercurius corrosivus, Mercurius corrosivus sublimatus, Mercurius salitus (s. corrosivus), Mercurius sublimatus albus, Mercurius sublimatus corrosivus, Murias Hydrargyri (H. acerrimus) (H. corrosivus), Perchloridum Hydrargyri, Sublimatum corrosivum, Submurias Hydrargyri (H. corrosivus). Ätzendes Chlorquecksilber, Ätzendes Merkurichlorid, Ätzendes Quecksilberchlorid, Ätzendes Quecksilbersublimat, Ätzendes Sublimat, Ätzsublimat, Merkurichlorid, Quecksilberbichlorid, Quecksilbersublimat. Bichloride of Mercury (e); Bichlorure de Mercure, Sublimé corrosif (fr); Bicloruro di mercurio (it); Cloruro mercurico (sp).

Hydrargyrum bichloratum ammoniatum—Hydrargyrum praecipitatum album.
Hydrargyrum bichloratum corrosivum—Hydrargyrum bichloratum.

Hydrargyrum bijodatum. Deuterojoduretum Hydrargyri, Deutojoduretum Hydrargyri, Hydrargyri Jodidum rubrum, Hydrargyrum bijodatum rubrum, Hydrargyrum jodatum rubrum, Jodetum hydrargyricum, Joduretum hydrargyricum, Mercurius jodatus ruber, Merkurijodid, Rotes Jodquecksilber, Rotes Quecksilberjodid, Zweifach Jodquecksilber. Deutoiodide of Mercury (e), Deutoiodure de Mercure (fr); Yoduro mercurico (sp).

Hydrargyrum bijodatum rubrum—Hydrargyrum bijodatum.
Hydrargyrum borussicum—Hydrargyrum cyanatum.

Hydrargyrum chloratum. Aquila alba, Aquila alba mitigata, Aquila coelestis, Calomelas, Chloretum hydrargyrosum, Chloruretum hydrargyrosum, Draco mitigatus, Filius majae, Hydrargyri Chloridum mite, Hydrargyri Subchloridum, Hydrargyrum chloratum mite, Hydrargyrum muriaticum mite, Hydrargyrum oxydulatum submuriaticum, Leo mitigatus, Manna metallorum (mercurialis), Mercurius dulcis, Mercurius dulcis praecipitatus (d. sublimatus), Mercurius sublimatus dulcis (mitis), Murias hydrargyrosus, Murias superhydrargyricus, Panacea Hydrargyrii (holostea) (mercurialis) (Quercetani), Panchymagogum minerale (Quercetani), Protochloretum (Protochloridum) (Protochloruretum) Hydrargyri, Submurias Hydrargyri (H. mitis). Merkurochlorid, Mildes Chlorquecksilber, Mildes Merkurochlorid, Mildes Quecksilberchlorür, Versüßtes Chlorquecksilber, Versüßtes Quecksilber, Versüßtes Quecksilbersublimat, Versüßtes Sublimat. Mercury Subchloride, Mild mercurous chloride, Praecipitatum album, Subchloride of Mercury (e); Chlorure mercureux, Mercure douce, Précipité blanc, Protochlorure de Mercure (fr), Protocloruro di Mercurio (it), Cloruro mercurioso (sp).

Hydrargyrum chloratum mite—Hydrargyrum chloratum.

Hydrargyrum chloratum vapore paratum. Calomelas vapore paratum, Chloretum hydrargyrosum ope vaporis, Hydrargyrum muriaticum mite vapore paratum. Dampfkalomel.

Hydrargyrum cyanatum. Cyanidum hydrargyricum, Cyanuretum hydrargyricum, Deuterocyanuretum Hydrargyri, Hydrargyri Cyanidum, Hydrargyrum borussicum, Hydrargyrum cyanogenatum, Hydrargyrum hydrocyanicum, Hydrargyrum zooticum, Mercurius cyanatus. Blausaures Quecksilber, Cyanquecksilber, Merkurizyanid, Zyanquecksilber.

Hydrargyrum cyanogenatum—Hydrargyrum cyanatum.
Hydrargyrum hydrocyanicum—Hydrargyrum cyanatum.

Hydrargyrum jodatum. Hydrargyri Jodidum flavum, Hydrargyri Jodidum viride, Hydrargyrum jodatum flavum, Hydrargyrum subjodatum, Jodetum hydrargyrosum, Joduretum hydrargyrosum, Jodurum mercuriosum, Mercurius jodatus flavus, Protojoduretum Hydrargyri. Green (Yellow) Jodide of Mercury (e); Protiodure de Mercure (fr); Protojoduro di mercurio (it); Yoduro mercurioso (sp).

Hydrargyrum jodatum flavum—Hydrargyrum jodatum.
Hydrargyrum jodatum rubrum—Hydrargyrum bijodatum.
Hydrargyrum muriaticum corrosivum—Hydrargyrum bichloratum.
Hydrargyrum muriaticum mite—Hydrargyrum chloratum.
Hydrargyrum muriaticum mite vapore paratum—Hydrargyrum chloratum vapore paratum.

Hydrargyrum oxydatum. Arcanum corrallinum, Aurum horizontale

Calx Mercurii rubra, Hydrargyricum, Hydrargyri Oxydum rubrum, Hydrargyrum oxydatum rubrum, Hydrargyrum praecipitatum rubrum, Mercurius calcinatus ruber, Mercurius corallinus, Mercurius corrosivus ruber, Mercurius diaphoreticus, Mercurius oxydatus praecipitatus ruber, Mercurius praecipitatus corrosivus, Mercurius praecipitatus ruber, Mercurius praecipitatus per se, Oxydum hydrargyricum rubrum, Panacea mercurialis rubra, Pulvis Principum (Principium). Merkurioxyd, Rotes Präzipitat, Rotes Quecksilberpräzipitat, Rotes Merkurioxyd. Peroxide of Mercury, Red Pricipitate (e); Deutoxyde de Mercure, Peroxyde de Mercure (fr); Ossido mercurico rosso (it); Oxido mercurico rojo (sp).

Hydrargyrum oxydatum flavum—Hydrargyrum oxydatum via humida paratum.
Hydrargyrum oxydatum praecipitatum—Hydrargyrum oxydatum v. h. p.
Hydrargyrum oxydatum rubrum—Hydrargyrum oxydatum.

Hydrargyrum oxydatum via humida paratum. Hydrargyri Oxidum flavum, Hydrargyrum oxydatum flavum, Hydrargyrum oxydatum praecipitatum, Mercurius oxydatus flavus, Mercurius praecipitatus flavus, Oxydum hydrargyricum flavum. Gefälltes Merkurioxyd, Gefälltes Quecksilberoxyd, Gelbes Quecksilberpräzipitat, Gelbes Merkurioxyd, Präzipitiertes Quecksilberoxyd. Yellow Praecipitate (e); Ossido mercurico giallo (it); Oxido mercurico amarillo (sp).

Hydrargyrum oxydulatum cum Ammonio nitrico—Hydrargyrum oxydulatum nigrum.

Hydrargyrum oxydulatum nigrum. (Unter dieser Bezeichnung sollen die Synonyma zweier Präparate zusammengefaßt werden, von denen das eine (1) Merkuroxyd ist, während das andere (2) Hydrargyrum oxydulatum nigrum Hahnemanni aus Merkuroammoniumnitrat besteht.)

1. Aethiops Mercurii pe se, Hydrargyrosum, Mercurius cinereus (praecipitatus niger) (solubilis Moscati), Turpethum nigrum.
2. Aethiops mercurialis Hahnemanni, Azotas hydrargyroso-ammonicus, Hydrargyrum oxydulatum cum Ammonio nitrico, Hydrargyrum oxydulatum nigrum Hahnemanni (nigrum praecipitatum), Hydrargyrum oxydulatum nitrico-ammoniatum (subnitricum ammoniatum), Mercurius niger Hahnemanni, Mercurius solubilis Hahnemanni, Nitras hydrargyroso-ammonicus, Oxydulatum Hydrargyri Hahnemanni.

Hydrargyrum oxydulatum nigrum Hahnemanni (nigrum praecipitatum)—Hydrargyrum oxydulatum nigrum.
Hydrargyrum oxydulatum nitrico-ammoniatum—Hydrargyrum oxydulatum nigrum.
Hydrargyrum oxydulatum submuriaticum—Hydrargyrum chloratum.
Hydrargyrum oxydulatum subnitricum ammoniatum—Hydrargyrum oxydulatum nigrum.
Hydrargyrum oxydulatum sulfuratum—Hydrargyrum sulfuratum nigrum.
Hydrargyrum perchloratum—Hydrargyrum bichloratum.

Hydrargyrum praecipitatum album. Calcinatum majus Poterii, Catharticum mercuriale, Chloretum hydrargyrico-ammonicum, Hydrargyri Ammonio-chloridum, Hydrargyrum amidato-bichloratum, Hydrargyrum ammoniato muriaticum, Hydrargyrum ammoniatum,

130 Hydrargyrum praecipitatum rubrum—Hydrocarbonate de Magnésie.

Hydrargyrum bichloratum ammoniatum, Hydrargyrum salitum praecipitatum, Lac mercuriale, Mercurius praecipitatus albus (cosmeticus), Mercurius vitae, Oxychloruretum Hydrargyri ammoniacale, Panacea Mercurii albi vulgaris, Sal Alembroth insolubile, Turpethum album. Merkuriammoniumchlorid, Merkurichloramid, Quecksilberchloramid, Weißes Präzipitat. Ammoniated Mercury, Mercuric amido-chloride (e); Chloramidure de Mercure, Lait mercuriel, Oxychlorure ammoniacal de Mercure (fr); Cloramiduro di mercurio (it); Wit Precipitaat (h).

Hydrargyrum praecipitatum rubrum—Hydrargyrum oxydatum.

Hydrargyrum salicylicum. Acidum mercurisalicylicum, Hydrargyri Salicylas, Salicylas Hydrargyri (hydrargyricus). Quecksilbersalizylat.

Hydrargyrum salitum (s. corrosivum)—Hydrargyrum bichloratum.
Hydrargyrum salitum praecipitatum—Hydrargyrum praecipitatum album.
Hydrargyrum subjodatum—Hydrargyrum jodatum.

Hydrargyrum sulfuratum nigrum. Aethiops mineralis (mercurialis) (narcoticus) (narcoticus Krielii), Hydrargyrosum sulfuratum, Hydrargyrum oxydulatum sulfuratum, Protosulfuretum Mercurii, Pulvis hypnoticus (h. Krielii), Sulfuretum Hydrargyri nigrum (simplex). Mineralmohr, Quecksilbermohr. Schwarzes Mercurialpulver.

Hydrargyrum sulfuratum rubrum. Bisulfuretum Hydrargyri, Cinnabar (Cinnabaris) (Cinnabarium), Deutosulfuretum Hydrargyri rubrum, Hydrargyri Sulphidum rubrum, Persulfuretum Hydrargyri, Sulfuretum Hydrargyri, Sulfuretum Mercurii. Blutmerkur, Roter Schwefelmerkur, Zinnober. Vermillon (fr).

Hydrargyrum zooticum—Hydrargyrum cyanatum.
Hydrargyrus (H. virgineus)—Hydrargyrum.
Hydras amylenicus—Amylenum hydratum.
Hydras Barytae (baryticus)—Barium oxydatum hydricum.
Hydras Chloralis—Chloralhydrat.
Hydras ferricus—Ferrum oxydatum fuscum.
Hydras ferricus saccharatus solubilis—Ferrum oxydatum cum Saccharo.
Hydras kalicus—Kali causticum.
Hydras kalicus liquidus—Liquor Kali caustici.
Hydras natricus—Natrum causticum.
Hydras natricus liquidus (solutus)—Liquor Natri caustici.
Hydras Sodae—Natrum causticum.
Hydras Sulfuris—Sulfur praecipitatum.
Hydrastiswurzel—Rhizoma Hydrastis.
Hydrate de Chloral—Chloralum hydratum.
Hydrate de Phényle—Phenolum.
Hydrate de Potasse—Kali causticum.
Hydrate of Potassa—Kali causticum.
Hydrate of Soda—Natrium causticum.
Hydratocarbonas ferrosus saccharatus—Ferrum carbonicum cum Saccharo.
Hydratocarbonas magnesicus—Magnesium carbonicum.
Hydratocarbonas Plumbi—Cerussa.
Hydratocarbonas Potassae—Kalium bicarbonicum.
Hydrobromic Ether—Aether bromatus.
Hydrocarbonate de Magnésie—Magnesium carbonicum.

Hydrochinidin. Hydroconchinin.
Hydrochloras Ammoniae—Ammonium chloratum.
Hydrochloras Auri natronatus—Auro-Natrium chloratum.
Hydrochloras chinicus—Chininum hydrochloricum.
Hydrochloras Ferri oxydati—Ferrum sesquichloratum.
Hydrochloras ferrosus—Ferrum chloratum.
Hydrochloras Hydrargyri corrosivus—Hydrargyrum bichloratum.
Hydrochloras quinicus—Chininum hydrochloricum.
Hydrochlorate of Ammonia—Ammonium chloratum.
Hydrochloric Ether—Aether chloratus.
Hydrocinchonidin—Cinchamidin.
Hydroconchinin—Hydrochinidin.
Hydrocyanas Kalii (Potassae)—Kalium cyanatum.
Hydrogen Borate—Acidum boricum.
Hydrogen Sulphate—Acidum sulfuricum.

Hydrogenium peroxydatum solutum. Aqua Hydrogenii dioxidi, Liquor Hydrogenii dioxidi, Liquor Hydrogenii peroxidi, Solutio Peroxydi Hydrogenii. Oxygenized Water (e); Eau oxygénée officinale, Peroxide d'Hydrogène, Soluté officinal d'eau oxygénée (fr); Acqua ossigenata (it); Agua oxigenada (sp).

Hydrojodas Kalii (kalicus) (Potassii)—Kalium jodatum.
Hydrokarbonsäure—Acidum formicicum.
Hydrolati (Hydrolato)—Aquae aromaticae.
Hydrolatum Floris Citri vulgaris—Aqua Aurantii florum.
Hydromel—Mel depuratum.
Hydrosacchara—Sirupi.
Hydrosaccharita—Sirupi.
Hydrosulfuretum flavum Antimonii sulfurati—Stibium sulfuratum aurantiacum.
Hydrosulfuretum Oxydi Stibii—Stibium sulfuratum rubrum.
Hydrous wool fat—Lanolinum.
Hyoscinum—Scopolaminum.
Hyoscyami folium P. J.—Folia Hyoscyami.
Hypermanganas kalicus (potassicus)—Kalium permanganicum.
Hyperoxydum Plumbi—Minium.
Hyperoxymuriate of Potassa—Kalium chloricum.
Hypochloris Sodae liquidus—Liquor Natrii hypochlorosi.
Hypochlorite of Lime—Calcaria chlorata.
Hypophosphis calcicum—Calcium hypophosphorosum.
Hyposulfite de Sodium—Natrium thiosulfuricum.
Hyposulfite of Soda—Natrium thiosulfuricum.
Hyposulphis sodicus—Natrium thiosulfuricum.

Ibischwurzel—Radix Althaeae.
Iceland Lichen—Lichen islandicus.
Iceland Moss—Lichen islandicus.

Ichtyocolla. Colla piscium, Gluten alcanac. Fischblase, Fischleim, Hausenblase. Fishglue, Isinglass (e); Colle de Poisson (fr); Colla di pesce, Gelatina (it).
Ichthyol—Ammonium sulfoichthyolicum.

Icicaharz—Elemi.
Idrato di Calcio—Calcium hydroxydatum.
Idrato potassico—Kali causticum.
Idrolati—Aquae aromaticae.
Igelkolbenblätter—Folia Stramonii.
Ijzer—Ferrum.
Immortellen—Flores Stoechados citrinae.
Impératoire—Rhizoma Imperatoriae.
Indian Berry—Fructus Cocculi.
Indian Cashew-nut—Fructus Anacardii.
Indian Dye root—Rhizoma Hydrastis.
Indian Hemp—Herba Cannabis indicae.
Indianischer Balsam—Balsamum peruvianum.
Indianischer Pfeffer—Fructus Capsici.
Indianischer Tabak—Herba Lobeliae.
Indian Liquorice seed—Semen Jequirity.
Indian Tobacco—Herba Lobeliae.
Indian Turmeric root—Rhizoma Hydrastis.
Indicum—Indigo.

Indigo. Color indicum, Indicum, Pigmentum indicum.

Indigo, roter—Persio.
Indische Hennepkruid—Herba Cannabis indicae.
Indischer Balsam (schwarzer)—Balsamum peruvianum.
Indischer Pfeffer—Fructus Capsici.
Idrocarbonato di Magnesio—Magnesium carbonicum.
Inflorescentia Cinae—Flores Cinae.

Infusa. Infusiones. Infusions (e); Apozèmes*, Infusions, Tisanes* (fr); Infusi (it); Aftreksel (h).

Infusi—Infusa.
Infusiones—Infusa.
Infusions—Infusa.
Infusorienerde (mehl)—Terra silicea.
Infusum laxativum—Infusum Sennae compositum.
Infusum Rhei alcalinum (aquosum) (cum alcali) (kalinum) (simplex)—Tinctura Rhei aquosa.

Infusum Sennae compositum. Aqua laxativa viennensis, Infusum laxativum, Infusum Sennae cum Manna, Potio laxans (l. viennensis), Potio laxativa, Potio viennensis, Potus viennensis. Laxiertrank, Wiener Tränkchen, Zusammengesetzter Sennaaufguß.

Infusum Sennae cum Manna—Infusum Sennae compositum.
Ingwer, deutscher—Tubera Ari.
Ingwer, gelber—Rhizoma Curcumae.
Ingwerklauen—Rhizoma Zingiberis.
Ingwerwurzel—Rhizoma Zingiberis.
Insektenpulver—Flores Pyrethri.
Ipekakuanha, graue—Radix Ipecacuanhae.

---

* Die Begriffe Apozème und Tisane decken sich nicht völlig mit dem Begriff Infusum, es sind wäßrige Lösungen oder Drogenauszüge, die in vielen Fällen als Infusum, bald auch als Dekokt, Mazeration, Digestion oder Solutio hergestellt werden.

Ipecacuanhae radix P. J.—Radix Ipecacuanhae.
Ipecacuanhae sirupus P. J.—Sirupus Ipecacuanhae.
Ipecacuanhae tinctura P. J.—Tinctura Ipecacuanhae.
Ipofosfito di calcio—Calcium hypophosphorosum.
Irish Moss—Carrageen.
Irländisch Moos—Carrageen.
Iron—Ferrum.
Iron and Ammonium Citrate—Ferrum citricum ammoniatum.
Iron and Quinine Citrate—Chininum ferro-citricum.
Iron Pills—Pilulae Ferri carbonici Blaudii.
Iron Protosulphate—Ferrum sulfuricum.
Isinglass—Ichtyocolla.
Isinglass (Chinese) (Ceylon) (Japanese)—Agar-Agar.
Isländische Flechte—Lichen islandicus.
Isländische Schüsselflechte—Lichen islandicus.
Isländisch Moos—Lichen islandicus.
Isoamylalkohol—Alcohol amylicus.
Iso-Naphthol—Naphtholum.
Isophenylalkohol—Alcohol amylicus.
Ivoire brulé (noir)—Carbo animalis.
Ivory black—Carbo animalis.

Jabon—Sapo.
Jabon de aceite de olivas—Sapo medicatus.
Jachandelbeere—Fructus Juniperi.
Jalapa—Tubera Jalapae.
Jalapenharzseife—Sapo jalapinus.
Jalapenknollen—Tubera Jalapae.
Jalappenöl—Oleum Ricini.
Jalap stalks—Radix Orizabae.
Jalap tubéreux—Tubera Jalapae.
Jamaica Pepper—Fructus Pimentae.
Jamaica Winter's Bark—Cortex Canellae albae.
Jamaikapfeffer—Fructus Pimentae.
Jamaikarotholz—Lignum Fernambuci.
Jamaizin—Berberin.

Jambosa caryophyllus (Sprengel) Niedenzu. Caryophyllus aromaticus L., Eugenia aromatica Baill, Eugenia caryophyllata Thunberg.

Jamestown Weed—Folia Stramonii.
Japanese Antimony—Stibium sulfuratum nigrum.
Japankampfer—Camphora.
Japantalg (wachs)—Cera japonica.
Jarabe—Sirupi.
Jarabe de corteza de naranja—Sirupus Aurantii.
Jatrorrhiza calumba Miers—Jatrorrhiza palmata (Lamarck) Miers.

Jatrorrhiza palmata (Lamarck) Miers. Cocculus palmatus D. C., Jatrorrhiza calumba Miers, Menispermum palmatum Lam.

Jaundice root—Rhizoma Hydrastis.
Je länger je lieber—Herba Violae tricoloris und Stipites Dulcamarae.

Jenever bes—Fructus Juniperi.
Jenevervruchten—Fructus Juniperi.
Jerichobalsam—Balsamum de Mecca.
Jersch mos—Carrageen.
Jerusalemer Balsam—Tinctura Benzoes composita.
Jesuitentee—Herba Mate.
Jesusblümchen—Herba Violae tricoloris.
Jimson Weed—Folia Stramonii.
Jode—Jodum.
Jodetum hydrargyricum—Hydrargyrum bijodatum.
Jodetum hydrargyrosum—Hydrargyrum jodatum.
Jodetum Kalii (kalicum)—Kalium jodatum.
Jodetum Natrii (natricum)—Natrium jodatum.
Jodetum Potassii—Kalium jodatum.
Jodetum sodicum—Natrium jodatum.
Jodhydras kalicus—Kalium jodatum.
Jodina—Jodum.
Jodine (e)—Jodum.
Jodinium—Jodum.
Jodium—Jodum.
Jodkali—Kalium jodatum.
Jodkaliumsalbe—Unguentum Kalii jodati.
Jodnatron—Natrium jodatum.
Jodo—Jodum.

Jodoformium. Carboneum jodatum, Formilum jodatum, Formylum jodatum, Formylum trijodatum, Joduretum carbonii. Formyljodid (Formyltrijodid), Trijodmethan.

Jodquecksilber, rotes—Hydrargyrum bijodatum.
Jodquecksilber, zweifach—Hydrargyrum bijodatum.

Jodum. Antalogenium, Fucinium, Jodina, Jodinium, Jodium, Varecinium. Jodine (e); Jode (fr); Jodo (it); Yodo (sp); Jood (h).

Joduretum Carbonei—Jodoformium.
Joduretum hydrargyricum—Hydrargyrum bijodatum.
Joduretum hydrargyrosum—Hydrargyrum jodatum.
Joduretum Kalii—Kalium jodatum.
Joduretum Natrii (natricum)—Natrium jodatum.
Joduretum Potassii—Kalium jodatum.
Joduretum sodicum—Natrium jodatum.
Jodurum mercuriosum—Hydrargyrum jodatum.
Jodurum potassicum—Kalium jodatum.
Jodurum sodicum—Natrium jodatum.
Johannisblume—Flores Arnicae.
Johannisbrot—Fructus Ceratoniae.
Johannisgürtelsamen—Lycopodium.
Johannishandöl—Extractum Filicis.
Johanniskerze—Flores Verbasci.
Johanniskraut—Herba Hyperici.
Johanniskrautwurzel—Radix Arnicae.
Johannispappelblätter—Folia Malvae.
Johannispappelblumen—Flores Malvae.
Johanniswurzel—Rhizoma Filicis.
Johanniswurzelextrakt—Extractum Filicis.

Josciamo—Folia Hyoscyami.
Judendornbeeren—Fructus Jujubae.
Judenkirschenblätter (wurzel)—Folia (Radix) Belladonnae.
Judenweihrauch—Styrax.
Juffern—Flores Rhoeados.
Jugoline—Sesam.
Jujubae (J. arabi) (J. oblongae) (J. rubrae)—Fructus Jujubae.
Jumbehoarinde—Cortex Johimbehe.
Jungfernhonig—Mel album.
Jungfernleder—Pasta gummosa.
Jungfernleder, braunes—Pasta Liquiritiae.
Jungfernöl—Oleum Olivarum.
Jungfernschwamm—Cera alba.
Jungfernschwefel—Sulfur sublimatum.
Jungfernwachs—Cera alba.
Juniper berries—Fructus Juniperi.
Junonium—Cadmium.
Jupiter—Stannum.

Kabliaulebertran—Oleum Jecoris Aselli.
Kaddigbeeren—Fructus Juniperi.
Kaddigmus—Succus Juniperi inspissatus.
Kaffein—Coffeinum.
Kaiser Karls Hauptwasser—Aqua aromatica.
Kaiserwurz—Rhizoma Imperatoriae.
Kajennepfeffer—Fructus Capsici.
Kaju—Anacardia.
Kakaobutter—Oleum Cacao.
Kakaofett—Oleum Cacao.
Kakaoöl—Oleum Cacao.
Kakaotalg—Oleum Cacao.
Kaktus Schildlaus—Coccionella.

Kali ... siehe auch **Kalium** ...

Kali acetosum—Kalium aceticum.
Kali aeratum—Kalium carbonicum.
Kalialaun—Alumen.
Kalialaun, gebrannter—Alumen ustum.
Kali anthrazothionicum—Kalium sulfocyanatum.
Kali arsenicosi liquor P. J.—Liquor Kalii arsenicosi.
Kali arsenicosum solutum—Liquor Kalii arsenicosi.
Kali azoticum—Kalium nitricum.
Kali bistibicum—Kali stibicum.
Kali carbonicum acidulum—Kalium bicarbonicum.
Kali carbonicum e cinere—Kalium carbonicum.
Kali carbonicum e Tartaro—Kalium carbonicum.
Kali carbonicum imperfecte saturatum—Kalium carbonicum.
Kali carbonicum mitius—Kalium bicarbonicum.
Kali carbonicum perfecte saturatum—Kalium bicarbonicum.

Kali causticum. Alcali causticum, Alcali fixum, Alcali vegetabile causticum, Causticum acerrimum (alcalinum) (fortius), Causticum Potentillae, Cauterium chirurgorum (potentiale) (p. chirurgorum), Deutoxydum Potassii, Hydras kalicus, Kali hydricum, Kalii Hydras, Kalium hydroxydatum, Lapis causticus (c. chirurgorum), Lapis infernalis alcalinus, Lixivia caustica, Oxydum potassicum, Potassa caustica (c. pura), Potassae Hydras, Potassa fusa, Potassii Hydroxidum, Sal alcali vegetabile, Sal Fontanellae, Sal Tartari causticum, Alkalischer Ätzstein, Ätzendes Laugensalz, Ätzendes alkalisches Laugensalz, Kalihydrat, Kaustisches Kali, Weißer Ätzstein. Caustic Potash, Hydrate of Potassa, Potassium Hydroxyde (e); Hydrate de Potasse, Pierre à cautère, Potasse caustique, Potasse fondue (fr); Idrato potassico, Pietra da cauteri (it); Hidrato potasico (sp).

Kali causticum liquidum—Liquor Kali caustici.
Kali chloricum—Kalium chloricum.
Kali chlorinicum—Kalium chloricum.
Kali, chlorsaures—Kalium chloricum.
Kali chromicum acidum—Kalium dichromicum.
Kali, dichromsaures—Kalium dichromicum.
Kali, doppelt chromsaures—Kalium dichromicum.
Kali, doppelt kohlensaures—Kalium bicarbonicum.
Kali, doppelt weinsaures—Tartarus depuratus.
Kali, doppelt weinsteinsaures—Tartarus depuratus.
Kaliflüssigkeit—Liquor Kali caustici.
Kaliflüssigkeit, arsenigsaure—Liquor Kali arsenicosi.
Kaliflüssigkeit, essigsaure—Liquor Kali acetici.
Kaliflüssigkeit, kaustische—Liquor Kali caustici.
Kaliflüssigkeit, kohlensaure—Liquor Kalii carbonici.
Kalihydrat—Kali causticum.
Kali hydricum—Kali causticum.
Kali hydrobromatum—Kalium bromatum.
Kali hydrojodatum—Kalium jodatum.
Kalii Chloridum—Kalium chloratum.
Kalii Hydras—Kali causticum.
Kali, kaustisches—Kali causticum fusum.
Kali, kohlensaures, reines—Kalium carbonicum.
Kalilösung—Liquor Kali caustici.
Kalilösung, arsenigsaure—Liquor Kalii arsenicosi.
Kalilösung, essigsaure—Liquor Kalii acetici.
Kalilösung, kaustische—Liquor Kali caustici.
Kalilösung, kohlensaure—Liquor Kalii carbonici.
Kali minerale—Natrium carbonicum.
Kali minerale salitum—Natrium chloratum.
Kali minerale sulfuricum (vitriolatum)—Natrium sulfuricum.
Kali muriaticum—Kalium chloratum.
Kali muriaticum hyperoxydatum (oxydatum) (oxygenatum)—Kalium chloricum.
Kali-Natron, weinsaures—Tartarus natronatus.
Kali nitricum antimoniatum—Kalium nitricum stibiatum.
Kalio-Natrium borotartaricum—Tartarus boraxatus.
Kali oxychlorinicum—Kalium chloricum.
Kali oxymanganicum—Kalium permanganicum.
Kali oxymuriaticum—Kalium chloricum.
Kali pyrostibicum acidum—Kali stibicum.

Kali, rotes chromsaures—Kalium dichromicum.
Kali salitum oxygenatum—Kalium chloricum.
Kali, saures chromsaures—Kalium dichromicum.
Kali, saures kohlensaures—Kalium bicarbonicum.
Kali, saures weinsaures—Tartarus depuratus.
Kali, saures weinsteinsaures—Tartarus depuratus.
Kalischwefelleber zu Bädern—Kalium sulfuratum.
Kalischwefelleber, rohe—Kalium sulfuratum.
Kali Sodae—Natrium carbonicum.

Kali stibicum. (Unter dieser Hauptbezeichnung werden hier die Synonyma für mehrere Präparate zusammengefaßt. „Kali stibicum" bezeichnet an sich reines Kaliummetantimoniat. Ein Kaliummetantimoniat wurde durch Schmelzen von Antimon mit Salpeter erhalten. Die rohe, KNO_3 und KNO_2 enthaltende Schmelze „Stibium oxydatum album non ablutum" (1) wurde gepulvert und mit kaltem Wasser bis zur Nitratfreiheit gewaschen, wobei das Kaliummetantimoniat zurückblieb, „Stibium oxydatum ablutum" (2). Durch Kochen mit Wasser entsteht ein wasserhaltiges Salz. „Kali stibicum" bezeichnet aber auch das durch Schmelzen von Kaliummetantimoniat mit Ätzkali erhaltene „Kaliumpyroantimoniat", „Kali stibicum neutrale", (3) das durch Kochen mit Wasser in das saure Pyroantimoniat „Kali stibicum acidum" oder „Kali stibioso-stibicum acidum" (4) übergeht. Über die Existenz der „Pyroantimoniate" siehe E. Schmidt, Pharm. Chemie.) 1. Antimonium diaphoreticum nitratum (non ablutum), Antimonium oxydatum album non ablutum, Bezoardicum antimoniale (minerale), Calx Antimonii alba (nitrata) (non elota). Stibicum diaphoreticum nitratum (non ablutum), Stibium oxydatum album kalisatum, Stibium oxydatum album non ablutum. 2. Antimonium (Stibium) diaphoreticum ablutum (album) (dulce) (elotum) (simplex), Calx Antimonii elota, Cerussa Antimonii (Stibii) (A. diaphoretica), Kali bistibicum, Kali stibicum acidum, Stibium oxydatum album ablutum. Spießglanz, Spießglanzkalk, schweißtreibender Spießglanzweiß. 3/4. Kali pyrostibicum acidum, Kali stibicum neutrale, Kali stibiosostibicum acidum, Potassii Bisantimonias, Stibias Potassae neutralis. Kaliumpyroantimoniat. Antimony diaphoretic (e); Antimoine diaphorétique lavé (fr).

Kali stibicum acidum—Kali stibicum.
Kali stibicum neutrale—Kali stibicum.
Kali stibioso-stibicum acidum—Kali stibicum.
Kali sulfuricum neutrale—Kalium sulfuricum.
Kali supercarbonicum—Kalium bicarbonicum.
Kali supermanganicum—Kalium permanganicum.
Kali tartaricum boraxatum—Tartarus boraxatus.
Kali tartaricum ferratum—Tartarus ferratus.
Kali tartaricum martiatum—Tartarus ferratus.
Kali tartaricum neutrale—Kalium tartaricum.
Kali tartaricum stibiatum—Tartarus stibiatus.

Kalium. Potassium.
Kalium aceticum. Acetas kalicus (Kalii) (Potassae), Alcali vegeta-

bile acetum (cum aceto), Arcanum Tartari (T. dulce), Kali acetosum, Lixivia acetata, Oxytartarus, Potassii Acetas, Sal diureticum, Tartarus acetatus (regeneratus) (regeneratus Boerhavi), Terra foliata Tartari. Blättererde(salz), Weinsteinerde(salz), blättrige(s). Diuretic Salt (e); Terre foliée de Tartre (fr).

Kalium aceticum solutum—Liquor Kalii acetici.
Kaliumalaun—Alumen.
Kaliumaluminiumsulfat—Alumen.
Kaliumantimonyltartrat—Tartarus stibiatus.
Kalium arsenicosum solutum—Liquor Kalii arsenicosi.
Kaliumarsenitlösung—Liquor Kalii arsenicosi.

Kalium bicarbonicum. Alcali vegetabile cristallisatum (mitius), Bicarbonas kalicus, Bicarbonas monopotassicus, Bicarbonas potassicus, Carbonas kalicus acidulus, Hydratocarbonas Potassae, Kali carbonicum acidulum, Kali carbonicum mitius, Kali carbonicum perfecte saturatum, Kali supercarbonicum, Kalium carbonicum acidulum, Kalium hydrocarbonicum, Potassii Bicarbonas, Sal Tartari cristallisatum, Sal Tartari perfecte saturatum. Doppelt kohlensaures Kali, Kaliumhydrokarbonat, Saures kohlensaures Kali, Zweifach kohlensaures Kali. Acid Carbonate of Potassium (of Potash), Potash saleratus (e); Carbonate acide de Potasse (fr); Bicarbonato di potassio (it).

Kaliumbichromat—Kalium dichromicum.
Kalium bichromicum—Kalium dichromicum.

Kalium bioxalicum. Bioxalas kalicus (Potassae), Kalium oxalicum acidum, Oxalas Kalii (Potassae) acidulus, Sal Acetosellae, Superoxalas Potassae. Flecksalz, Kleesalz, Kleesaures Kali, Sauerkleesalz.

Kalium bitartaricum—Tartarus depuratus.
Kaliumbitartrat—Tartarus depuratus.
Kalium borussicum—Kalium ferrocyanatum.
Kalium borussicum cum ferro—Kalium ferrocyanatum.
Kalium borussicum rubrum—Kalium ferricyanatum.

Kalium bromatum. Brometum kalicum (potassicum), Bromhydras Kalii (kalicus) (Lixivae) (potassicus), Bromuretum kalicum (Kalii) (potassicum), Kali hydrobromatum, Kalium hydrobromicum, Potassii Bromidum. Bromkalium.

Kalium carbonicum (ohne Berücksichtigung des Reinheitsgrades). Aerum Potassii, Alcahestum Glauberi (Helmontii), Alcali herbarum, Alcali lignorum, Alcali plantarum, Alcali potassinum, Alcali Tartari, Alcali vegetabile (v. aeratum) (v. fixum) (v. mite), Carbonas kalicus (Kalii), Carbonas Lixiviae, Carbonas potassicus, Cineres clavellati, Cineres clavellati crudi, Cineres herbarum, Cinis bufonum, Cinis clavellatus (faecinus), Kali aeratum, Kali carbonicum, Kali carbonicum e cinere (e cineribus clavellatis), Kali carbonicum (c. e Tartaro), Kali carbonicum imperfecte saturatum, Kalium subcarbonicum, Nitrum alcalisatum seu fixatum, Nitrum fixum, Potassa, Potassii Carbonas, Potassinum carbonicum, Sal Absinthii, Sal alcali depuratum, Sal alcali fixum, Sal alcali vegetabilis, Sal carbonas Potassae, Sal cinerum clavellatorum, Sal Cinnamomi, Sal Genistae, Sal herbarum, Sal Hirci, Sal lixivium, Sal Sanguinis, Sal tachenianum, Sal Tartari (T. extemporaneum) (T. verum), Subcarbonas potassicus. Gewächsalkali, Griesasche, Kardobenediktensalz, Kräutersalz, Perlasche, Pottasche, Reine Pottasche, Reines kohlensaures Kali, Topfasche, Vegetabilisches Laugensalz, Waidasche, Wermutsalz, Weinsteinalkali, Weinsteinerde, Weinsteinsalz. Carbonate of Potassa from Pearlash, Pearlash, Salt of Wormwood (e); Carbonate neutre de Potasse, Sel de Tartre (fr); Carbonato bipotassico, Carbonato di potassio (it); Carbonato potasico (sp).

Kalium carbonicum acidulum—Kalium bicarbonicum.
Kalium carbonicum e cineribus clavellatis—Kalium carbonicum crudum.
Kalium carbonicum e Tartaro—Kalium carbonicum.
Kalium carbonicum solutum—Liquor Kalii carbonici.
Kalium causticum solutum—Liquor Kali caustici.

Kalium chloratum. Alcali vegetabile salitum, Chloretum (Chloruretum) Kalii (kalicum) (Potassii) (potassicum), Kali muriaticum, Kali vegetabile salitum, Kalii Chloridum, Kalium hydrochloricum (hydrochloratum), Murias Potassae, Potassa muriatica, Potassa salita, Potassii Chloridum, Sal antifebrile, Sal antihypochondricum, Sal commune regeneratum, Sal digestivum (d. Sylvii), Sal diureticum (d. Sylvii), Sal febrifugum Sylvii. Sel digestif (fr).

Kalium chloricum. Alcali salitum (vegetabile) oxymuriaticum, Chloras kalicus, Chloras potassicus, Kali chloricum, Kali chlorinicum, Kali muriaticum hyperoxydatum (oxydatum), Kali oxychlorinicum, Kali oxymuriaticum, Kali salitum oxygenatum, Kalium chlorinicum, Kalium muriaticum oxygenatum, Kalium oxymuriaticum, Murias kalicus oxygenatus, Murias Potassae oxygenatum, Oxymurias kalicus, Oxymurias Potassae, Potassii Chloras, Protochloras Potassii. Chlorsaures Kali. Chlorate of Potash, Hyperoxymuriate of Potassa, Potassium Chlorate (e); Sel de Berthollet (fr.); Clorato di potassio (it); Clorato potasico (sp).

Kalium chlorinicum—Kalium chloricum.
Kaliumchromat, rotes—Kalium dichromicum.
Kalium chromicum acidulum—Kalium dichromicum.
Kalium chromicum rubrum—Kalium dichromicum.

Kalium cyanatum. Cyanetum kalicum (potassicum), Cyanhydras kalicus (Kalii) (potassicus), Cyanuretum Kalii (Potassii), Hydrocyanas Kalii (Potassae), Kalium cyanhydricum, Kalium hydrocyanatum (hydrocyanicum), Potassii Cyanidum, Prussias kalicus (Potassae) (potassicus). Preußisches Kali.

Kalium cyanhydricum—Kalium cyanatum.

Kalium dichromicum. Bichromas kalicus (Potassae), Chromas kalicus ruber, Dichromas kalicus, Kali chromicum acidum, Kalium bichromicum, Kalium chromicum acidulum, Kalium chromicum rubrum, Potassii Dichromas. Bichromat, Dichromsaures Kali, Doppelt chromsaures Kali, Kaliumbichromat, Kaliumpyrochromat, Rotes chromsaures Kali, Saures chromsaures Kali, Zweifach chromsaures Kali. Red Chromate of Potash (e); Chromate acide de Potassium (fr); Dicromato de Potasio (sp).

Kalium ferricyanatum. Cyanuretum Kalii et Ferri rubrum, Ferro-Kalium cyanatum rubrum, Kalium borussicum rubrum, Kalium ferrohydrocyanicum rubrum, Sal rubrum Gmelini. Rotes Blutlaugensalz. Red Potassium Prussiate (e).

Kalium ferrocyanatum. Alcali borussicum, Borussias Potassae, Cyanatum Ferri et Kalii, Ferrohydrocyanas Potassae, Ferro-Kalium cyanatum flavum, Kalium borussicum, Kalium borussicum cum ferro, Kalium ferrocyanatum flavum, Kalium ferruginoso-hydrocyanicum, Kalium ferro-hydrocyanicum, Kalium prussicum, Kalium hydrocyanatum ferratum, Potassii Ferrocyanidum, Potassae Prussias flava, Prussias Potassae et Ferri. Blausaures Eisenkali, Eisenblausaures Kali, Gelbes Blutlaugensalz. Ferroprussiate of Potash, Yellow Prussiate of Potash (e); Protocyanure jaune de Fer et de Potassium (fr).

Kalium ferrocyanatum flavum—Kalium ferrocyanatum.
Kalium ferrohydrocyanicum—Kalium ferrocyanatum.
Kalium ferrohydrocyanicum rubrum—Kalium ferricyanatum.
Kalium ferruginoso-hydrocyanicum—Kalium ferrocyanatum.
Kalium ferro-tartaricum—Tartarus ferratus.
Kaliumhydrat—Kali causticum fusum.
Kaliumhydratlösung—Liquor Kali caustici.
Kalium hydricum—Kali causticum fusum.
Kalium hydricum solutum—Liquor Kali caustici.
Kalium hydrobromicum—Kalium bromatum.
Kalium hydrocarbonicum—Kalium bicarbonicum.
Kalium hydrochloricum (hydrochloratum)—Kalium chloratum.
Kalium hydrocyanatum—Kalium cyanatum.
Kalium hydrocyanatum ferratum—Kalium ferrocyanatum.
Kalium hydrocyanicum—Kalium cyanatum.
Kalium hydrojodicum—Kalium jodatum.
Kaliumhydrokarbonat—Kalium bicarbonicum.
Kalium hydrosulfuratum—Kalium sulfuratum.
Kalium hydrotartaricum—Tartarus depuratus.
Kaliumhydrotartrat—Tartarus depuratus.
Kalium hydroxydatum—Kali causticum.
Kaliumhydroxydlösung—Liquor Kali caustici.
Kaliumhypermanganat—Kalium permanganicum.
Kalium hypermanganicum—Kalium permanganicum.

Kalium jodatum. Hydrojodas Kalii (kalicus) (potassi), Jodetum (Joduretum) kalicum (Kalii) (Potassi), Jodhydras kalicus, Kali hydrojodatum, Kalium hydrojodicum, Potassii Hydrojodas, Potassii Jodidum. Jodkali, Jodkalium.

Kalium muriaticum oxygenatum—Kalium chloricum.
Kalium-Natrium tartaricum—Tartarus natronatus.

Kalium nitricum. Alcali vegetabile nitratum, Azotas potassicus, Deutonitras Potassii, Kali azoticum, Kali vegetabile nitratum, Lapis Prunellae, Lixivia nitrata, Nitras Kalii (kalicus) (Lixivae) (Potassae), Nitrium, Nitrum (N. artefactum) (depuratum) (potassinum) (prismaticum), Potassii Nitras, Sal Nitri, Sal Petrae, Sal Prunellae, Sal Terrae, Tartarus nitratus. Konversionssalpeter, Kubischer Salpeter, Ostindischer Salpeter, Prismatischer Salpeter, Prunellensalz, Rhombischer Salpeter, Salpeter. Azotate de Potasse, Saltpêtre (fr); Azotato (Nitrato) di potassio, Nitro, Salnitro (it).

Kalium nitricum stibiatum (obsoletes unreines antimonhaltiges Kaliumnitrit). Anodinum (Anodynum) minerale, Kali nitricum antimoniatum, Lapis Prunellae antimonialis Schroederi, Lapis Prunellae antimoniatus, Nitrum anodynum, Nitrum antimoniatum, Nitrium stibiatum.

Kalium nitrosum (s. a. Kalium nitricum stibiatum).
Kalium oxalicum acidum—Kalium bioxalicum.
Kalium oxymuriaticum—Kalium chloricum.

Kalium permanganicum. Chamaeleon minerale, Hypermanganas kalicus (potassicus), Kali oxymanganicum, Kalium hypermanganicum, Kalium supermanganicum, Manganosum kalinum, Permanganas kalicus (Potassae), Potassii Permanganas, Supermanganas Potassae. Kaliumhypermanganat, Kaliumpermanganat, Mineralisches Chamäleon. Caméléon violet (fr).

Kalium phosphoricum. Alcali vegetabile phosphoratum, Phosphas kalicus (Potassae), Potassa phosphorica, Sal phosphoreum vegetabile.

Kaliumpolysulfid, rohes—Kalium sulfuratum.
Kalium prussicum—Kalium ferrocyanatum.
Kaliumpyroantimoniat—Kali stibicum.
Kaliumpyrochromat—Kalium dichromicum.
Kalium rhodanatum—Kalium sulfocyanatum.
Kalium stibiato-tartaricum—Tartarus stibiatus.
Kalium stibioso-tartaricum—Tartarus stibiatus.
Kalium stibio-tartaricum—Tartarus stibiatus.
Kalium subcarbonicum—Kalium carbonicum.
Kaliumsulfid zu Bädern—Kalium sulfuratum.
Kaliumsulfid, rohes—Kalium sulfuratum.

Kalium sulfocyanatum. Kali anthrazothionicum, Kalium rhodanatum, Kalium thiocyanatum, Potassii Sulphocyanas, Prussias Potassae sulfuratus.

Kalium sulfuratum. Hepar ad usum externum, Hepar Sulfuris, Hepar Sulfuris kalinum (potassinum) (pro balneo) (salinum) (vulgare), Kalium hydrosulfuratum, Kalium sulfuratum crudum, Kalium sulfuratum pro balneo, Polysulfuretum Kalii (Potassae), Potassa sulphurata, Sapo Sulfuris (sulfureus), Sulfuretum Kalii (Potassae). Badeschwefelleber, Geschwefeltes Laugensalz, Kalischwefelleber zu Bädern, Kaliumsulfid zu Bädern, Rohe Kalischwefelleber, Rohe Schwefelleber zu Bädern, Rohes Kaliumpolysulfid, Rohes Kaliumsulfid, Schwefelkali, Schwefelkalium. Liver of Sulphur, Sulfurated Potash (e); Foie de Soufre potassique, Polysulfure de Potassium, Trisulfure de Potassium (fr); Fegato di solfo, Polisolfuro di potassio (it).

Kalium sulfuratum crudum—Kalium sulfuratum.
Kalium sulfuratum pro balneo—Kalium sulfuratum.

Kalium sulfuricum. Alcali vegetabile sulfuricum (vitriolatum), Arcanum duplex (duplicatum) (d. catholicum) (d. depuratum) (holsaticum), Kali sulfuricum neutrale, Kali vegetabile vitriolatum, Kali vitriolatum, Kalium sulfuricum purum, Lixivia sulfurica (vitriolata), Nitrum vitriolatum, Panacea duplicata (holsatia) (holstenia), Potassae Sulphas, Potassa sulfurica (vitriolata), Potassii Sulphas, Potassium sulfuricum (vitriolatum) Sal Absinthii medius, Sal de duobus, Sal dulcis Holsatiae, Sal enixum Paracelsi, Sal polychrestum, Sal polychrestum Boerhavii (Glaseri) (Lemery) (parisiense), Sal Tartari vitriolatum, Sal Vitrioli catharthicum, Specificum Paracelsi, Specificum purgans Boerhavi (Glaseri) (Paracelsi), Sulfas kalicus (Potassae), Tartarus vitriolatus, Tartarus vitriolatus depuratus, Vitriolum Potassae. Doppelsalz, Duplikatsalz, Vitriolisierter Weinstein, Vitriolweinstein. Vitriolated Tartar (e); Potasse vitriolée, Sel de duobus (fr).

Kalium sulfuricum purum—Kalium sulfuricum.
Kalium supermanganicum—Kalium permanganicum.
Kaliumsupermanganat—Kalium permanganicum.

Kalium tartaricum. Alcali vegetabile tartarisatum, Kali tartaricum neutrale, Kali vegetabile tartaricum, Lixivia tartarisata, Potassae Tartras, Potassii Tartras, Sal panchrestum, Sal vegetabile tartarisatum, Tartarus neutralisatus, Tartarus solubilis, Tartarus tartarisatus, Tartras kalicus (Kalii neuter) (potassicus). Tartarisierter Weinstein, Weinsaures Kali, Weinsteinsaures Kali. Sel végétal, Tartre soluble (fr); Tartrato bipotassico (neutro di Potassio) (it).

Kalium tartaricum acidulum—Tartarus depuratus.
Kalium tartaricum acidum—Tartarus depuratus.
Kalium tartaricum cum Natro—Tartarus natronatus.
Kalium tartaricum stibiatum—Tartarus stibiatus.
Kalium thiocyanatum—Kalium sulfocyanatum.
Kali vegetabile nitratum—Kalium nitricum.
Kali vegetabile salitum—Kalium chloratum.
Kali vegetabile tartaricum—Kalium tartaricum.
Kali vegetabile vitriolatum—Kalium sulfuricum.
Kali vitriolatum—Kalium sulfuricum.
Kali, weinsaures—Kalium tartaricum.
Kali, weinsteinsaures—Kalium tartaricum.
Kalizeep—Sapo kalinus.
Kali, zweifach chromsaures—Kalium dichromicum.
Kali, zweifach kohlensaures—Kalium bicarbonicum.
Kali, zweifach weinsaures—Tartarus depuratus.
Kali, zweifach weinsteinsaures—Tartarus depuratus.
Kalk—Calcaria usta.
Kalkerde, gebrannte—Calcaria usta.
Kalkerde, kohlensaure, gefällte—Calcium carbonicum praecipitatum.
Kalkerde, lebendige—Calcaria usta.
Kalkerde, reine kohlensaure—Calcium carbonicum praecipitatum.
Kalkerde, schwefelsaure, gebrannte—Calcium sulfuricum ustum.
Kalkerde, unterchlorigsaure—Calcaria chlorata.
Kalk, gebrannter—Calcaria usta.
Kalk, lebendiger—Calcaria usta.

Kalkschwefelleber—Calcium sulfuratum.
Kalk, ungelöschter—Calcaria usta.
Kalmuswurzel,—Rhizoma Calami.
Kalomel, vegetabilischer—Podophyllinum.
Kalziumhypochlorit—Calcaria chlorata.
Kalziumkarbonat—Calcium carbonicum praecipitatum.
Kalzium, kohlensaures, gefälltes—Calcium carbonicum praecipitatum.
Kalziumoxyd—Calcaria usta.
Kalziumphosphat, gefälltes—Calcium phosphoricum.
Kalziumphosphat, sekundäres—Calcium phosphoricum.
Kalzium, schwefelsaures, gebranntes—Calcium sulfuricum ustum.
Kalziumsulfat, gebranntes—Calcium sulfuricum ustum.
Kalzium, unterchlorigsaures—Calcaria chlorata.

Kamala. Glandulae Malloti, Glandulae Rottlerae.

Kamillen, römische—Flores Chamomillae romanae.
Kampecheholz—Lignum campechianum.
Kampferbalsam—Spiritus saponato-camphoratus.
Kampfer, chinesischer—Camphora.
Kampfergeist—Spiritus camphoratus.
Kampfer, holländischer—Camphora.
Kampfer, japanischer—Camphora.
Kampfer, malaischer—d-Borneol.
Kampferpflaster—Emplastrum saponatum.
Kampfersalbe, flüchtige—Linimentum ammoniato-camphoratum.
Kanadol—Petroleumbenzin.
Kanarienzucker—Saccharum.
Kaneel—Cortex Cinnamomi ceylanici.
Kaneelolie—Oleum Cinnamomi.
Kanel—Cortex Cinnamomi ceylanici.
Kaolinum—Bolus alba.
Kapuzinersalbe, weiße—Unguentum Hydrargyri album.
Kapuzinersamen—Semen Sabadillae.
Karaschenmoos—Carrageen.
Karbaminsäureäthylester—Urethanum.
Karbe—Fructus Carbi.
Karbenustee—Herba Cardui benedicti.
Karbinol—Alcohol methylicus.
Karbol—Phenolum.
Karbolsäure—Phenolum.
Karbolsäure, kristallisierte—Phenolum.
Karbol, verflüssigtes—Phenolum liquefactum.
Karbolwasser—Aqua phenolata.
Karbondisulfid—Carboneum sulfuratum.
Kardamomen, kleine—Fructus Cardamomi.
Kardamomen, malabarische—Fructus Cardamomi.
Kardiktenkraut—Herba Cardui benedicti.
Kardobenediktenkraut—Herba Cardui benedicti.
Kardobenediktensalz—Kalium carbonicum.
Karmeliterpflaster—Emplastrum fuscum camphoratum.
Karmeliterwasser—Spiritus Melissae compositus.
Karoba—Fructus Ceratoniae.
Karwij—Fructus Carvi.
Käsemalvenblätter—Folia Malvae.

Käsepappelblätter—Folia Malvae.
Käsepappelblüten (große)—Flores Malvae.
Kaskarille—Cortex Cascarillae.
Kaskarillrinde—Cortex Cascarillae.
Kastoröl—Oleum Ricini.
Katagamba—Catechu pallidum.
Katechunuß—Semen Arecae.
Katoen—Gossypium depuratum.
Katzenbaldrian—Radix Valerianae.
Katzenkraut—Radix Valerianae.
Katzenpfötchen—Flores Stoechados citrinae.
Katzenstert—Herba Equiseti.
Katzenwurzel—Radix Valerianae.
Kaustisches Kali—Kali causticum.
Kellerhalsrinde—Cortex Mezerei.
Kelp—Natrium carbonicum.
Kermes Antimonii—Stibium sulfuratum rubrum.
Kermes minerale—Stibium sulfuratum rubrum.
Kermes, mineralischer—Stibium sulfuratum rubrum.
Kernrot—Orleana.
Kerocaine—Novocain.
Keroselen—Aether Petrolei.
Kerzenblumen—Flores Verbasci.
Ketopropan—Acetonum.
Kharsivan—Salvarsan.
Kieselgur—Terra silicea.
Kieselmehl—Terra silicea.
Killeen—Carrageen.
Kinabast—Cortex Chinae.
Kinderbalsam—Aqua aromatica.
Kinderpulver—Pulvis Magnesiae cum Rheo.
Kinderpulver, Hufelandsches—Pulvis Magnesiae cum Rheo.
Kinderpulver, Ribkesches—Pulvis Magnesiae cum Rheo.
Kindersaft—Sirupus Papaveris.
Kininum—Chininum.

Kino. Gummi adstringens Fothergilli, Gummi adstringens gambiense, Gummi gambiense. Gummi (Gummi-resina) Kino.

Kirschlorbeerwasser—Aqua Amygdalarum amararum.
Kistenkampfer—Camphora.
Klapperrosen—Flores Rhoeados.
Klapperschlangenwurzel—Radix Senegae.
Klaproos—Papaver.
Klaprothium—Cadmium.
Klatschen—Flores Rhoeados.
Klatschmohn—Flores Rhoeados.
Klatschrose—Flores Rhoeados.
Klebtaffet—Emplastrum adhaesivum anglicum.
Kleefpleister—Collemplastrum adhaesivum.
Kleesalz—Kalium bioxalicum.
Kleesäure—Acidum oxalicum.
Kleesaures Kali—Kalium bioxalicum.
Kleine Malven—Flores Malvae.
Klettendistelwurzel—Radix Bardanae.
Klettenwurzel—Radix Bardanae.

Klieben- (Klieber-) (Kliewen-) wurzel—Radix Bardanae.
Klissenwurzel—Radix Bardanae.
Klopfpulver—Lycopodium.
Knaben(kraut)wurzel—Tubera Salep.
Knochenasche—Calcium phosphoricum crudum.
Knochenkohle—Carbo animalis.
Knochenmehl—Calcium phosphoricum crudum.
Knochenschwarz—Carbo animalis.
Knorpelmoos—Carrageen.
Knorpeltang—Carrageen.
Knorpeltang, krauser—Carrageen.
Knöterich—Herba Polygoni.
Kobalt—Arsenicum.
Kochenille—Coccionella.
Kochsalz—Natrium chloratum.
Kochsalzsäure—Acidum hydrochloricum.
Kochsalzspiritus—Acidum hydrochloricum.
Koelzalf—Unguentum leniens.
Kohle, gepulverte—Carbo Ligni pulveratus.
Kohle, präparierte—Carbo Ligni pulveratus.
Kokkelskörner—Fructus Cocculi.
Kola Nuts—Semen Colae.
Kollargol—Argentum colloidale.
Koloquintenäpfel—Fructus Colocynthidis.
Koloquintenkürbisse—Fructus Colocynthidis.
Kommandeurbalsam—Tinctura Benzoes composita.
Königsblumenkraut, bitteres—Herba Polygalae amarae.
Königschinarinde—Cortex Chinae Calisayae.
Königselixier—Elixir e Succo Liquiritiae.
Königskerzenblumen—Flores Verbasci.
Königssalbe—Unguentum basilicum.
Königstropfen—Elixir e succo Liquiritiae.
Königswasser—Acidum nitrico-hydrochloricum.
Konserven—Electuaria.
Konversionssalpeter—Kalium nitricum.
Koortswortel—Radix Valerianae.
Kooso—Flores Koso.
Koriander, schwarzer—Semen Nigellae.
Kornrose—Flores Rhoeados.
Koschenille (Koschenilge)—Coccionella.
Koso—Flores Koso.
Koussoblüten—Flores Koso.
Kraftkraut—Herba Tanaceti.
Krähenaugen—Semen Strychni.
Kramkümmel—Fructus Cumini.
Krampftropfen—Tinctura Valerianae aethereae.
Krampftropfen, braune—Tinctura Valerianae.
Krampftropfen, weiße—Spiritus aethereus.
Krampfwurzel—Radix Valerianae.
Kranewittbeere—Fructus Juniperi.
Kranotbeere—Fructus Juniperi.
Krantweetbeere—Fructus Juniperi.
Krapp(wurzel)—Radix Rubiae.
Krätzsalbe, weiße—Unguentum Hydrargyri album.

Krätzwurzel—Rhizoma Veratri.
Krausmoos—Carrageen.
Kräuter, aromatische—Species aromaticae.
Kräuteressig—Acetum aromaticum.
Kräutersalz—Kalium carbonicum.
Kreide—Calcium carbonicum nativum.
Kreidenelken—Flores Caryophylli.
Kreide, präparierte—Calcium carbonicum nativum.
Kreide, spanische—Talcum.
Kremserweiß—Cerussa.
Kreosot, mineralisches—Phenolum.

Kreosotum. Creasotum, Kreosotum faginum. Buchenholzteerkreosot, Holzteerkreosot, Vegetabilisches Kreosot.

Kreosotum faginum—Kreosotum.
Kreosot, vegetabilisches—Kreosotum.
Kresolum crudum—Cresolum crudum.
Kressylsäure, rohe—Cresolum crudum.
Kresylalkohol—Cresolum.
Kresylsäure—Cresolum.
Kreuzblumen—Herba Polygalae amarae.
Kreuzdornbeeren—Fructus Rhamni catharticae.
Kreuzkümmel—Fructus Cumini und Semen Nigellae.
Kreuzraute—Herba Rutae.
Kreuzwurzelkraut—Herba Polygalae amarae.
Kriebelkorn—Secale cornutum.
Kronessenz—Tinctura aromatica.
Kropfsalbe—Unguentum Kalii jodati.
Kruidnagel—Flores Caryophylli.
Kruidnagelolie—Oleum Caryophylli.
Krümmelzucker—Saccharum amylaceum.
Kruziusöl—Oleum Ricini.
Kubebenpfeffer—Fructus Cubebae.
Küchenschelle—Herba Pulsatillae.
Kückelskörner—Fructus Cocculi.
Kuhblumenwurzel—Radix Taraxaci.
Kuhhornkleesamen—Semen Foenugraeci.
Kühlsalbe—Unguentum Plumbi.
Kühlwasser—Aqua Plumbi.
Kukucks-körner (-saat)—Fructus Cocculi.
Kümmelfrüchte—Fructus Carvi.
Kümmel, römischer—Fructus Carvi.
Kümmelsamen—Fructus Carvi.
Kümmel, süßer—Fructus Anisi.
Kuntschuk-Samen (Öl)—Sesam-Samen (Öl).
Kupferalaun—Cuprum aluminatum.
Kupferoxyd, schwefelsaures—Cuprum sulfuricum.
Kupferrauch, weißer—Zincum sulfuricum.
Kupfersalmiak—Cuprum sulfuricum ammoniatum.
Kupfervitriol—Cuprum sulfuricum.
Kupferwasser—Ferrum sulfuricum crudum.
Kurellas Brustpulver—Pulvis Liquiritiae compositus.
Kusso—Flores Koso.

Kweekgraswortel—Rhizoma Graminis.
Kwik—Hydrargyrum.
Kwikpleister—Emplastrum Hydrargyri.

Lac Argenti—Argentum chloratum.
Lacca coerulea—Lackmus.
Lacca Musci—Lackmus.
Lacca musica—Lackmus.
Lachryma Papaveris—Opium.
Lackmus. Lacca coerulea, Lacca Musci, Lacca musica. Lacmus, Pigmentum coerulum (lacmus). Laquebleu (fr), Litmus, Tournesol, Turnsole (e).
Lac mercuriale—Hydrargyrum praecipitatum album.
Lacmus—Lackmus.
Lac Papaveris—Opium.
Lacrymae Ferulae syriacae—Galbanum.
Lac Sulfuris—Sulfur praecipitatum.
Lactas calcicus—Calcium lacticum.
Lactas ferrosus—Ferrum lacticum.
Lactate de Protoxide de Fer—Ferrum lacticum.
Lactic acid—Acidum lacticum.
Lactine—Saccharum Lactis.
Lactosa—Saccharum Lactis.
Lactose—Saccharum Lactis.
Lactosum—Saccharum Lactis.
Lactucarium. Extractum Lactucae, Lactucarium anglicum (gallicum) (germanicum), Lactucinium, Opium lactucatum, Thridacium. Lattichbitter, Lattichopium, Thridax.
Lactucarium anglicum (gallicum) (germanicum)—Lactucarium.
Lactucinium—Lactucarium.
Lactylphenetidinum. Laktophenin.
Lait d'Amande—Emulsio Amygdalarum.
Lait mercuriel—Hydrargyrum praecipitatum album.
Lakritze—Succus Liquiritiae.
Lakritzenholz—Radix Liquiritiae.
Lakritzensaft—Succus Liquiritiae.
Laktophenin—Lactylphenetidinum.
Laminaire digitée—Laminaria.
Laminaria. Alga digitata, Laminaria digitata, Stipites Laminariae. Fingertang, Riementang. Sea tangle (e); Laminaire digitée (fr).
Laminaria digitata—Laminaria.
Lamp oil—Oleum Ricini.
Lana fixata—Zincum oxydatum.
Lana gossypina—Gossypium depuratum.
Lana philosophica—Zincum oxydatum.
Lanesin—Lanolinum.
Lanichol—Lanolinum.

Laniol—Lanolinum.
Lanolina—Lanolinum.

Lanolinum. Adeps Lanae, Adeps Lanae cum Aqua, Adeps Lanae hydrosus, Agnin, Alapurin, Anaspalin. Lanesin, Lanichol, Laniol, Lanolina, Unguentum Adipis lanae, Vellolin. Hydrous wool fat (e).

Lanolinum anhydricum—Adeps Lanae anhydricus.
Lanugo Gossypii—Gossypium depuratum.
Lapis armenus—Bolus armena.
Lapis calaminaris—Zincum carbonicum naturale.
Lapis causticus—Kali causticum.
Lapis causticus chirurgorum—Kali causticum fusum.
Lapis divinus—Cuprum aluminatum.
Lapis divinus St. Yves—Cuprum aluminatum.
Lapis Haematitis—Ferrum oxydatum.
Lapis infernalis—Argentum nitricum.
Lapis infernalis alcalinus—Kali causticum.
Lapis infernalis bismitigatus—Argentum nitricum cum Kalio nitrico.
Lapis infernalis dilutus—Argentum nitricum cum Kalio nitrico.
Lapis infernalis mitigatus—Argentum nitricum cum Kalio nitrico.
Lapis infernalis nitratus—Argentum nitricum cum Kalio nitrico.
Lapis mitigatus—Argentum nitricum cum Kalio nitrico.
Lapis ophthalmicus—Cuprum aluminatum.
Lapis Prunellae—Kalium nitricum.
Lapis Prunellae antimonialis Schroederi—Kalium nitricum stibiatum.
Lapis Prunellae antimoniatus—Kalium nitricum stibiatum.
Lapis zinzicus—Zincum chloratum.
Laquebleu—Lackmus.
Larch Agaric—Fungus Laricis.
Lärchenschwamm—Fungus Laricis.
Lärchenterpentin—Terebinthina laricina.
Lardo—Adeps suillus.
Larizinsäure—Acidum agaricinicum.
Lastrea Filix mas Prsl.—Dryopteris Filix mas (L) Schott.
Latte di Mandorle—Emulsio Amygdalarum.
Lattichbitter—Lactucarium.
Lattichopium—Lactucarium.
Lattioso—Saccharum Lactis.
Latwerge, eröffnende—Electuarium Sennae.
Laudanum—Opium.
Laudanum liquidum—Tinctura Opii simplex.
Laudanum liquidum Sydenhami—Tinctura Opii crocata.
Laudanum opiatum—Extractum Opii.
Laudanum Sydenhami P. J.—Tinctura Opii crocata.
Laufqueckenwurzel—Rhizoma Graminis.
Laugensalz, ätzendes—Kali causticum fusum.
Laugensalz, ätzendes alkalisches—Kali causticum.
Laugensalz, flüchtiges—Ammonium carbonicum.
Laugensalz, geschwefeltes—Kalium sulfuratum.
Laugensalz, vegetabilisches—Kalium carbonicum.
Laurazeenkampfer—Camphora.
Laurel Camphor—Camphora.
Laurierolie—Oleum Lauri.
Laurineenkampfer—Camphora.

Laurus camphora L.—Cinnamomum camphora (L.) Nees et Ebermaier.
Laurus cinnamomum L.—Cinnamomum ceylanicum Nees.
Laurus sassafras L.—Sassafras officinale Nees.
Läusebaum—Ricinus.
Läuseessig—Acetum Sabadillae.
Lausekörner—Fructus Cocculi.
Läusesalbe—Unguentum Hydrargyri cinereum mite.
Läusesamen—Fructus Cocculi.
Lausesamen, mexikanischer—Semen Sabadillae.
Lavandula angustifolia Mönch—Lavandula spica L.
Lavandula officinalis Chaix—Lavandula spica L.
Lavandula spica L. Lavandula angustifolia Mönch, Lavandula officinalis Chaix, Lavandula vera D. C., Lavandula vulgaris α Lam.
Lavandula vera DC.—Lavandula spica L.
Lavandula vulgaris α Lam.—Lavandula spica L.
Laxativum polychrestum—Magnesium carbonicum.
Laxeerpoeder—Pulvis Liquiritiae compositus.
Laxierkassie—Cassia fistula.
Laxiermus—Electuarium Sennae.
Laxiersalz—Magnesium sulfuricum.
Laxiersalz, englisches—Magnesium sulfuricum.
Laxiertee—Species laxantes.
Laxiertrank—Infusum Sennae compositum.
Lead—Plumbum.
Lead Carbonate—Cerussa.
Lead Monoxide—Lythargyrum.
Lead Oleate Plaster—Emplastrum Lithargyri.
Lead Oxycarbonate—Cerussa.
Lead Water—Aqua Plumbi.
Leaven—Faex medicinalis.
Lebensbalsam—Mixtura oleoso-balsamica.
Lebenselixier, schwedisches—Tinctura Aloes composita.
Lebensessenz, schwedische—Tinctura Aloes composita.
Lebensöl—Mixtura oleoso-balsamica.
Lebenstinktur—Tinctura Aloes composita.
Leberklette—Herba Agrimoniae.
Leberöl—Oleum Jecoris Aselli.
Lebertran—Oleum Jecoris Aselli.
Lederzucker—Pasta gummosa.
Leeches—Hirudines.
Legno benedetto—Lignum Guajaci.
Legno dolce—Radix Liquiritiae.
Legno guajaco—Lignum Guajaci.
Legno Quassio—Lignum Quassiae.
Legno santo—Lignum Guajaci.
Legorizia—Succus Liquiritiae.
Legumen Bactyrilobii—Cassia fistula.
Legumen Ceratoniae siliquae—Fructus Ceratoniae.
Leinkraut—Herba Linariae.
Leinkuchen—Placenta Seminis Lini.
Leinmehl—Placenta Seminis Lini.
Lemongrasöl. Oleum Andropogonis citrati, Oleum Graminis citrati. Cochin grass Oil, Malabar grass Oil (e); Essence de Verveine des Indes (fr).

Lemon oil—Oleum Citri.
Lemon Peel—Pericarpium Citri.
Leño de Guajaco—Lignum Guajaci.
Leo mitigatus—Hydrargyrum chloratum.
Leontodon officinalis Witt.—Taraxacum officinale Weber.
Leontodon taraxacum L.—Taraxacum officinale Weber.
Leontodon vulgare Lam.—Taraxacum officinale Weber.
Leopard bane—Herba Paridis.
Lessive caustique—Liquor Kali caustici.
Lessive des savonniers—Liquor Natri caustici.
Levant Berries—Fructus Cocculi.
Levant Scammony root—Radix Scammoniae.
Levant Wormseed—Flores Cinae.

Levisticum officinale Koch. Angelica levisticum Baillon, Ligusticum levisticum L.

Levure—Faex medicinalis.
Lichen Caragahen—Carrageen.
Lichen catharticus—Lichen islandicus.
Lichen d'Islande—Lichen islandicus.
Lichen irlandicus—Carrageen.

Lichen islandicus. Cetraria islandica, Fucus islandicus, Herba Lichenis, Lichen catharticus, Muscus catharticus, Muscus islandicus. Ausländisches Moos, Felsengras, Purgiermoos, Haideflechte, Isländische Flechte, Isländische Schüsselflechte, Isländisches Moos, Lungenmoos, Tartschenflechte. Iceland Lichen, Iceland Moss (e); Lichen d'Islande, Mousse d'Islande (fr).

Lichen islandicus L.—Cetraria islandica (L.) Acharius.
Licorice—Succus Liquiritiae.
Liebersche Kräuter—Herba Galeopsidis.
Liebespulver, weißes—Saccharum Lactis.
Liebstengel—Radix Levistici.
Lierre terrestre—Herba Hederae.
Lievito—Faex medicinalis.
Light Magnesia—Magnesia usta.
Lignum Agallochi (A. verum)—Lignum Linaloes.
Lignum Aloes—Lignum Linaloes.
Lignum aromaticum—Cortex Canellae albae.
Lignum benedictum—Lignum Guajaci.
Lignum brasiliense rubrum—Lignum Fernambuci.
Lignum brasilio tingens—Lignum campechianum.
Lignum Calambac—Lignum Linaloes.
Lignum campecheanum—Lignum campechianum.

Lignum campechianum. Lignum brasilio tingens, Lignum caeruleum, Lignum campecheanum, Lignum campech(i)ense, Lignum campescanum, Lignum Haematoxyli, Lignum tinctile campechense. Blaues Brasilienholz, Blauholz, Blauspäne, Blutholz, Brasilgenholz, Braunholz, Braunsilienholz, Kampecheholz, Schwarzes Brasilienholz, Tintenholz. Logwood, Peachwood (e); Bois de sang, Bois des îles, Bois d'Inde (fr).

Lignum campechiense—Lignum campechianum.

Lignum campescanum—Lignum campechianum.
Lignum caeruleum—Lignum campechianum.
Lignum citrinum. Lignum flavum, Lignum fusticum, Lignum luetum. Gelbholz, Querzitron.
Lignum Dulcamarae—Stipites Dulcamarae.
Lignum dulce—Radix Liquiritiae.
Lignum Fernambuci. Lignum brasiliense rubrum, Lignum Fernambuci indo-occidentale, Lignum Pseudosantali rubrum, Lignum rubrum indo-occidentale, Lignum Sanctae Marthae. Brasilienholz, rotes, Fernambuk (roter) (westindischer), Jamaikarotholz, Nikaraguaholz, Rotholz (jamaikanisches). Brazil wood, Pernambuco wood (e); Bois de Brésil, Bois rouge d'Inde occidentale (fr).
Lignum Fernambuci indo-occidentale—Lignum Fernambuci.
Lignum flavum—Lignum citricum.
Lignum Foeniculi—Lignum Sassafras.
Lignum fusticum—Lignum citrinum.
Lignum Guajaci. Lignum benedictum, Lignum indicum, Lignum sanctum, Lignum Vitae. Franzosenholz, Pockholz, Schlangenholz. Bois de Gayac (fr); Legno guajaco, Legno benedetto, Legno santo (it); Leño de Guajaco (sp).
Lignum Haematoxyli—Lignum campechianum.
Lignum indicum—Lignum Guajaci.
Lignum Juniperi. Lignum Oxycedri. Wacholderholz.
Lignum Lauri sassafras—Lignum Sassafras.
Lignum Linaloes. Lignum Agallochi (A. verum), Lignum Aloes, Lignum Calambac, Lignum Paradisi, Lignum Xylaloes, Xylaloe aromatica.
Lignum luteum—Lignum citrinum.
Lignum Oxycedri—Lignum Juniperi.
Lignum Paradisi—Lignum Linaloes.
Lignum pavanum—Lignum Sassafras.
Lignum pavanum indorum—Lignum Sassafras.
Lignum Pseudosantali rubrum—Lignum Fernambuci.
Lignum Pterocarpi—Lignum Santali rubrum.
Lignum Quassiae. Lignum Quassiae amarae, Lignum Quassiae jamaicense, Lignum Quassiae spuriae, Lignum Quassiae verum, Lignum Quassiae surinamensis. Bitterholz, Fliegenholz, Fliegenspäne, Quassienholz. Bitter Ash (e); Bois amer de Surinam (fr); Legno Quassio, Quassia della Giammaica (del Surinam) (it); Leno de Cuasia (sp).
Lignum Quassiae amarae (jamaicense) (spuriae) (surinamense) (verum)—Lignum Quassiae.
Lignum Quebracho—Cortex Quebracho.
Lignum rubrum indo-occidentale—Lignum Fernambuci.
Lignum Sanctae Marthae—Lignum Fernambuci.
Lignum sanctum—Lignum Guajaci.
Lignum Santali rubrum. Lignum Pterocarpi. Rotes Caliaturholz. Ruby wood (e).

Lignum Sassafras. Lignum Foeniculi, Lignum Lauri sassafras, Lignum pavanum, Lignum pavanum indorum, Radix Sassafras. Fenchelholz.
Lignum tinctile campechense—Lignum campechianum.
Lignum Vitae—Lignum Guajaci.
Lignum Xylaloes—Lignum Linaloes.
Ligusticum levisticum L.—Levisticum officinale Koch.
Lijnzaad—Semen Lini.
Lilienöl, weißes—Oleum Olivarum album.
Limaille de fer—Ferrum pulveratum.
Limatura Ferri (F. alcoholisata) (F. porphyrisata)—Ferrum pulveratum.
Limatura Martis praeparatae—Ferrum pulveratum.
Lime—Calcaria usta.
Lime Water—Aqua Calcariae.
Limonenschale—Pericarpium Citri.
Linctus ad aphthas—Mel rosato-boraxatum.
Linctus Boracis—Mel rosato-boraxatum.
Lindenkohle—Carbo Ligni pulveratus.
Linette—Semen Linii.

Linimenta. Embrocations (e); Liniments (fr); Linimenti (it).
Linimenti—Linimenta.
Liniment of Ammonia—Linimentum ammoniatum.
Liniments—Linimenta.
Liniment savonneux camphoré—Spiritus saponato-camphoratus.
Linimentum ad aphthas—Mel rosato-boraxatum.
Linimentum ammoniacale—Linimentum ammoniatum.
Linimentum ammoniacato-camphoratum—Linimentum ammoniato-camphoratum.
Linimentum ammoniacatum—Linimentum ammoniatum.

Linimentum ammoniato-camphoratum. Linimentum ammoniacato-camphoratum. Linimentum Camphorae ammoniatum, Linimentum camphoratum, Linimentum volatile camphoratum. Ammoniakliniment, kampferhaltiges, Flüchtige Kampfersalbe. Compound Liniment of Camphor (e).

Linimentum ammoniatum. Linimentum ammoniacale, Linimentum ammoniacatum, Linimentum volatile, Sapo Ammoniae oleosus, Unguentum album resolvens. Ammoniakliniment, Flüchtige Salbe, Flüchtiges Element. Liniment of Ammonia (e); Savon ammoniacal (fr); Ammoniasmersel (h).

Linimentum Calcariae. Linimentum contra Combustiones.

Linimentum Camphorae ammoniatum—Linimentum ammoniato-camphoratum.
Linimentum camphoratum—Linimentum ammoniato-camphoratum.
Linimentum contra Combustiones—Linimentum Calcariae.

Linimentum saponato-camphoratum. Balsamum Bilfinger, Balsamum Opodeldoc, Sapo aromaticus solidus. Opodeldoc, Seifenbalsam. Camphorated Soap Liniment, Solid Opodeldoc (e).

Linimentum saponato-camphoratum liquidum—Spiritus saponato-camphoratus.
Linimentum Saponis—Spiritus saponato-camphoratus.
Linimentum Saponis mollis—Spiritus Saponis kalini.
Linimentum volatile—Linimentum ammoniatum.
Linimentum volatile camphoratum—Linimentum ammoniato-camphoratum.
Lin seed—Semen Lini.

Lion's tooth root—Radix Taraxaci.
Lippitzhonig—Mel album.
Lipyloxydhydrat—Glycerinum.
Liquamen alcali vegetabilis—Liquor Kalii carbonici.
Liquamen Salis Tartari—Liquor Kalii carbonici.
Liqueur anodine nitreuse—Spiritus Aetheris nitrosi.
Liqueur arsénicale de Fowler—Liquor Kalii arsenicosi.
Liqueur d'Hoffmann—Spiritus aethereus.
Liquid Petrolatum—Paraffinum liquidum.
Liquiritia cocta—Succus Liquiritiae.
Liquiritia officinalis Moench—Glycyrrhiza glabra L.
Liquirizia—Radix Liquiritiae.
Liquor—Spiritus aethereus.
Liquor Acetatis Alumini—Liquor Aluminii acetici.
Liquor Acetatis Ammonii—Liquor Ammonii acetici.
Liquor Acetatis kalici (Potassae)—Liquor Kalii acetici.
Liquor Acetatis triplumbici—Liquor Plumbi subacetici.
Liquor Alcali volatilis acetati—Liquor Ammonii acetici.
Liquor Aluminae aceticae—Liquor Aluminii acetici.
Liquor Aluminae aceticae Burowii—Liquor Aluminii acetici.
Liquor Aluminae subaceticae—Liquor Aluminii acetici.

Liquor Aluminii acetici. Alumina acetica, Liquor Acetatis Alumini, Liquor Aluminae aceticae, Liquor Aluminae aceticae Burowii, Liquor Aluminae subaceticae, Liquor Burowii, Liquor Subacetatis Alumini, Solutio Acetatis aluminici. Alaunessig, Aluminiumessig, Burowsche Lösung, Essigsaure Tonerdelösung, Gelöste essigsaure Tonerde.

Liquor Aluminii acetico-tartarici. Gelöste essigweinsaure Tonerde.

Liquor Ammoniae—Liquor Ammonii caustici.

Liquor Ammonii acetici. Acetas Ammonii solutus, Ammonium aceticum liquidum, Alcali volatile acetatum solutum, Liquor Acetatis Ammonii, Liquor Alcali volatilis acetati, Liquor Mindereri, Sal Mindereri liquidum, Solutio Acetatis ammonici, Spiritus Mindereri.

Liquor Ammonii anisatus. Ammoniacum anisatum solutum, Ammonium anisatum solutum, Solutio Ammoniae spirituosa anisata, Spiritus Ammoniae anisatus, Spiritus Salis Ammoniaci anisatus. Anetholhaltige Ammoniakflüssigkeit, Anisade, Anisammoniak, Anisliquor, Anisölhaltiger Ammoniakliquor, Anissalmiak, Anistropfen, Gelbe Anistropfen.

Liquor Ammonii caustici. Alcali fluor, Alcali volatile, Alcali volatile causticum liquidum, Alcali volatile fluor, Ammoniacum causticum solutum, Ammonium causticum solutum, Aqua Ammoniae, Aqua apoplectica, Liquor Ammoniae, Lixivium ammoniacale causticum, Solutio Ammoniaci, Spiritus Salis Ammoniaci causticus (volatilis). Ammoniakliquor, Ätzammoniak, Ätzammoniakflüssigkeit, Hirschhorngeist, Kaustische Ammoniakflüssigkeit, Salmiakgeist, Salmiakspiritus. Ammonia Water, Solution of Ammonia (e); Ammoniaque officinale (fr); Ammoniaca (it); Amoniaco (A. liquido) (sp).

Liquor Ammonii caustici spirituosus. Liquor Ammonii spirituosus

154　Liquor Ammonii spirituosus (vinosus)—Liquor Ferri oxydati dialysati.

(vinosus), Spiritus Ammoniae, Spiritus Ammonii caustici Dzondii, Spiritus Dzondii, Spiritus salis Ammoniaci dulcis.

Liquor Ammonii spirituosus (vinosus)—Liquor Ammonii caustici spirituosus.

Liquor Ammonii succinici. Ammonium succinicum solutum, Liquor Cornu Cervi succinatus, Liquor Succinatis ammoniaci pyrooleosi, Spiritus Cornu Cervi succinatus.

Liquor anaestheticus Arani (Mialhe) (Wiggers)—Aether anaestheticus.
Liquor anodynus Hoaltonii—Acetum Opii.
Liquor anodynus martiatus—Tinctura Ferri chlorati aetherea.
Liquor anodynus mineralis Hoffmanni—Spiritus aethereus.
Liquor anodynus nitrosus—Spiritus aetheris nitrosi.
Liquor anodynus vegetabilis siehe Aether aceticus.
Liquor arsenicalis—Liquor Kalii arsenicosi.
Liquor aethereus vitriolatus—Spiritus aethereus.
Liquor Burowii—Liquor Aluminii acetici.

Liquor Calcii chlorati. Oleum Calcis, Solutio Chloreti calcici.

Liquor Calcii Hydroxidi—Aqua Calcariae.
Liquor Calcis—Aqua Calcariae.

Liquor Carbonis detergens. Liquor Picis Carbonis, Liquor Picis Litharthracis, Tinctura Quillajae et Coaltari. Teinture de Quillaja coaltarée (fr).

Liquor Chlori—Aqua chlorata.
Liquor Cornu Cervi succinatus—Liquor Ammonii succinici.

Liquor Cresoli saponatus. Liquor Cresolis compositus, Liquor desinfectans. Crelium, Phenolin. Soluté de Crésol composé (fr); Solution of Cresol with Soap (e).

Liquor Cresolis compositus—Liquor Cresoli saponatus.
Liquor de Lamotte—Tinctura Ferri chlorati aetherea.
Liquor desinfectans—Liquor Cresoli saponatus.
Liquor Diacetatis Plumbi—Liquor Plumbi subacetici.
Liquor digestivus—Liquor Kalii acetici.
Liquor digestivus Boerhavi—Liquor Kalii acetici.
Liquore anodino di Hoffmann—Spiritus aethereus.
Liquor, eisenhaltiger—Tinctura Ferri chlorati aetherea.

Liquor Ferri acetici. Acetas Ferri liquidum, Acetum chalybeatum, Liquor Ferri subacetici, Solutio Subacetatis Ferri.

Liquor Ferri albuminati. Solutio Ferri albuminata. Eiweißhaltige Eisenflüssigkeit, Eiweißhaltige Eisenoxydlösung, Ferrialbuminatflüssigkeit.

Liquor Ferri muriatici—Liquor Ferri sesquichlorati.
Liquor Ferri muriatici oxydati—Liquor Ferri sesquichlorati.
Liquor Ferri oxychlorati—Liquor Ferri oxychlorati dialysati.

Liquor Ferri oxychlorati dialysati. Ferrum dialysatum, Ferrum oxydatum dialysatum, Liquor Ferri oxychlorati, Liquor Ferri oxydati dialysati, Liquor Ferri peroxychlorati, Liquor Ferri subchloridati. Dialysiertes Eisen, Dialysiertes Eisenoxyd, Eisenoxydflüssigkeit, Eisenoxydlösung, Flüssiges Eisenoxydchlorid.

Liquor Ferri oxydati dialysati—Liquor Ferri oxychlorati dialysati.

Liquor Ferri perchlorati—Liquor Ferri sesquichlorati.
Liquor Ferri perchloridi fortis—Liquor Ferri sesquichlorati.
Liquor Ferri peroxychlorati—Liquor Ferri oxychlorati dialysati.
Liquor Ferri sesquichlorati. Chloretum (Chloruretum) ferricum liquidum, Essentia Martis, Ferrum salitum liquidum, Ferrum sesquichloratum solutum, Liquor Ferri chloridi, Liquor Ferri muriatici, Liquor Ferri muriatici oxydati, Liquor Ferri perchlorati, Liquor Ferri perchloridi fortis, Liquor stypticus Loofii, Oleum Martis, Sal Martis liquidum, Sesquichloretum Ferri solutum, Solutio Chloreti ferrici. Eisenperchloridlösung, Eisensesquichloridlösung, Ferrichloridlösung. Strong Solution of Ferric Chloride (e); Chlorure ferrique dissous (liquide), Soluté de Perchlorure de Fer (fr); Cloruro ferrico liquido (it).
Liquor Ferri subacetici—Liquor Ferri acetici.
Liquor Ferri subchloridati—Liquor Ferri oxychlorati dialysati.
Liquor Formaldehydi—Formaldehyd solutus.
Liquor Frobenii—Aether.
Liquor fumans Libavii—Stannum chloratum.
Liquor Glonoini—Nitroglycerinum solutum.
Liquor Halleri—Mixtura sulfurica acida.
Liquor hollandicus—Aethylenum chloratum.
Liquor Hydrogenii dioxidi—Hydrogenium peroxydatum solutum.
Liquor Hydrogenii peroxidi—Hydrogenium peroxydatum solutum.
Liquor Hydrargyri bichlorati corrosivi cum Calcaria usta—Aqua phagedaenica lutea.
Liquor Hydrargyri chlorati mitis cum Calcaria usta—Aqua phagedaenica nigra.
Liquor Hydratis kalici (Potassae)—Liquor Kali caustici.
Liquorice—Succus Liquiritiae.
Liquorice root—Radix Liquiritiae.
Liquor Kali caustici. Aqua Potassae causticae (purae), Aqua saponariorum, Hydras kalicus liquidus, Kali causticum liquidum, Kalium causticum solutum, Kalium hydricum solutum, Liquor Hydratis kalici (Potassae), Liquor Kali hydrici, Liquor Potassae (Potassini) purae, Liquor Potassii Hydroxidi, Lixivia caustica soluta, Lixivium causticum, Lixivium causticum vegetabile, Lixivium kalinum (magistrale) (saponarium)(saponariorum), Solutio Kalii caustici (hydroxydati). Ätzkalilauge, Ätzlauge, Kaliflüssigkeit, Kalilösung, Kaliumhydratlösung, Kaliumhydroxydlösung, Kaustische Kaliflüssigkeit, Kaustische Kalilösung. Lessive caustique, Potasse caustique liquide (fr).
Liquor Kali hydrici—Liquor Kali caustici.
Liquor Kalii acetici. Acetas Kalii (Lixiviae) (Potassae) liquidus, Kalium aceticum solutum, Liquor Acetatis kalici (Potassae), Liquor digestivus (d. Boerhavi), Liquor Oxytartari, Liquor Terrae foliatae Tartari (T. vegetabilis), Mixtura salina pauperum, Solutio Acetatis kalici, Terra foliata Tartari deliquescens (secreta). Essigsaure Kaliflüssigkeit, Essigsaure Kalilösung.
Liquor Kalii arsenicosi. Aqua Arsenitis potassici, Arsenicalis liquor Fowleri P. J., Guttae febrifugae Fowleri, Kali arsenicosum solutum, Kalii arsenicosi liquor P. J., Kalium arsenicosum solutum, Liquor arsenicalis, Liquor Kalii arsenicosi, Liquor Kalii arsenicosi Fowleri,

Liquor Potassii Arsenitis, Mixtura arsenicalis, Solutio arsenicalis, Solutio Arsenitis kalici composita, Solutio Diarsenitis Potassae, Solutio Kalii arsenicosi, Solutio Fowleri, Solutio mineralis Fowleri, Tinctura mineralis Fowleri. Arsenigsaure Kaliflüssigkeit, Arsenigsaure Kalilösung, Kaliumarsenitlösung, Fowlersche Lösung. Arsenical Solution, Solution of Potassium arsenite (e); Liqueur arsenicale de Fowler, Soluté d'Arsénite de Potasse (fr).

Liquor Kalii arsenicosi Fowleri—Liquor Kalii arsenicosi.

Liquor Kalii carbonici. Alcach(h)estum Glauberi (G. liquidum), Aqua Kalii carbonici, Aqua Subcarbonatis Kalii, Carbonas Kalii (Lixiviae) (Potassae) solutus, Kalium carbonicum solutum, Liquamen alcali vegetabilis, Liquamen Salis Tartari, Oleum Kalii carbonici, Oleum Tartari per deliquium, Solutio Kalii carbonici, Solutio Subcarbonatis Kalii. Kohlensaure Kaliflüssigkeit, Kohlensaure Kalilösung.

Liquor Labarraque—Liquor Natrii hypochlorosi.
Liquor Lignorum (lignosus)—Acetum pyrolignosum.
Liquor Mindereri—Liquor Ammonii acetici.

Liquor Natri caustici. Aqua Natri caustici, Hydras natricus liquidus (solutus), Liquor Natri hydrici, Liquor Sodae, Liquor Sodii hydroxidi, Lixivium Sodae, Natrum causticum solutum, Natrum hydricum solutum, Soda caustica liquida. Solutio Hydratis natrici. Ätznatronlauge, Kaustische Sodalösung, Natriumhydratlösung, Natriumhydroxydlösung, Natronhydratlösung. Solution of caustic Soda (e); Lessive des savonniers, Soude caustique liquide (fr).

Liquor Natri chlorati—Liquor Natrii hypochlorosi.
Liquor Natri hydrici—Liquor Natri caustici.

Liquor Natrii hypochlorosi. Hypochloris Sodae liquidus, Liquor Labarraque, Liquor Natri chlorati, Liquor Sodae chlorati, Liquor Sodae chlorinatae, Natrium hypochlorosum liquidum. Bleichsodalösung, Eau de Javelle, Eau de Labarraque. Fleckwasser. Bleaching Solution (e); Chlorure de Soude liquide (fr).

Liquor Natrii silicici. Liquor Sodii silicatis, Natrium silicicum solutum, Silicea natronata soluta. Vitrum solutum. Kieselsaure Natronflüssigkeit, Natriumsilikatlösung, Wasserglas.

Liquor Nitroglycerini—Nitroglycerinum solutum.
Liquor oleoso-balsamicus—Mixtura oleoso-balsamica.
Liquor Opii aceticus—Acetum Opii.
Liquor Opii sedativus—Acetum Opii.
Liquor Oxytartari—Liquor Kalii acetici.
Liquor Picis Carbonis—Liquor Carbonis detergens.
Liquor Picis Lithanthracis—Liquor Carbonis detergens.
Liquor Plumbi acetici—Liquor Plumbi subacetici.
Liquor Plumbi hydrico-acetici—Liquor Plumbi subacetici.
Liquor Plumbi hydro-acetici—Liquor Plumbi subacetici.
Liquor Plumbi subacetatis dilutus—Aqua Plumbi.
Liquor Plumbi subacetatis (s. fortis)—Liquor Plumbi subacetici.

Liquor Plumbi subacetici. Acetas superplumbicus aquosus, Acetas triplumbicus, Acetum Lithargyri, Acetum Plumbi, Acetum plumbicum, Acetum Saturni, Acetum saturninum, Aqua Acetatis superplumbica, Aqua Lithargyri acetati, Balsamum Saturni, Diacetas Plumbi liquidus, Extractum Goulardi, Extractum Plumbi, Extractum Saturni, Liquor Acetatis triplumbici, Liquor Diacetatis Plumbi, Liquor Plumbi acetici, Liquor Plumbi hydrico-acetici, Liquor Plumbi subacetatis (s. fortis), Oleum Saturni, Plumbi subacetatis Liquor fortis, Plumbum hydrico-aceticum solutum, Protoacetas Plumbi bibasici liquidus, Solutio Acetatis plumbici basici, Solutio Subacetatis Plumbi, Spiritus Saturni, Spiritus Turnus. Bleiextrakt, Bleisubazetatlösung, Silberessig, Silberglättessig. Strong Solution of Lead Subacetate (e); Acétate basique de Plomb dissous, Extrait de Saturne (fr); Acetato basico di Piombo, Estratto di Saturno (it); Loodazijn (h).

Liquor Potassae—Liquor Kali caustici.
Liquor Potassae (Potassini) purae—Liquor Kali caustici.
Liquor Potassii Arsenitis—Liquor Kalii arsenicosi.
Liquor Potassii hydroxidi—Liquor Kali caustici.
Liquor pyro-aceticus—Acetonum.
Liquor pyrolignosus—Acetum pyrolignosum.
Liquor Rabelli—Mixtura sulfurica acida.
Liquor Sodae—Liquor Natri caustici.
Liquor Sodae chlorati—Liquor Natrii hypochlorosi.
Liquor Sodae chlorinatae—Liquor Natrii hypochlorosi.
Liquor Sodii hydroxidi—Liquor Natri caustici.
Liquor Sodii silicatis—Liquor Natrii silicici.
Liquor Stanni chlorati—Stannum chloratum.

Liquor Stibii chlorati. Antimonium chloratum solutum, Butyrum Antimonii (Stibii), Liquor Stibii muriatici, Murias Antimonii liquidus, Oleum Antimonii corrosivum (glaciale), Oleum Stibii (St. glaciale). Antimonbutter, flüssige.

Liquor Stibii muriatici—Liquor Stibii chlorati.
Liquor stypticus Loofii—Liquor Ferri sesquichlorati.
Liquor Subacetatis Aluminii—Liquor Aluminii acetici.
Liquor Succinatis Ammoniaci pyrooleosi—Liquor Ammonii succinici.
Liquor Terrae foliatae Tartari—Liquor Kalii acetici.
Liquor Terrae foliatae vegetabilis—Liquor Kalii acetici.
Liquor Trinitrini—Nitroglycerinum solutum.
Liquortropfen—Spiritus aethereus.
Litargirio—Lithargyrum.

Lithargyrum. Argyritis, Oxydum Plumbi (plumbicum) fusum, Oxydum plumbicum semivitreum, Plumbicum fusum (semifusum) (semivitreum) (subfusum), Plumbi Monoxidum, Plumbi Oxidum, Plumbum oxydatum (o. argenteum) (o. aureum) (o. semivitreum), Plumbum oxydatum rectificatum, Plumbum oxydulatum, Protoxydum Plumbi, Spuma argenti (auri). Bleiasche, Glätte, Goldglätte, Silberglätte. Lead monoxide, Yellow Oxide of Lead (e); Protoxide de Plomb (fr); Litargirio Protossido di Piombo (it); Loodglid (h).

Lithauer Balsam—Pix betulina.
Lithion, kohlensaures—Lithium carbonicum.

Lithium carbonicum. Carbonas lithicus, Lithonum carbonicum.
Kohlensaures Lithion.

Lithomarga—Bolus alba.
Lithonum carbonicum—Lithium carbonicum.
Lithospermum tinctorium L.—Anchusa tinctoria Lam.
Litmus—Lackmus.
Liver of Sulphur—Kalium sulfuratum.
Lixivia acetata—Kalium aceticum.
Lixivia caustica—Kali causticum.
Lixivia caustica soluta—Liquor Kali caustici.
Lixivia nitrata—Kalium nitricum.
Lixivia sulfurica—Kalium sulfuricum.
Lixivia tartarisata—Kalium tartaricum.
Lixivia vitriolata—Kalium sulfuricum.
Lixivium ammoniacale causticum—Liquor Ammonii caustici.
Lixivium causticum—Liquor Kali caustici.
Lixivium causticum vegetabile—Liquor Kali caustici.
Lixivium kalinum—Liquor Kali caustici.
Lixivium magistrale—Liquor Kali caustici.
Lixivium saponarium (saponariorum)—Liquor Kali caustici.
Lixivium Sodae—Liquor Natri caustici.
Lixivium vegetabile—Liquor Kali caustici.
Lizzari—Radix Rubiae.
Lobaria islandica Hoffm.—Cetraria islandica (L.) Acharius.
Lobeliae tinctura P. J.—Tinctura Lobeliae.
Löcherschwamm—Fungus Laricis.
Locust been—Fructus Ceratoniae.
Löffelkraut—Herba Cochleariae.
Löffelkrautspiritus—Spiritus Cochleariae.
Logwood—Lignum campechianum.
Long Turmeric—Rhizoma Curcumae.
Lonzenges—Pastilli.
Lood—Plumbum.
Loodazijn—Liquor Plumbi subacetici.
Loodglid—Lithargyrum.
Loodpleister—Emplastrum Lithargyri.
Loodsuiker—Plumbum aceticum.
Loodwit—Cerussa.
Lorbeeren—Fructus Lauri.
Lorbeerbutter—Oleum Lauri.
Lorbeeröl—Oleum Lauri.
Lorbeersalbe—Oleum Lauri.
Lorettoöl—Oleum Lauri.
Loröl—Oleum Lauri.
Lorrel oil—Oleum Lauri.
Lotio Hydrargyri flava—Aqua phagedaenica lutea.
Lotio Hydrargyri nigra—Aqua phagedaenica nigra.
Lotion à l'Acétate de Plomb—Aqua Plumbi.
Lotio nigra—Aqua phagedaenica nigra.
Lotio plumbea—Aqua Plumbi.
Lovage root—Radix Levistici.
Love pea—Semen Jequirity.
Löwenzahnwurzel—Radix Taraxaci.

Luna—Argentum.
Luna cornea—Argentum chloratum.
Lunar Caustic—Argentum nitricum.
Lungenkraut—Herba Pulmonariae.
Lungenmoos—Lichen islandicus.
Lungensaft—Sirupus Liquiritiae.
Luppolino—Strobili Lupuli.
Luppolo—Strobili Lupuli.
Lupulin—Strobili Lupuli.
Lupulinum—Strobili Lupuli.
Lupulus—Strobili Lupuli.
Luzianskraut—Flores Arnicae.
Lycopode—Lycopodium.

Lycopodium. Farina Lycopodii, Pollen Lycopodii, Pulvis Lycopodii, Pulvis vegetabilis, Semen Lycopodii, Semen Lycopodii, Semen Musci clavati (repentis) (squammosi) (terrestris) (vulgaris), Semen Plicariae, Sporae Lycopodii, Sulfur Lycopodii, Sulfur vegetabilis. Alpenmehl, Bärlappulver, Bärlappsame, Bärlappsporen, Blitzpulver, Blumenstaub, Einklopfpulver, Einstreupulver, Erdschwefel, Gelber Polei, Gelber Puder, Hexenmehl, Johannisgürtelsamen, Klopfpulver, Moospulver, Nixmehl, Pflanzenschwefel, Pillenmehl, Pöschpulver, Pudermehl, Schlangenmehl, Streupulver, Vegetabilischer Schwefel, Waldstaub, Wolfsklausamen, Wurmmehl. Clubmoss, Earthmoos seeds, Stay's horn, Vegetable Sulfur (e); Lycopode, Souffre végétal (fr); Stuifpoeder, Wolfsklaauw (h).

Lytta ruficollis—Cantharides.
Lytta vesicatoria—Cantharides.
Lytta vesicatoria (L.) Fabricius. Cantharis vesicatoria L., Meloe vesicatoria L.

Maan kop—Papaver.
Mace—Macis.
Maces—Macis.
Machandelbeere—Fructus Juniperi.
Macholderbeere—Fructus Juniperi.
Macio—Macis.

Macis. Arillus Myristicae aromaticae (moschatae), Cortex nucis moschatae, Flores Macidis, Maces, Putamen nucis moschatae. Macisblüte, Moschatenblüte, Muskatblume, Muskatblüte. Mace, (e); Fleurs de Muscade (fr); Macio (it); Foelie (Folie) (h).

Macisblüte—Macis.
Macisnuß—Semen Myristicae.
Macisöl—Oleum Myristicae aethereum.
Madder—Radix Rubiae tinctorum.
Magdalenenwurzel—Radix Valerianae.
Magenbalsam—Ceratum Nucistae.
Magendistel—Herba Cardui benedicti.
Magenelixier—Elixir Aurantii compositum.

Magenelixier, Hoffmanns—Elixir Aurantii compositum.
Magentropfen, bittere—Tinctura amara.
Magentropfen, Mariazeller—Tinctura Aloes composita.
Maggiorana—Herba Majoranae.
Magistère de Soufre—Sulfur praecipitatum.
Magisterium Antimonii—Stibium chloratum praecipitatum.
Magisterium Argenti—Argentum nitricum.
Magisterium Bismuthi—Bismutum subnitricum.
Magisterium Jalapae—Resina Jalapae.
Magisterium Marcasitae—Bismutum subnitricum.
Magisterium Plumbi (Saturni)—Cerussa.
Magisterium Opii—Morphinum.
Magisterium Sulphuris—Sulfur praecipitatum.
Magisterium Vitrioli Martis—Ferrum oxydatum fuscum.
Magnesia—Magnesium carbonicum.
Magnesia alba—Magnesium carbonicum.
Magnesia and Rhubarb—Pulvis Magnesiae compositus.
Magnesia, basisch kohlensaure—Magnesium carbonicum.
Magnesia bianca—Magnesium carbonicum.
Magnesia blanca—Magnesium carbonicum.
Magnesia calcinata—Magnesia usta.
Magnesia carbonica—Magnesium carbonicum.
Magnesia citrica effervescens—Magnesium citricum effervescens.
Magnesiacum—Magnesia usta.
Magnesia fuliginosa—Manganum peroxydatum.
Magnesia hydrico-carbonica—Magnesium carbonicum.
Magnesia hydrocarbonica—Magnesium carbonicum.
Magnesia, kohlensaure—Magnesium carbonicum.
Magnesia levis—Magnesia usta.
Magnesia nigra—Manganum peroxydatum.
Magnesia Nitri—Magnesium carbonicum.
Magnesia pura—Magnesia usta.
Magnesia salis amari—Magnesium carbonicum.
Magnesia salis amari usta—Magnesia usta.
Magnesia salis anglici (cathartici) (Edinburgensis) (Epsomensis)—Magnesium carbonicum.
Magnesia, schwefelsaure—Magnesium sulfuricum.
Magnesia siderea—Manganum peroxydatum.
Magnesia subcarbonica—Magnesium carbonicum.
Magnesia sulfurica—Magnesium sulfuricum.
Magnesia sulfurica diplasa—Magnesium sulfuricum siccatum.
Magnesia sulfurica sicca—Magnesium sulfuricum siccatum.

Magnesia usta. Magnesia calcinata, Magnesia levis, Magnesia pura, Magnesia salis amari usta, Magnesii Oxidum, Magnesiacum, Magnesium oxydatum ustum, Oxydum magnesicum, Panacea anglica, Terra amara pura, Terra salis amarae, Terra talcea. Bittererde, Gebrannter Talk, Meersalzerde, Talkerde. Calcinated Magnesia, Light Magnesia (e); Magnesie (M. calcinée) (fr); Ossido di Magnesio (it).

Magnesia vitriariorum—Manganum peroxydatum.
Magnesia vitriolata—Magnesium sulfuricum.
Magnesia, weiße—Magnesium carbonicum.
Magnesia, zitronensaure, brausende—Magnesium citricum effervescens.
Magnesie—Magnesia usta.

Magnésie blanche—Magnesium carbonicum.
Magnésie calcinée—Magnesia usta.
Magnesii Carbonas (C. levis) (C. ponderosus)—Magnesium carbonicum.
Magnesii Oxidum—Magnesia usta.
Magnesii Sulphas—Magnesium sulfuricum.
Magnesium. Magnium, Talcium.
Magnesium carbonicum. Aerum Magnesii, Carbonas magnesicus (m. cum aqua), Hydratocarbonas magnesicus, Laxativum polychrestum, Magnesia, Magnesia alba, Magnesia carbonica, Magnesia hydricocarbonica, Magnesia hydrocarbonica, Magnesia Nitri, Magnesia salis amari (anglici) (cathartici) (Edinburgensis) (Epsomensis), Magnesia subcarbonica, Magnesii Carbonas (C. levis) (C. ponderosus), Magnesium hydrocarbonicum, Magnesium hydricocarbonicum, Magnesium carbonicum hydrooxydatum, Panacea anglica (solutiva), Sal Magnesiae, Subcarbonas Magnesiae, Terra amara aerata, Terra muriatica aerata (carbonica), Terra talcea. Basisch kohlensaure Bittererde, Basisch kohlensaure Magnesia, Kohlensaure Bittererde, Kohlensaure Magnesia. Kohlensaure Talkerde, Magnesiumkarbonat, Magnesiumsubkarbonat, Weiße Magnesia. Hydrocarbonate de Magnesie, Magnésie blanche (fr); Idrocarbonato di Magnesio, Magnesia bianca, Sottocarbonato di Magnesia (it); Magnesia blanca (sp).

Magnesium carbonicum hydrooxydatum—Magnesium carbonicum.
Magnesium citricum effervescens. Magnesia citrica effervescens, Pulvis aerophorus cum Magnesia citrica. Brausendes Magnesiumzitrat, Brausende zitronensaure Magnesia.

Magnesium hydrico-carbonicum—Magnesium carbonicum.
Magnesium hydrocarbonicum—Magnesium carbonicum.
Magnesiumkarbonat—Magnesium carbonicum.
Magnesium oxydatum ustum—Magnesia usta.
Magnesiumsubkarbonat—Magnesium carbonicum.
Magnesiumsulfat, entwässertes—Magnesium sulfuricum siccatum.

Magnesium sulfuricum. Magnesia sulfurica, Magnesia vitriolata, Magnesii Sulphas, Natrum fontanum, Sal amarum, Sal anglicum, Sal catharticum, Sal ebschamense, Sal epsomense (epsomiense), Sal saidschützense, Sal sedlicense (seidlitzense), Sulfas Magnesiae (magnesicus), Terra amara sulfurica (vitriolata). Bittersalz, Eger Salz, Epsomsalz, Englisches Bittersalz, Englisches Laxiersalz, Englisches Salz, Schwefelsaure Bittererde, Schwefelsaure Magnesia, Seidlitzer Salz, Seidlitz Salz, Seidschützer Salz. Epsom Salt (e); Sel amer, Sel d'Epsom, Sel de Sedlitz (fr); Sale amaro (d'Epsom) (inglese) (it); Engelsch zout (h).

Magnesium sulfuricum siccatum. Magnesia sulfurica diplasa, Magnesia sulfurica sicca, Sulfas magnesicum exsiccatus. Entwässertes Magnesiumsulfat.

Magnesiumzitrat, brausendes—Magnesium citricum effervescens.
Magnetic Iron Oxide—Ferrum oxydulatum oxydatum.
Magnium—Magnesium carbonicum.
Mahagoniwurzel—Radix Alcannae.

Mailänder Käfer—Cantharides.
Majoran, gemeiner (wilder)—Herba Origani.
Malabar grass Oil—Lemongrasöl.
Male Fern Root—Rhizoma Filicis.
Male Jalap—Radix Orizabae.
Male Shield Fern Root—Rhizoma Filicis.
Malicorium—Pericarpium Granati.

Mallotus philippinensis (Lam.) Muell. Arg. Croton philippense Lam., Rottlera tinctoria Roxb.

Mallow Flowers—Flores Malvae.
Mallow Leaves—Folia Malvae.
Malonurea—Acidum diaethylbarbituricum.
Malourea—Acidum diaethylbarbituricum.
Maltesererde—Bolus alba.
Malva lithoralis Detharding—Malva neglecta Wallroth.

Malva neglecta Wallroth. Althaea vulgaris Atfield, Malva lithoralis Detharding, Malva rotundifolia auct, Malva vulgaris Fries.

Malva rotundifolia auct.—Malva neglecta Wallroth.

Malva silvestris L. Althaea silvestris Atfield.

Malva vulgaris Fries—Malva neglecta Wallroth.
Malvenblumen, schwarze—Flores Malvae arboreae.
Malvenblüten, wilde—Flores Malvae.
Malven, kleine—Flores Malvae vulgaris.
Malvenkraut—Folia Malvae.
Malven, schwarze—Flores Malvae arboreae.
Mandelkleie——Furfur Amygdalarum.
Mandelmilch—Emulsio Amygdalarum.
Mandelöl (fettes) (süßes)—Oleum Amygdalarum.
Mandorle (amare) (dolci)—Amygdalae (amarae) (dulces).
Manganese Dioxide—Manganum peroxydatum.
Manganesium—Manganum.
Manganesium nigrum (vitriariorum)—Manganum peroxydatum.
Mangani Dioxidum—Manganum peroxydatum.
Manganosum kalinum—Kalium permanganicum.

Manganum. Manganesium. Braunsteinmetall.

Manganum hyperoxydatum—Manganum peroxydatum.

Manganum peroxydatum. Bioxydum Magnesii, Manganesium nigrum (vitriariorum), Mangani Dioxidum, Manganum hyperoxydatum Magnesia fuliginosa, Magnesia nigra (siderea) (vitriariorum), Oxidum manganicum. Peroxydum Mangani, Superoxydum Mangani. Braunstein, Pyrolusit. Deutoxide of Manganese, Manganese Dioxide (e) Bioxyde de Manganèse (fr).

Manna. Manna cannellata, Succus Fraxini.

Manna cannellata—Manna.
Manna mercurialis—Hydrargyrum chloratum.
Manna metallorum—Hydrargyrum chloratum.
Manna seri lactis—Saccharum Lactis.
Manteca—Adeps.
Manteca de Cacao—Oleum Cacao.
Manteca de Coco—Oleum Cocos.

Manteca de Puerco—Adeps suillus.
Marantastärke—Amylum Marantae.
Marcasita (argentea)—Bismutum.
Marcasita hispanica (h. alba)—Bismutum subnitricum.
Marcasita plumbea—Bismutum.
Marc d'amandes—Furfur Amygdalarum.
Marienandorn—Herba Marubii.
Mariennessel—Herba Marubii.
Marienwurzel—Radix Valerianae.
Marigold—Flores Calendulae.
Marine acid—Acidum hydrochloricum.
Marjoleinkruid—Herba Majoranae.
Marjoram of Candia—Herba Origani cretici.
Mars diaphoreticus—Ammonium chloratum ferratum.
Marshmallow leaves—Folia Althaeae.
Marsh-Mallow Root—Radix Althaeae.
Marsh Tea—Herba Ledi palustris.
Marsh Trefoil leaves—Folia Trifolii fibrini.
Mars solubilis (tartarisatus)—Tartarus ferratus.
Mary-bud—Flores Calendulae.
Märzenblumen—Herba Polygalae amarae.
Märzwurzel—Rhizoma Caryophyllatae.
Massicot—Plumbum oxydatum.
Massicot rubrum—Minium.
Masterwort—Rhizoma Imperatoriae.
Mastic—Mastix.
Mastiche—Mastix.

Mastix. Gluten romanum, Gummi Lentisci, Gummi Mastiche, Gummi Pistaciae, Mastiche, Resina Mastiche, Resina Mastix. Mastixkörner, Mastkörner, Mosch, Wirk und Mosch. Mastic (e, fr, sp); Almacga (sp).

Mastixkörner—Mastix.
Mastkörner—Mastix.
Mastocarpus mamillosus Kützing—Gigartina mamillosa (Gordenough et Woodward) J. Agardh.
Mate—Herba Mate.
Mater fructuum—Fructus Caryophylli.
Materia perlata Kerkringii—Acidum stibicum.
Mater Secalis—Secale cornutum.
Matratze, weiße—Bolus alba.

Matricaria chamomilla L. Chamomilla officinalis C. Koch, Chrysanthemum chamomilla (L) P. M. E.

Mauerschierling—Herba Conii.
Mäuseholz—Stipites Dulcamarae.
Mäuseschierling—Herba Conii.
Mäusezwiebel—Bulbus Scillae.
May apple—Podophyllum peltatum L.
Mazisöl—Oleum Macidis.
Meadow Anemone—Herba Pulsatillae.
Meadow Saffron—Colchicum.
Meadow Saffron Root—Bulbus Colchici.
Meadow Sage—Folia Salviae.
Meconium—Opium.

Medicated Waters—Aquae aromaticae.
Medulla Saxorum—Bolus alba.
Meergrapp(wurzel)—Radix Rubiae.
Meersalz—Natrium chloratum.
Meersalzerde—Magnesia usta.
Meertau—Folia Rosmarini.
Meerzwiebelessig—Acetum Scillae.
Meisterwurz—Rhizoma Imperatoriae.
Mekkabalsam—Balsamum de Mecca.
Melksuiker—Saccharum Lactis.
Mères de girofle—Fructus Caryophylli.
Mehlmutter—Secale cornutum.
Meiran—Herba Majoranae.

Mel. Honey (e); Miel (fr, sp); Miele (it).

Mel album. Mel narbonense, Mel virgineum. Jungfernhonig, Lippitzhonig.

Mel Boracis—Mel boraxatum und Mel rosato-boraxatum.

Mel boraxatum. Mel Boracis, Mel Sodii Boratis. Borax Honey, Honey of Borax (e).

Mel boraxatum. In einzelnen Staaten wird darunter eine Lösung von Borax in Honig verstanden, überwiegend jedoch synonym mit Mel rosato-boraxatum.

Mel depuratum. Hydromel. Mel despumatum, Mel expurgatum, Mellitum simplex, Sirupus Mellis. Clarified Honey, Purified Honey, Strained Honey (e); Mellite simple (fr); Miele chiarificato (depurato) (it); Miel clarificado (sp).

Mel despumatum—Mel depuratum.
Mel expurgatum—Mel depuratum.

Melilotus officinalis (L.) Desrousseaux. Trifolium Melilotus officinalis α L.

Melinum—Cadmium.
Melissengeist—Spiritus Melissae compositus.
Melissenkraut—Folia Melissae.
Melissenspiritus, zusammengesetzter—Spiritus Melissae compositus.
Mel Liquiritiae—Sirupus Liquiritiae.
Mellite de Rose rouge—Mel rosatum.
Mellite simple—Mel depuratum.
Mellitum Rosae boraxatum—Mel rosato-boraxatum.
Mellitum rosatum—Mel rosatum.
Mellitum simplex—Mel depuratum.
Mel narbonense—Mel album.
Meloe vesicatoria L.—Lytta vesicatoria (L.) Fabricius.
Meloe vesicatorius—Cantharides.
Mel rosaceum—Mel rosatum.
Mel Rosae (R. gallicae)—Mel rosatum.
Mel Rosarum—Mel rosatum.

Mel rosato-boraxatum. Mel Boracis, Mel boraxatum (in einzelnen Staaten wird darunter eine Lösung von Borax in Honig verstanden, überwiegend jedoch synonym mit Mel rosato-boraxatum) Collutorium adstringens, Collutorium boraxatum, Linctus ad aphthas, Linctus Boracis, Linimentum ad aphthas, Mellitum Rosae boraxatum. Schwämmchensaft, Sohrsäftchen, Spröhsaft, Voßsaft.

Mel rosatum. Mellitum rosatum, Mel Rosae, Mel Rosarum (rosaceum) (Rosae gallicae), Rhodomel. Hauswurzelsaft, Pinselsaft, Rosenhonig, Rosensaft. Honey of Rose (e); Mellite de Rose rouge (fr); Miele rosato (it); Miel de rosas (sp).

Mel Sodii Boratis—Mel boraxatum.
Mel virgineum—Mel album.
Menispermum palmatum Lam.—Jatrorrhiza palmata (Lamarck) Miers.
Menta pepe (peperina)—Folia Menthae piperitae.
Menthakampfer—Mentholum.

Mentholum. Camphora Menthae, Camphora Menthae piperitae, Oleum Menthae piperitae chinense, Oleum Menthae piperitae cristallisatum. Oleum Menthae piperitae japonicum, Oleum Menthae piperitae japonicum cristallisatum. Chinesisches Pfefferminzöl, Japanisches Pfefferminzöl, Menthakampfer, Pfefferminzkampfer, Pipmenthol.

Mercure—Hydrargyrum.
Mercure douce—Hydrargyrum chloratum.
Mercurial Plaster—Emplastrum Hydrargyri.
Mercuric Amido-chloride—Hydrargyrum praecipitatum album.
Mercurio—Hydrargyrum.
Mercurius—Hydrargyrum.
Mercurius calcinatus ruber—Hydrargyrum oxydatum.
Mercurius cinereus—Hydrargyrum oxydulatum nigrum.
Mercurius corallinus—Hydrargyrum oxydatum.
Mercurius corrosivus—Hydrargyrum bichloratum.
Mercurius corrosivus ruber—Hydrargyrum oxydatum.
Mercurius corrosivus sublimatus—Hydrargyrum bichloratum.
Mercurius cyanatus—Hydrargyrum cyanatum.
Mercurius diaphoreticus—Hydrargyrum oxydatum.
Mercurius dulcis—Hydrargyrum chloratum.
Mercurius dulcis praecipitatus (dulcis sublimatus)—Hydrargyrum chloratum.
Mercurius jodatus flavus—Hydrargyrum jodatum.
Mercurius jodatus ruber—Hydrargyrum bijodatum.
Mercurius mortis Boerhavi—Stibium chloratum praecipitatum.
Mercurius niger Hahnemanni—Hydrargyrum oxydulatum nigrum.
Mercurius oxydatus flavus—Hydrargyrum oxydatum via humida paratum.
Mercurius oxydatus praecipitatus ruber—Hydrargyrum oxydatum.
Mercurius praecipitatus albus—Hydrargyrum praecipitatum album.
Mercurius praecipitatus corrosivus—Hydrargyrum oxydatum.
Mercurius praecipitatus cosmeticus—Hydrargyrum praecipitatum album.
Mercurius praecipitatus flavus—Hydrargyrum oxydatum via humida paratum.
Mercurius praecipitatus niger—Hydrargyrum oxydulatum nigrum.
Mercurius praecipitatus per se—Hydrargyrum oxydatum.
Mercurius praecipitatus ruber—Hydrargyrum oxydatum.
Mercurius salitus (s. corrosivus)—Hydrargyrum bichloratum.
Mercurius solubilis Hahnemanni—Hydrargyrum oxydulatum nigrum.
Mercurius solubilis Moscati—Hydrargyrum oxydulatum nigrum.
Mercurius sublimatus (s. albus)—Hydrargyrum bichloratum.
Mercurius sublimatus corrosivus—Hydrargyrum bichloratum.
Mercurius sublimatus dulcis (mitis)—Hydrargyrum chloratum.

Mercurius vitae—Hydrargyrum praecipitatum album und Stibium chloratum praecipitatum.
Mercurius vivus—Hydrargyrum.
Mercury—Hydrargyrum.
Mercury Subchloride—Hydrargyrum chloratum.
Mercury Ointment—Unguentum Hydrargyri cinereum.
Merkurialpflaster—Emplastrum Hydrargyri.
Merkurialpulver, schwarzes—Hydrargyrum sulfuratum rubrum.
Merkurialsalbe, graue—Unguentum Hydrargyri cinereum.
Mercurialsalbe, rote—Unguentum Hydrargyri rubrum.
Merkurialsalbe, weiße—Unguentum Hydrargyri album.
Merkuriammoniumchlorid—Hydrargyrum praecipitatum album.
Merkurichloramid—Hydrargyrum praecipitatum album.
Merkurichlorid—Hydrargyrum bichloratum.
Merkurichlorid, ätzendes—Hydrargyrum bichloratum.
Merkurijodid—Hydrargyrum bijodatum.
Merkurioxyd—Hydrargyrum oxydatum.
Merkurioxyd, gefälltes—Hydrargyrum oxydatum via humida paratum.
Merkurioxyd, gelbes—Hydrargyrum oxydatum via humida paratum.
Merkurioxyd, rotes—Hydrargyrum oxydatum.
Merkurizyanid—Hydrargyrum cyanatum.
Merkurochlorid—Hydrargyrum chloratum.
Merkurochlorid, mildes—Hydrargyrum chloratum.
Mesitalkohol—Acetonum.
Mesitgeist—Acetonum.
Metadioxybenzol—Resorcinum.
Metantimonsäure—Acidum stibicum.
Methanol—Alcohol methylicus.
Methansäure—Acidum formicicum.
Methenamina—Hexamethylentetramin.
Methenylchlorid (trichlorid)—Chloroformium.
Methozine—Phenyldimethylpyrazolonum.
Methylbenzoylekgonin—Cocainum.
Methylis Salicylas—Methylium salicylicum.
Methylenium coeruleum—Methylenum caeruleum.

Methylenum caeruleum. Methylenium coeruleum, Methylthioninae Chloridum. Tetramethylthioninchlorid.

Methylium salicylicum. Aether methylosalicylicus, Methylis Salicylas, Methyloxydum salicylicum, Salicylas methylicus. Künstliches Gaultheriaöl, Künstliches Wintergreenöl, Methylsalizylat.

Methylmorphinum—Codeinum.
Methyloxidum salicylicum—Methylium salicylicum.
Methyloxydhydrat—Alcohol methylicus.
Methylphenol—Cresolum.
Methylsalizylat—Methylium salicylicum.
3-Methylsäure-pentanol-3-disäure—Acidum citricum.

Methylsulfonalum. Sulfonaethylmethanum, Trional.

Methyltheobromin—Coffeinum.
Methylthioninae Chloridum—Methyleum caeruleum.
Metilacetone—Acetonum.
Metopium—Galbanum.

Mezereon Bark—Cortex Mezerei.
Mézéreon—Cortex Mezerei.
Mianin—Chloramin.
Miel—Mel.
Miel clarificado—Mel depuratum.
Miel de rosas—Mel rosatum.
Miele—Mel.
Miele chiarificato (depurato)—Mel depuratum.
Miele rosato—Mel rosatum.
Mierenspiritus—Spiritus Formicarum.
Mignattas—Hirudines.
Milchblumenkraut, blaues—Herba Polygalae amarae.
Milchstock—Radix Taraxaci.
Milchverzehrpflaster—Emplastrum fuscum camphoratum.
Milchzucker—Saccharum Lactis.
Mild mercurous Chloride—Hydrargyrum chloratum.
Milfoil—Flores Millefolii.
Milk Gowan root—Radix Taraxaci.
Milk Sugar—Saccharum Lactis.
Milkwort—Herba Polygalae amarae.
Mimosa Catechu L. fil.—Acacia catechu (L. fil.) Willdenow.
Mimosa senegal L.—Acacia senegal (L.) Willdenow.
Mimosa suma Roxburgh—Acacia suma Kurz.
Mimosengummi—Gummi arabicum.
Mineralblau—Ferrum cyanatum.
Mineralwater—Hydrargyrum sulfuratum nigrum.
Mineralweiß—Barium sulfuricum.
Minio—Minium.

Minium. Acartium, Calx Plumbi rubra, Cinnabaris Plumbi (Saturni), Crocus Plumbi (Saturni), Deutoxidum Plumbi, Hyperoxydum Plumbi, Massicot rubrum, Plumbas plumbicum, Plumbicum (P. rubrum), Plumbi Oxidum rubrum, Plumbum hyperoxydatum, Plumbum oxydatohyperoxydatum, Plumbum oxydatum rubrum, Plumbum rubrum calcinatum, Sandaracha minium, Sandyx, Superoxydum plumbicum. Bleirot, Pariser Rot, Rotes Bleioxyd. Red Lead Oxide (e); Deutoxide de Plomb, Oxide rouge de Plomb (fr); Minio (it, sp).

Minium Ferri—Ferrum oxydatum.
Minium flavum—Plumbum oxydatum.
Minutenpflaster—Emplastrum Meliloti.
Mirbanöl—Nitrobenzolum.
Mirra—Myrrha.
Mistura—Mixtura.
Mitigated Caustic—Argentum nitricum cum Kalio nitrico.

Mixtura. Mistura.

Mixtura arsenicalis—Liquor Kalii arsenicosi.

Mixtura oleoso-balsamica. Balsamum aromaticum, Balsamum cephalicum, Balsamum vitae Hoffmanni, Essentia aetherea (a. balsamica), Liquor oleoso-balsamicus, Tinctura vitae Hoffmanni. Gliederbalsam, Hoffmannscher Lebensbalsam, Lebensbalsam, Lebensöl, Universalspiritus, gelber.

Mixtura salina pauperum—Liquor Kalii acetici.

Mixtura salina Riveri—Potio Riverii.

Mixtura sulfurica acida. Acidum Halleri, Acidum sulfuricum spirituosum, Acidum Vitrioli dulcificatum, Alcohol vitriolicus, Aqua Rabelli, Elixir acidum Halleri, Elixir Vitrioli simplex, Liquor Halleri, Liquor Rabelli, Spiritus Halleri, Spiritus Rabelli, Spiritus sulfuricus. Hallersches Sauer, Rabels Elixir, Saure Magentropfen, Saure Muttertropfen. Acide sulfurique alcoolisé (fr); Acido solforico alcoolizzato, Elisir acido di Haller (it).

Mixtura vulneraria acida. Aqua traumatica, Aqua vulneraria acida, Aqua vulneraria Thedenii. Braune Arquebusade, Schußwasser.

Mixtura vulneraria spirituosa—Aqua vulneraria vinosa.
Mixtura vulneraria vinosa—Aqua vulneraria vinosa.
Mock saffron—Flores Carthami.
Moederhars—Galbanum.
Moederkoorn—Secale cornutum.
Moederkoornextrakt—Extractum Secalis cornutum.
Mohnfelden—Flores Rhoeados.
Mohnköpfe—Fructus Papaveris immaturi.
Mohnsamen, blauer (weißer)—Semen Papaveris.
Mollenkrautsamen—Semen Ricini.
Mönchskopflöwenzahn—Radix Taraxaci.
Mönchskopfwurzel—Radix Taraxaci.
Mondwurzel—Radix Valerianae.
Monkshood root—Tubera Aconiti.
Monninkskop—Tubera Aconiti.
Monobromäthan—Aether bromatus.
Monochloräthan—Aether chloratus.
Monoxybenzol—Phenolum.
Moospulver—Lycopodium.
Morelle grimpante—Stipites Dulcamarae.
Morfina—Morphinum.
Moernagel—Fructus Caryophylli.
Morphia—Morphinum.
Morphina—Morphinum.

Morphinum. Acor meconicus, Alcaloidum thebaicum, Magisterium Opii, Morfina, Morphia, Morphina. Morphium.

Morphiummethyläther—Codeinum.
Morphium—Morphinum.
Morphium-Narkotinmekonat—Narcophin.
Morrhua vulgaris Cloquet—Gadus morrhua L.
Mortification root—Radix Althaeae.
Mosca di Spagna—Cantharides.
Mosch—Mastix.
Moschatbalsam—Oleum Nucistae.
Moschatenblüte—Macis.
Moschatennuß—Semen Myristicae.
Mosche di Milano—Emplastrum Cantharidum perpetuum.
Moschusschafgarbe—Herba Ivae moschatae.
Mosterdolie—Oleum Sinapis.
Mother cloves—Fructus Caryophylli.
Mother of rye—Secale cornutum.

Mouches de Milan—Emplastrum Cantharidum perpetuum.
Mouches d'Espagne—Cantharides.
Mouches vertes—Cantharides.
Moulded Silver Nitrate—Argentum nitricum fusum.
Mountain Box leaves—Folia Uvae Ursi.
Mountain Tobacco—Flores Arnicae.
Mousse de Chine—Agar-Agar.
Mousse de Corse—Helminthochorton.
Mousse d'Irlande—Carrageen.
Mousse d'Islande—Lichen islandicus.
Mousse (marine) perlé—Carrageen.
Moutarde anglaise (blanche)—Semen Erucae.
Mucilago Acaciae—Mucilago Gummi arabici.

Mucilago Gummi arabici. Mucilago Acaciae, Mucilago Gummi Mimosae.

Mucilago Gummi Mimosae—Mucilago Gummi arabici.

Mucilago Salep. Decoctum Salep, Dilatatio Saleb.

Mullein Dock—Flores Verbasci.
Mullein flowers—Flores Verbasci.
Murias Ammonii—Ammonium chloratum.
Murias Ammonii martiale—Ammonium chloratum ferratum.
Murias Antimonii—Stibium chloratum.
Murias Antimonii liquidum—Liquor Stibii chlorati.
Murias Calcareae (Calcis)—Calcium chloratum.
Murias Chinini—Chininum hydrochloricum.
Murias Ferri viridis—Ferrum chloratum.
Murias Hydrargyris (H. acerrimus) (H. corrosivus)—Hydrargyrum bichloratum.
Murias hydrargyrosus—Hydrargyrum chloratum.
Murias kalicus oxygenatus—Kalium chloricum.
Murias Oxydi Ferri—Ferrum sesquichloratum.
Murias Potassae—Kalium chloratum.
Murias Potassae oxygenatum—Kalium chloricum.
Murias Sodae—Natrium chloratum.
Murias Stibii—Stibium chloratum.
Murias superhydrargyricus—Hydrargyrum chloratum.
Muriate of Soda—Natrium chloratum.
Muriatic acid—Acidum hydrochloricum.
Muscae hispanicae—Cantharides.
Muscatboter—Oleum Nucistae.
Musca viridis hispanica—Cantharides.
Musco d'Irlanda—Carrageen.
Muscus Caragheen—Carrageen.
Muscus catharticus—Lichen islandicus.
Muscus corsicanus—Helminthochorton.
Muscus islandicus—Lichen islandicus.
Musgo marino perlado—Carrageen.
Muskaatnoot—Semen Myristicae.
Muskatbalsam—Oleum Nucistae.
Muskatblume—Macis.
Muskatblüte—Macis.
Muskatblütenöl—Oleum Macidis.
Muskatbutter—Oleum Nucistae.

Muskatfett—Oleum Nucistae.
Muskatnuß—Semen Myristicae.
Muskatnußbalsam—Ceratum Nucistae.
Muskatnußöl, ätherisches—Oleum Macidis.
Muskatöl—Oleum Myristicae aethereum.
Muskatsamen—Semen Myristicae.
Mustard Paper (Plaster)—Charta sinapisata.
Mutterbalsam—Aqua aromatica.
Mutterblumenkraut—Herba Polygalae amarae.
Mutterharz—Galbanum.
Mutterkrampftropfen, braune—Tinctura Valerianae.
Mutterkrampftropfen, weiße—Spiritus aethereus.
Mutterkümmel—Fructus Cumini.
Mutternelken—Fructus Caryophylli.
Mutterpflaster, braunes—Emplastrum fuscum.
Mutterpflaster, weißes—Emplastrum Lithargyri.
Muttertropfen, ätherische—Tinctura Valerianae astherea.
Muttertropfen, braune—Tinctura Valerianae.
Muttertropfen, gelbe—Tinctura Valerianae aetherea.
Muttertropfen, weiße—Spiritus aethereus.
Mutterzimt—Cortex Cinnamomi Cassiae.
Mutton Suet—Sebum ovile.

Myosalvarsan. Dioxydiaminoarsenobenzol-dimethansulfonsaures Natrium. Sulpharsenbenzen, Sulpharsenol, Sulpharsphenamin.

Myroxylon balsamum (L.) Harms var. genuinum. Myroxylon balsamum L. var. physiologica toluifera Tschirch, Myroxylon toluifera H. B. K.

Myroxylon balsamum L. var. physiologica toluifera Tschirch—Myroxylon balsamum (L.) Harms var. genuinum.
Myroxylon toluifera H.B.K.—Myroxylon balsamum (L.) Harms var. genuinum.

Myrrha. Gummi Myrrha, Gummi Resina Myrrha, Gummi Smyrnae, Myrrha rubra (vera). Heerabol-Myrrha, Myrrhen, Myrrhengummi, Rote Myrrhen, Smyrnagummi. Gum Myrrh (e), Mirra (it, sp).

Myrrha rubra (vera)—Myrrha.
Myrrhen—Myrrha.
Myrrhengummi—Myrrha.
Myrrhen (M. rote)—Myrrha.
Myrtle-flag root—Rhizoma Calami.

Nägelein—Flores Caryophylli.
Nagelkraut—Herba Marubii.
Nagelolie—Oleum Caryophylli.
Nägleinwurzel—Rhizoma Caryophyllatae.
Naphtha—Aether und Petroleumbenzin.
Naphtha aceti—Aether aceticus.
Naphtha acétique—Aether aceticus.
Naphtha ferrata—Tinctura Ferri chlorati aetherea.
Naphtha hydrobromica—Aether bromatus.
Naphtha martiata—Tinctura Ferri chlorati aetherea.

Naphthalen—Naphthalinum.
Naphthalenum—Naphthalinum.
Naphthalina—Naphthalinum.

Naphthalinum. Naphthalenum, Naphthalina. Naphthalen, Steinkohlenkampfer, Steinkohlenteerkampfer.

Naphtha Petrolei—Benzinum Petrolei.
Naphtha salis—Aether chloratus.
Naphtha vitrioli—Aether.

Naphtholum. Beta-Naphtholum, Iso-Naphthol, Naphthylol. Naphthylalkohol.

Naphthylalkohol—Naphtholum.
Naphthyol—Naphtholum.
Naranjillas—Fructus Aurantii immaturi.
Narcisse d'automne—Colchicum.

Narcophin. Morphium-Narkotinmekonat.

Nardenwurzel—Radix Caryophyllatae.
Nardenwurzel, wilde—Rhizoma Asari.
Narthex asa foetida Falconer—Ferula narthex Boissier.

Natrium. Sodium, Sodio.

Natrium aceticum. Acetas natricus, Acetas Sodae (sodicus), Alcali minerale acetatum, Deutoacetas Sodae, Natrium acetatum, Protoacetas Sodae, Sal diureticum vegetabile cristallisatum, Sal Sodae acetatum, Soda acetata, Soda acetosa, Sodii Acetas, Terra foliata Tartari cristallisata (mineralis). Essigsaures Natron. Rotsalz.

Natrium acetatum—Natrium aceticum.
Natrium aeratum—Natrium carbonicum.
Natriumammoniumphosphat—Natrium phosphoricum ammoniatum.

Natrium benzoicum. Benzoas natricus (Sodae) (sodicus), Benzoinum natronatum, Soda benzoinata, Sodii Benzoas. Benzoate de Soude (fr).

Natrium biboracicum—Borax.
Natriumbiborat—Borax.
Natrium biboricum—Borax.

Natrium bicarbonicum. Alcali minerale mitius (perfecte saturatum), Bicarbonas Natri (natricus) (Sodae), Carbonas mononatricus, Natrium carbonicum acidulum, Natrium hydrocarbonicum, Natrium supercarbonicum, Saleratus, Sal Sodae aeratum, Sesquicarbonas Sodae, Sodii Bicarbonas. Berliner Salz, Bullrichsalz, Bullrichsches Salz, Doppelt kohlensaures Natron, Natron, Saures kohlensaures Natron, Zweifach kohlensaures Natron. Acid Sodium Carbonate (e); Carbonate acide de Sodium (Soude), Sel de Vichy (fr); Bicarbonato di Sodio, Carbonato monosodico (it).

Natrium bisalicylicum—Natrium salicylicum.
Natrium boracicum—Borax.
Natrium boracinum—Borax.
Natriumborat—Borax.
Natrium, borsaures offizinelles—Borax.

Natrium bromatum. Brometum natricum (sodicum), Bromhydras Natrii (Sodii), Bromuretum natricum (sodicum), Natrium hydrobromicum, Soda hydrobromica, Sodii Bromidum. Bromnatrium.
Natrium carbonicum. Alcali minerale (m. aeratum) (m. cristallisatum) (m. mite), Alcali Sodae, Barilla, Carbonas Natri (natricus) (n. alcalescens), Carbonas sodicus, Crystalli Sodae, Kali minerale (Sodae), Natrium aeratum, Natrium carbonicum (c. alcalescens), Natrium hungaricum (pannonicum), Natrium subcarbonicum, Sal carbonas Sodae, Sal Rochettae, Sal Sodae, Soda aerata, Soda depurata, Soda natronata, Sodii Carbonas, Subcarbonas natricus (Sodae), Trona, Urao. Barilla-Soda, Blanquette-Soda, Einfach kohlensaures Natron, Kelp, Kohlensaures Natron, Kristallisiertes kohlensaures Natron, Neutrales kohlensaures Natrium, Salicor-Soda, Soda, Varek. Carbonate neutre de Sodium, Cristaux de Soude (fr).

Natrium carbonicum acidulum—Natrium bicarbonicum.
Natrium carbonicum calcinatum (dilapsum) (exsiccatum) (siccum)—Natrium carbonicum siccatum.

Natrium carbonicum siccatum. Natrium carbonicum calcinatum (dilapsum) (exsiccatum) (siccum). Soda calcinata. Entwässertes kohlensaures Natron, Getrocknete Soda.
Natrium chloratum. Alcali minerale muriaticum (muriatosum) (salitum), Chloretum Natrii (natricum) (Sodii), Chloruretum Natrii (Sodii), Kali minerale salitum, Murias Sodae, Natrium muriaticum, Natrum chlorhydricum, Natrum muriaticum, Sal commune (c. depuratum), Sal culinare, Sal culinare depuratum, Sal fossile, Sal gemmae, Sal lacustre, Sal marinum, Sal montanum, Sal vescum, Soda salita, Sodii Chloridum. Bergsalz, Gereinigtes Steinsalz, Kochsalz, Meersalz, Salzsaures Natron, Seesalz, Steinsalz. Muriate of Soda, Salt, Sea Salt (e); Chlorure de Sodium, Sel blanc, Sel marin (fr); Cloruro di Sodio, Sal commune (it); Cloruro sodico (sp).
Natrium diaethylbarbituricum. Barbital Sodium, Barbitalum solubile, Sodii Diaethylbarbituras, Barbitone Sodium (e).

Natrium, dimethylarsinsaures—Natrium kakodylicum.
Natrium dithionicum—Natrium thiosulfuricum.
Natrium ferrisaccharatum—Ferrum oxydatum cum Saccharo.
Natrium hungaricum—Natrium carbonicum.
Natriumhydratlösung—Liquor Natri caustici.
Natrium hydricum—Natrum causticum.
Natrium hydrobromicum—Natrium bromatum.
Natrium hydrocarbonicum—Natrium bicarbonicum.
Natrium hydrojodicum—Natrium jodatum.
Natrium hydroxydatum—Natrum causticum.
Natriumhydroxydlösung—Liquor Natri caustici.
Natrium hypochlorosum liquidum—Liquor Natrii hypochlorosi.
Natriumhyposulfit—Natrium thiosulfuricum.
Natrium hyposulfurosum—Natrium thiosulfuricum.

Natrium jodatum. Jodetum Natrii (natricum) (sodicum), Joduretum Natrii (natricum) (sodicum), Jodurum sodicum, Natrium hydrojodicum, Sodii Jodidum. Jodnatrium, Jodnatron. Yoduro sodico (sp).

Natrium kakodylicum. Dimethylarsenas monosodicus. Sodii Cacodylas. Dimethylarsinsaures Natrium. Cacodylate de Soude (fr).
Natrium muriaticum—Natrium chloratum.
Natrium muriaticum purum—Natrium chloratum.
Natrium, neutrales kohlensaures—Natrium carbonicum.

Natrium nitricum. Alcali minerale nitratum, Azotas Natri (natricus) (Sodae), Natrum azoticum, Nitras Natri (natricus) (Sodae), Nitrum cubicum, Nitrum rhomboidale, Nitrum Sodae, Soda nitrica, Sodii Nitras. Gereinigter Chilisalpeter, Salpetersaures Natron, Würfelsalpeter. Chili Saltpeter, Soda Nitre (e); Azotate de Soude (sodique), Soude azotique (fr).

Natrium nitrosum. Nitris Natrii (natricus) (Sodae), Sodii Nitris.

Natriumorthophosphat—Natrium phosphoricum.
Natrium orthophosphoricum—Natrium phosphoricum.
Natrium oxydatum boracicum—Borax.
Natrium pannonicum—Natrium carbonicum.
Natriumphosphat, neutrales—Natrium phosphoricum.

Natrium phosphoricum. Alcali minerale phosphoratum, Natrium orthophosphoricum, Natrium phosphoricum dibasicum, Phosphas bisodicus, Phosphas Natri (natricum) Sodae, Sal mirabile perlatum, Sal Pearsoni, Sal perlatum, Soda phosphorata, Sodii Phosphas. Dinatriumorthophosphat, Einfach saures Natriumphosphat, Natriumorthophosphat, Neutrales Natriumphosphat, Perlsalz, Phosphorsaures Natron, Zweifach basisches Natriumphosphat. Disodium Hydrogen Phosphate, Sodium Orthophosphate (e); Phosphate disodique, Phosphate monoacide de Soude (fr).

Natrium phosphoricum ammoniatum. Sal microcosmicum, Sal Urinae fixum, Sal Urinae fosibile. Natrium-Ammoniumphosphat. Phosphorsalz.

Natrium phosphoricum dibasicum—Natrium phosphoricum.
Natriumpyroborat—Borax.
Natrium pyroboricum—Borax.

Natrium salicylicum. Natrium bisalicylicum, Natrium spiricum, Natrum spiricum, Salicylas natricus (sodicus), Sodii Salicylas. Salizylsaures Natron.

Natrium salicylicum theobromatum—Theobromino-natrium salicylicum.
Natrium silicicum solutum—Liquor Natrii silicici.
Natriumsilikatlösung—Liquor Natrii silicici.
Natrium spiricum—Natrium salicylicum.
Natrium subboracicum—Borax.
Natrium subcarbonicum—Natrium carbonicum.
Natriumsubsulfit—Natrium thiosulfuricum.
Natrium subsulfurosum—Natrium thiosulfuricum.

Natrium sulfuricum. Alcali minerale sulfuricum (vitriolatum), Deutosulfas natricus (Sodii), Kali minerale sulfuricum (vitriolatum), Natrum fontanum mirabile Glauberi, Natrium vitriolicum, Protosulfas Sodii, Sal aperitivum friedericianum, Sal brunsuicense, Sal catharticum Glauberi, Sal Glauberi, Sal mirabile Glauberi, Sal polychrestum Glauberi, Soda vitriolata, Sodii Sulphas, Sulfas Natri (natricus) (Sodae). Braunschweiger Salz, Glaubers Wollsalz, Glaubers Wundersalz, Schwefelsaures Natron. Vitriolated Soda (e).

Natrium sulfuricum exsiccatum—Natrium sulfuricum siccatum.

Natrium sulfuricum siccatum. Sal mirabile Glauberi dilapsum, Natrium sulfuricum exsiccatum. Entwässertes Glaubersalz, Entwässertes schwefelsaures Natron, Trockenes schwefelsaures Natron.

Natrium supercarbonicum—Natrium bicarbonicum.
Natrium tartaricum cum Kalio tartarico—Tartarus natronatus.
Natrium tetraboricum—Borax.

Natrium thiosulfuricum. Hyposulphis sodicus, Natrium dithionicum, Natrium hyposulfurosum, Natrium subsulfurosum, Sodii Thiosulphas, Thiosulphas natricus (sodicus). Dithionigsaures Natron, Natriumhyposulfit, Natriumsubsulfit, Thioschwefelsaures Natron, Unterschwefligsaures Natron. Hyposulfite of Soda (e); Hyposulfite de Sodium, Sulfite sulfuré de Soude (fr).

Natrium vitriolicum—Natrium sulfuricum.
Natro-Kali tartaricum—Tartarus natronatus.
Natron—Natrium bicarbonicum.
Natron dithionigsaures—Natrium thiosulfuricum.
Natron, doppelt borsaures—Borax.
Natron, doppelt kohlensaures—Natrium bicarbonicum.
Natron, einfach kohlensaures—Natrium carbonicum.
Natron, essigsaures—Natrium aceticum.
Natronflüssigkeit, kieselsaure—Liquor Natrii silicici.
Natronhydratlösung—Liquor Natri caustici.
Natron, kohlensaures—Natrium carbonicum.
Natron, kohlensaures entwässertes—Natrium carbonicum siccatum.
Natron, kohlensaures kristallisiertes—Natrium carbonicum.
Natron, kohlensaures saures—Natrium bicarbonicum.
Natron, phosphorsaures—Natrium phosphoricum.
Natron, salizylsaures—Natrium salicylicum.
Natron, salpetersaures—Natrium nitricum.
Natron, salzsaures—Natrium chloratum.
Natron, schwefelsaures—Natrium sulfuricum.
Natron, schwefelsaures entwässertes—Natrium sulfuricum siccatum.
Natron, schwefelsaures, trockenes—Natrium sulfuricum siccatum.
Natron, thioschwefelsaures—Natrium thiosulfuricum.
Natron, unterschwefligsaures—Natrium thiosulfuricum.
Natronweinstein—Tartarus natronatus.
Natron, zweifach borsaures—Borax.
Natron, zweifach kohlensaures—Natrium bicarbonicum.
Natrum azoticum—Natrium nitricum.
Natrum boracicum cum Kalio tartarico acido—Tartarus boraxatus.
Natrum carbonicum acidulum—Natrium bicarbonicum.
Natrum carbonicum alcalescens—Natrium carbonicum.

Natrum causticum. Alcali causticum fixum, Alcali minerale (m. causticum) (m. siccum), Hydras natricus (Sodae), Natrium hydricum, Natrium hydroxydatum, Sal alcali minerale causticum, Soda caustica,

Soda pura, Sodii Hydroxidum. Seifenstein. Hydrate of Soda (e); Soude caustique (fr); Hidrato de Sodio (sp).
Natrum causticum solutum—Liquor Natri caustici.
Natrum chlorhydricum—Natrium chloratum.
Natrum fontanum—Magnesium sulfuricum.
Natrum fontanum mirabile Glauberi—Natrium sulfuricum.
Natrum hydricum solutum—Liquor Natri caustici.
Natrum muriaticum—Natrium chloratum.
Natrum spiricum—Natrium salicylicum.
Natrum tartaricum cum Kali tartarico—Tartarus natronatus.
Natrum tartarisatum—Tartarus natronatus.
Natterwurzel—Rhizoma Bistortae.
Natterwurzelknöterich—Rhizoma Bistortae.
Neapelgelb—Flavum neapolitanum.
Neapolitanisches Pflaster—Emplastrum Hydrargyri.
Nectandrin—l-Bebeerin.
Nelken—Flores Caryophylli.
Nelkenpfeffer—Fructus Pimentae.
Nelkensäure—Eugenolum.
Nelkenstengel—Stipitis Caryophylli.
Nelkenstiele—Stipites Caryophylli.
Nelkenwurzel—Rhizoma Caryophyllatae.
Nelkenwurzgaraffel—Rhizoma Caryophyllatae.
Neoarsaminolum—Neosalvarsan.
Neokharsivan—Neosalvarsan.
Neolin—Petroleumbenzin.
Neosalvarsan. Neoarsaminolum Neokharsivan, Novarsenobenzol.
Nephrodium Filix mas Richard—Dryopteris Filix mas (L.) Schott.
Nervensalbe—Unguentum Rosmarini compositum.
Nerventinktur, Bestuscheffsche—Tinctura Ferri chlorati aetherea.
Nerventropfen—Tinctura Ferri chlorati aetherea.
Nerventropfen, saure—Aether aceticus.
Neugewürz—Fructus Pimentae.
Neuweiß—Barium sulfuricum.
Ngai-Kampfer—l-Borneol.
Nichts (N., weißer)—Zincum oxydatum.
Nichtssalbe, weiße—Unguentum Zinci.
Nichts, weißes—Zincum oxydatum crudum.
Nieswurz, schwarze—Radix Hellebori nigri.
Nieswurzeltinktur—Tinctura Veratri.
Nießwurzel, weiße—Rhizoma Veratri.
Nihilum album—Zincum oxydatum crudum.
Nihilum griseum—Zincum carbonicum naturale.
Nikaraguaholz—Lignum Fernambuci.
Niteröl—Acidum nitricum.
Nitras Argenti (argenticus) cristallisatus—Argentum nitricum.
Nitras argenticus mitigatus—Argentum nitricum cum Kalio nitrico.
Nitras Argenti fusus cum Nitrate Kalii—Argentum nitricum cum Kalio nitrico.
Nitras Bismuthi (bismuthicus) basicus—Bismutum subnitricum.
Nitras hydrargyroso-ammonicus—Hydrargyrum oxydulatum nigrum.
Nitras Kali (kalicus) (Lixivae)—Kalium nitricum.
Nitras Natri (natricus)—Natrium nitricum.
Nitras Potassae (potassicus)—Kalium nitricum.

Nitras Sodae—Natrium nitricum.
Nitrato argentico—Argentum nitricum.
Nitrato de plata—Argentum nitricum.
Nitrato di argento—Argentum nitricum.
Nitrato di argento mitigato—Argentum nitricum cum Kalio nitrico.
Nitre lunaire—Argentum nitricum.
Nitric acid—Acidum nitricum.
Nitris amylicus—Amylium nitrosum.
Nitris Natrii (natricus) (Sodae)—Natrium nitrosum.
Nitrito d'isoamile—Amylium nitrosum.
Nitrito d'amile—Amylium nitrosum.
Nitrito de amilo—Amylium nitrosum.
Nitrium—Kalium nitricum.
Nitro—Kalium nitricum.
Nitrobenzinum—Nitrobenzolum.

Nitrobenzolum. Essentia Mirbani, Nitrobenzinum, Oleum Amygdalarum amararum arteficiale (fälschlicherweise), Oleum Mirbani. Mirbanöl.

Nitroglycerinum. Glycerina trinitrosa, Glycerinum nitrosatum, Glycerinum trinitricum. Glonoin. Trinitrine.

Nitroglycerinum solutum. Liquor Glonoini, Liquor Nitroglycerini, Liquor Trinitrini, Solutio Nitroglycerini, Spiritus Glonoini, Spiritus Glycerylis nitratis. Angioneurosin, Glonoin. Solucion alcoholica de Trinitrina (sp).

Nitromuriatic acid—Acidum nitrico-hydrochloricum.
Nitrum alcalisatum—Kalium carbonicum.
Nitrum anodynum—Kalium nitricum stibiatum.
Nitrum antimoniatum—Kalium nitricum stibiatum.
Nitrum Argenti—Argentum nitricum.
Nitrum (N. artefactum)—Kalium nitricum.
Nitrum cubicum—Natrium nitricum.
Nitrum depuratum—Kalium nitricum.
Nitrum fixum—Kalium carbonicum.
Nitrum flammans—Ammonium nitricum.
Nitrum fulminans—Ammonium nitricum.
Nitrum potassinum—Kalium nitricum.
Nitrum prismaticum—Kalium nitricum.
Nitrum rhomboidale—Natrium nitricum.
Nitrum seri Lactis—Saccharum Lactis.
Nitrum Sodae—Natrium nitricum.
Nitrum stibiatum—Kalium nitricum stibiatum.
Nitrum vitriolatum—Kalium sulfuricum.
Nix Antimonii—Stibium oxydatum.
Nixmehl—Lycopodium.
Nix Stibii—Stibium oxydatum.
Noce moscata—Sem enMyristicae.
Noci di Galla—Gallae.
Noir animal—Carbo animalis.
Noir d'os—Carbo animalis.
Noir d'Ivoire—Carbo animalis.
Noix d'acajou—Anacardia.
Noix de galle—Gallae.
Noix de Gourou—Semen Colae.

Noix d'Igasur—Semen Ignatii.
Noix muscade—Semen Myristicae.
Noix vomique—Semen Strychni.
Nordhäuser Schwefelsäure—Acidum sulfuricum fumans.
Nordhäuser Vitriol (V.öl)—Acidum sulfuricum fumans.
Notemuskaat—Semen Myristicae.
Notenzeep—Oleum Nucistae.
Novarsenobenzol—Neosalvarsan.

Novocain. Paraaminobenzoyldiäthylaminoäthanol, Ethocaine, Kerocaine, Procaine, Syncaine.

Nuces Anacardii—Anacardia.
Nuces catharticae americanae (barbadenses)—Semen Curcadis.
Nuces Colae—Semen Colae.
Nuces Fici infernalis—Semen Curcadis.
Nucis indicae minores—Fructus Cocculi.
Nucis vomicae extractum P. J.—Extractum Strychni.
Nucis vomicae tinctura P. J.—Tinctura Strychni.
Nuclei Amygdalarum—Amygdalae.
Nuclei Amygdali—Amygdalae.
Nucleus Myristicae moschatae (moschatus)—Semen Myristicae.
Nucleus Nucistae—Semen Myristicae.
Nuez moscada—Semen Myristicae.
Nürnberger Pflaster—Emplastrum fuscum camphoratum.
Nutgalls—Gallae.
Nutmeg flower seeds—Semen Nigellae.
Nutmeg nuts—Semen Myristicae.
Nux Arecae—Semen Arecae.
Nux aromatica (moschata) (Myristicae) (Nucistae) (unguentaria)—Semen Myristicae.
Nux vomica—Semen Strychni.

Oak—Quercus.
Ochsenbrech—Radix Ononidis.
Ochra plumbacea—Plumbum oxydatum.
Ochsenzunge—Herba Anchusae.
Ochsenzungenwurzel (rote)—Radix Alkannae.
Oculi Populi—Gemmae Populi.
Odermennig—Herba Agrimoniae.
Offa Helmontii—Ammonium carbonicum.
Ognon marin—Bulbus Scillae.
Ohio Turmeric root—Rhizoma Hydrastis.
Ohmblätterwurzel—Radix Bardanae.
Ointment of Benzoin—Adeps benzoatus.
Ointment of Lead oleate—Unguentum diachylon.
Ointments—Unguenta.
Oil of American Wormseed—Oleum Chenopodii anthelmithici.
Oil of Birch Tar—Pix betulina.
Oil of bitter Orange—Oleum Aurantii Corticis.
Oil of Cade—Pix Juniperi.

Oil of Caraway—Oleum Carvi.
Oil of Cloves—Oleum Caryophylli.
Oil of Colza—Oleum Rapae.
Oil of East Indian Geranium—Oleum Palmarosae.
Oil of Fennel—Oleum Foeniculi.
Oil of Fern—Extractum Filicis.
Oil of Lavender—Oleum Lavandulae.
Oil of Mustard—Oleum Sinapis.
Oil of Myristica—Oleum Myristicae aethereum.
Oil of Nutmeg—Oleum Myristicae aethereum.
Oil of Spearmint—Oleum Menthae crispae.
Oil of sweet Orange—Oleum Aurantii dulcis.
Oil of Teaberry—Oleum Gaultheriae.
Oil of Thyme—Oleum Thymi.
Oil of Vitriol—Acidum sulfuricum fumans.
Oelbaumharz (wildes)—Elemi.

Olea aetherea*. Aetherolea, Olea destillata, Olea fragrantia, Olea stillatitia, Olea volatilia. Essenzen. Essential Oils, Ethereal Oils, Volatile Oils (e); Essences, Huiles distillées, Huiles essentielles, Huiles volatiles (fr); Essenze (it); Aceites esenciales, Esencias (sp); Vluchtige Oliën (h).

Olea destillata—Olea aetherea.
Olea fragrantia—Olea aetherea.
Olea stillatitia—Olea aetherea.
Olea volatilia—Olea aetherea.
Oleic acid—Acidum oleinicum.
Oleoresina Aspidii—Extractum Filicis.
Oleoresina de Mecca—Balsamum de Mecca.
Oleoresina Elemi—Elemi.
Oleoresin of Aspidium—Extractum Filicis.
Oleoresin of Male Fern—Extractum Filicis.
Oleosaccharum—Elaeosaccharum.
Oleum—Acidum sulfuricum fumans.
Oleum Acori—Oleum Calami.
Oleum Amygdalae (A. communis) (A. dulcis) (A. expressum) (A. frigide paratum) (A. pingue) (A. unguinosum)—Oleum Amygdalarum.

Oleum Amygdalarum. Oleum Amygdalae (Amygdalarum) communis (dulcis) (dulcium) (expressum) (frigide paratum) (pingue) (unguinosum). Gehöröl, Mandelöl (fettes) (süßes), Süßmandelöl. Almond oil, Sweet Almond Oil (e),; Huile d'amande (douce) (fr); Olio di Mandorle dolci (it); Aceite de Almendras dulces (sp); Amandelolie (h).

Oleum Amygdalarum amararum arteficiale (fälschlicherweise)—Nitrobenzolum.
Oleum Amygdalarum amararum sine Acido hydrocyanico arteficiale—Benzaldehyd.
Oleum Amygdalarum dulcium (expressum)—Oleum Amygdalarum.
Oleum Amygdalarum frigide paratum—Oleum Amygdalarum.
Oleum Amygdalarum pingue—Oleum Amygdalarum.
Oleum Andropogonis citrati—Lemongrasöl.

---

* Unter „Oleum aethereum" verstehen US-amerikanische Vorschriften ein durch Destillation aus Alkohol und Schwefelsäure unter Ätherzusatz erhaltenes Galenikum, also etwa einen Spiritus aethereus.

Oleum animale aethereum Oleum animale Dippelii, Oleum animale empyreumaticum rectificatum, Oleum pyroanimale aethereum, Oleum aethereum Dippelii, Oleum cornu cervi aethereum, Pyroleum animale rectificatum.

Oleum animale crudum—Oleum animale foetidum.
Oleum animale Dippelii—Oleum animale aethereum.
Oleum animale empyreumaticum—Oleum animale foetidum.
Oleum animale empyreumaticum rectificatum—Oleum animale aethereum.

Oleum animale foetidum. Oleum animale crudum (empyreumaticum), Oleum cornu cervi empyreumaticum (foetidum), Oleum foetidum, Oleum ossium empyreumaticum, Oleum pyroanimale, Pyroleum animale crudum.

Oleum Anisi. Oleum Pimpinellae anisi. Huile volatile d'Anis vert (fr); Essenza di anice (it).

Oleum Anisi stellati. Oleum Badiani. Star-anise oil (e); Essence de Badiane, Huile volatile de Badiane (fr).

Oleum Anthemidis—Oleum Chamomillae romanae.
Oleum Anthos—Oleum Rosmarini.
Oleum Antimonii—Liquor Stibii chlorati.
Oleum Antimonii corrosivum (glaciale)—Liquor Stibii chlorati.

Oleum Arachidis. Earth-nut Oil, Ground nut oil, Pea-nut oil (e); Huile de noix de terre, Huile de Pistache de terre (fr); Aceite de Cacahuete (sp); Aard noten olie (h).

Oleum aethereum Dippelii—Oleum animale aethereum.
Oleum Aurantii (US)—Oleum Aurantii dulcis.
Oleum Aurantii amari—Oleum Aurantii Corticis.
Oleum Aurantii Corticis (US ältere Arzneibücher)—Oleum Aurantii dulcis.

Oleum Aurantii Corticis. Oleum Aurantii amari. Oil of bitter Orange (e); Essence de Bigarade (fr); Esencia de Naranja (sp).

Oleum Aurantii dulcis. Oleum Aurantii, Oleum Aurantii Corticis (US ältere Arzneibücher). Apfelsinenschalenöl. Oil of sweet Orange (e); Essence d'Orange (d'O. Portugal), Essence de Portugal (fr); Essenza di Arancio (della cortezzia) (it).

Oleum Aurantii florum. Oleum Naphae florum, Oleum Neroli. Essence de Néroli (fr); Essenza di fiori d'Arancio amaro (it); Esencia de Azahar, Esencia de flor de Naranjo (sp).

Oleum baccarum Lauri expressum—Oleum Lauri.
Oleum Badiani—Oleum Anisi stellati.
Oleum Bergami—Oleum Bergamottae.

Oleum Bergamottae. Oleum Bergami (de Bergamo).

Oleum Betulae empyreumaticum (e. rectificatum)—Pix betulina.
Oleum betulinum—Pix betulina.
Oleum cacaotinum—Oleum Cacao.

Oleum Cacao. Butyrum Cacao. Oleum Cacao concretum (expressum), Oleum cacaotinum, Oleum concretum e semine Theobromae Cacao. Oleum Theobromae, Oleum Theobromatis, Sebum cacaotinum. Kakaobutter, Kakaofett, Kakaoöl, Kakaotalg. Butter of Cacao,

Cacao butter (e); Beurre de Cacao (fr); Borro di Cacao (it); Manteca de Cacao (sp). Cacaoboter (h).

Oleum Cacao concretum (expressum)—Oleum Cacao.
Oleum Cadi—Pix Juniperi.
Oleum cadinum—Pix Juniperi.

Oleum Cajeputi. Oleum Cajuputi, Oleum Wittnebianum.

Oleum Cajuputi—Oleum Cajeputi.

Oleum Calami. Oleum Acori, Oleum Calami aromatici.

Oleum Calami aromatici—Oleum Calami.
Oleum Calcis—Liquor Calcii chlorati.
Oleum Canellae ceylanici—Oleum Cinnamomi.
Oleum Cari—Oleum Carvi.

Oleum Carvi. Oleum Cari. Oil of Caraway (e); Essence de Carvi (fr).

Oleum Caryophylli. Oleum Caryophyllorum, Oleum Eugeniae. Gewürznelkenöl. Oil of Cloves (e); Essence de girofle, Huile volatile de Girofle (fr); Essenza di Garofani (it); Esencia de clavo (sp); Kruidnagelolie, Nagelolie (h).

Oleum Caryophyllorum—Oleum Caryophylli und Eugenol (ältere Arzneibücher).
Oleum Cassiae—Oleum Cinnamomi Cassiae.
Oleum Castoris—Oleum Ricini.
Oleum catharthicum—Oleum Juniperi (aethereum).

Oleum Chamomillae romanae. Oleum Anthemidis.

Oleum Chemicorum hollandicorum—Aethylenum chloratum.

Oleum Chenopodii anthelmintici. Wurmsamenöl. Oil of American Wormseed (e); Huile volatile d'Ansérine vermifuge (fr).

Oleum chervinum—Oleum Ricini.
Oleum Cinnamomi (US, e)—Oleum Cinnamomi cassiae.

Oleum Cinnamomi. Oleum Canellae ceylanici, Oleum Cinnamomi ceylanici, Oleum Cinnamomi veri. Kaneelolie (h).

Oleum Cinnamomi cassiae. Oleum Cinnamomi (US, e); Oleum Cassiae, Oleum Cinnamomi chinensis (indici) (sinensis), Oleum corticis Cassiae. Zimtkassienöl. Essence de Cannelle (fr).

Oleum Cinnamomi ceylanici—Oleum Cinnamomi.
Oleum Cinnamomi chinensis (indici) (sinensis)—Oleum Cinnamomi cassiae.
Oleum Cinnamomi veri—Oleum Cinnamomi.
Oleum circinum—Oleum Crotonis.

Oleum Citri. Essentia de Cedro, Oleum Corticis Citri, Oleum de Cedro, Oleum Limonis, Quintessencia Citri. Cederatöl, Cederöl, Cedroessenz, Cedroöl, Zederatöl, Zedroessenz, Zedroöl. Lemon Oil (e); Essence de Citron (fr); Essenza di Cedro (it); Esencia de Limon (sp); Citroenolie (h).

Oleum Citronellae. Oleum Melissae indicum.

Oleum Cocois—Oleum Cocos.

Oleum Cocos. Oleum Cocois, Oleum Nucum Cocos. Cocosbutter (fett) (nußbutter) (öl), Coprafett. Cocoanut Butter, Coconut oil (e); Beurre de Coco (fr); Borro di Cocco (it); Aceite de Coco, Manteca de Coco (sp); Cocosvet (h).

Oleum concretum e semine Theobromae Cacao—Oleum Cacao.
Oleum cornu cervi aethereum—Oleum animale aethereum.
Oleum cornu cervi empyreumaticum (foetidum)—Oleum animale foetidum.
Oleum corticis Cassiae—Oleum Cinnamomi cassiae.
Oleum Corticis Citri—Oleum Citri.

Oleum Crotonis. Oleum circinum, Oleum Crotonis Tiglii, Oleum Ficus infernalis, Oleum infernale, Oleum moluccanum, Oleum Tiglii. Purgieröl. Huiles de Graines de Tilly, Huile de petits pignons d'Inde (fr); Olio di Crotontiglio (it); Aceite de Croton (Grano) tiglio (sp).

Oleum Crotonis Tiglii—Oleum Crotonis.
Oleum de Bergamo—Oleum Bergamottae.
Oleum de Cedro—Oleum Citri.
Oleum de Kerva—Oleum Ricini.
Oleum e semine Ricini—Oleum Ricini.
Oleum Eugeniae—Oleum Caryophylli.
Oleum Ficus infernalis—Oleum Crotonis.
Oleum Filicis (Filicis maris)—Extractum Filicis.
Oleum fixum Lauri nobilis—Oleum Lauri.
Oleum florum Macidis—Oleum Myristicae aethereum.

Oleum Foeniculi. Fennel oil, Oil of Fennel (e); Essence de Fénouil, Huile volatile de Fénouil (fr); Essenza di Finocchio (it); Esencia de Hinojo (sp); Venkelolie (h).

Oleum foetidum—Oleum animale foetidum.
Oleum Gadi (Gadui)—Oleum Jecoris Aselli.

Oleum Gaultheriae. Acidum methylosalicylicum, Oleum Wintergreen. Oil of Teaberry (e).

Oleum Geranii indici—Oleum Palmarosae.
Oleum glaciale Vitrioli—Acidum sulfuricum fumans.
Oleum Graminis citrati—Lemongrasöl.
Oleum Granae regiae—Oleum Ricini.
Oleum haarlemense—Oleum Therebinthinae sulfuratum.
Oleum Hepatis Morrhuae—Oleum Jecoris Aselli.

Oleum Hyoscyami. Oleum Hyoscyami coctum, Oleum Hyoscyami infusum. Bilsenöl, Durchwachsöl, Grünes Gliederöl, Grünes Öl.

Oleum Hyoscyami coctum—Oleum Hyoscyami.
Oleum Hyoscyami infusum—Oleum Hyoscyami.
Oleum infernale—Oleum Crotonis.

Oleum Jecoris Aselli. Oleum Gadi (Gadui), Oleum Hepatis Morrhuae, Oleum Jecoris Gadi, Oleum Jecoris Morrhuae, Oleum Morrhuae, Oleum morrhuum, Oleum piscium. Baersfett, Bergertran, Dorschlebertran, Fischtran, Kabliaulebertran, Leberöl, Lebertran, Stockfischlebertran. Codliver oil, Cod oil, Dogfish oil (e); Huile de Foie de Morue, Huile de Morue (fr); Olio di fegato di merluzzo (it); Aceite de higado de bacalao (sp).

Oleum Jecoris Gadi—Oleum Jecoris Aselli.
Oleum Jecoris Morrhuae—Oleum Jecoris Aselli.

Oleum Juniperi (aethereum). Oleum catharticum, Oleum Juniperi Baccarum, Oleum Juniperi Fructus. Wacholderbeerenöl.

Oleum Juniperi Baccarum—Oleum Juniperi.
Oleum Juniperi empyreumaticum—Pix Juniperi.
Oleum Juniperi Fructus—Oleum Juniperi.
Oleum Juniperi nigrum—Pix Juniperi.
Oleum Kalii carbonici—Liquor Kalii carbonici.
Oleum kervinum—Oleum Ricini.
Oleum Lauri expressum—Oleum Lauri.

Oleum Lauri. Oleum baccarum Lauri expressum, Oleum fixum Lauri nobilis, Oleum Lauri expressum, Oleum laurinum, Oleum Lauri unguinosum, Unguentum Lauri. Altloröl, Gichtsalbe, Lorbeerbutter, Lorbeeröl, Lorbeersalbe, Lorettoöl, Loröl. Bayberry oil, Lorrel oil (e); Beurre de Laurier, Huile de Laurier (fr); Olio d'alloro, Olio di lauro (it); Aceite de laurel (sp); Laurierolie (h).

Oleum laurinum—Oleum Lauri.
Oleum Lauri unguinosum—Oleum Lauri.

Oleum Lavandulae. Oleum Spicae verum. Oil of Lavender (e); Essenza di Lavanda (it); Esencia de espliego (sp).

Oleum Ligni Betulae—Pix betulina.
Oleum Ligni Santali—Oleum Santali.
Oleum Limonis—Oleum Citri.
Oleum Lini empyreumaticum—Oleum Lini sulfuratum.

Oleum Lini sulfuratum. Acidum thiolinicum, Balsamum Sulfuris simplex, Oleum Lini empyreumaticum, Oleum sulphuratum. Schwefelbalsam.

Oleum Macidis—Oleum Myristicae aethereum.
Oleum Macis—Oleum Myristicae aethereum.
Oleum Martis—Liquor Ferri sesquichlorati.
Oleum Melissae indicum—Oleum Citronellae.

Oleum Menthae crispae. Oleum Menthae viridis. Römischminzöl. Oil of Spearmint (e).

Oleum Menthae piperitae chinense—Mentholum.
Oleum Menthae piperitae cristallisatum—Mentholum.
Oleum Menthae piperitae japonicum—Mentholum.
Oleum Menthae piperitae japonicum cristallisatum—Mentholum.
Oleum Menthae viridis—Oleum Menthae crispae.
Oleum Mirbani—Nitrobenzolum.
Oleum moluccanum—Oleum Crotonis.
Oleum Morrhuae—Oleum Jecoris Aselli.
Oleum morrhuum—Oleum Jecoris Aselli.
Oleum moscoviticum—Pix betulina.
Oleum Myristicae—Oleum Nucistae.

Oleum Myristicae aethereum. Oleum florum Macidis, Oleum Macis (Macidis), Oleum Nucistae aethereum, Oleum Nucum moschatarum aethereum. Ätherisches Muskatnußöl. Macisöl, Mazisöl, Muskatblütenöl, Muskatöl. Oil of Myristica, Oil of Nutmeg (e); Essence de Muscade (fr); Folieolie (h).

Oleum Myristicae expressum—Oleum Nucistae.
Oleum Myristicae moschatae—Oleum Nucistae.
Oleum Naphae florum—Oleum Aurantii florum.
Oleum Napi (napinum)—Oleum Rapae.
Oleum Neroli—Oleum Aurantii florum.
Oleum Nitri fumans—Acidum nitricum fumans.
Oleum Nucis moschatae—Oleum Nucistae.

Oleum Nucistae. Balsamum Macis expressum, Balsamum Moschatae, Balsamum Myristicae expressum, Balsamum Myristicae moschatae, Balsamum Nucistae expressum, Butyrium Nucistae, Oleum Myristicae, Oleum Myristicae expressum, Oleum Myristicae moschatae, Oleum Nucistae expressum, Oleum Nucis moschatae. Moschatbalsam, Muskatbalsam, Muskatbutter, Muskatfett, Muskatnußöl. Butter of Nutmeg, Expressed oil of Nutmeg, Fixed oil of Nutmeg (e); Baume de Muscade, Beurre de Muscade (fr); Bandazeep, Muscatboter, Notenzeep (h).

Oleum Nucistae aethereum—Oleum Myristicae aethereum.
Oleum Nucistae expressum—Oleum Nucistae.
Oleum Nucum Cocos—Oleum Cocos.
Oleum Nucum moschatarum aethereum—Oleum Myristicae aethereum.
Oleum Olivae—Oleum Olivarum.

Oleum Olivarum. Oleum Olivae, Oleum Olivarum provinciale, Oleum provinciale, Oleum virgineum. Gereinigtes Baumöl, Jungfernöl, Provenceröl, Provenzeröl. Olive oil (e); Huile d'Olive (fr); Olio d' oliva (it); Aceite de olivas (sp); Olijfolie (h).

Oleum Olivarum album. Weißes Baumöl, Weißes Lilienöl.
Oleum Olivarum commune. Oleum Olivarum viride. Baumöl.

Oleum Olivarum provinciale—Oleum Olivarum.
Oleum Olivarum viride—Oleum Olivarum commune.
Oleum Ossium empyreumaticum—Oleum animale foetidum.
Oleum Palmae Christi—Oleum Ricini.

Oleum Palmarosae. Oleum Geranii indici. Indisches Grasöl. Oil of East Indian Geranium (e); Essence de Géranium des Indes (h).

Oleum Paraffini—Paraffinum liquidum.
Oleum Pimpinellae anisi—Oleum Anisi.
Oleum Pini empyreumaticum—Pix liquida.
Oleum piscium—Oleum Jecoris Aselli.
Oleum provinciale—Oleum Olivarum.
Oleum pyroanimale—Oleum animale foetidum.
Oleum pyroanimale aethereum—Oleum animale aethereum.

Oleum Rapae. Oleum Napi (napinum), Oleum Raparum. Brennöl, Rapsöl, Rüböl, Rübsenöl. Colza oil, Oil of Colza, Rubsen oil (e); Olio di Colza (it); Huile de Navette, Huile de Rabette (fr).

Oleum Raparum—Oleum Rapae.
Oleum Rhois succedaneae—Cera japonica.

Oleum Ricini. Oleum Castoris, Oleum chervinum, Oleum de Kerva, Oleum e semine Ricini, Oleum granae regiae, Oleum kervinum, Oleum Palmae Christi, Oleum Ricini communis (expressum). Castoröl, Christipalmöl, Christuspalmenöl, Fettlaxier, Heiligöl, Jalappenöl, Kastoröl, Kruziusöl, Resinasöl. Castor oil, Lamp oil (e); Huile de Ricin (fr); Wonderolie (h).

Oleum Ricini communis (expressum)—Oleum Ricini.
Oleum Rorismarini—Oleum Rosmarini.

Oleum Rosae. Attar of Rose, Otto of Rose (e).

Oleum Rosmarini. Oleum Anthos, Oleum Roris marini. Essence de Romarin (fr); Esencia de Romero (sp).

Oleum Rusci—Pix betulina.
Oleum russicum—Pix betulina.

Oleum Santali. Oleum Ligni Santali, Oleum Santali albi (flavi).

Oleum Santali albi (flavi)—Oleum Santali.
Oleum Saturni—Liquor Plumbi subacetici.

Oleum Sesami. Kuntschuköl. Benne oil, Gingelly oil, Teel Oil (e); Huile de Jugoline, Huile de Sésame (fr); Olio di Giugiolena, Olio di Sesamo (it).

Oleum Sinapis. Oleum Sinapis aethereum. Ätherisches Senföl. Oil of Mustard (e); Essence de Moutarde (fr); Mosterdolie (h).

Oleum Sinapis aethereum—Oleum Sinapis.
Oleum Spicae verum—Oleum Lavandulae.
Oleum Stibii—Liquor Stibii chlorati.
Oleum Stibii glaciale—Liquor Stibii chlorati.
Oleum sulphuratum—Oleum Lini sulfuratum.
Oleum Tartari per deliquium—Liquor Kalii carbonici.
Oleum Theobromae—Oleum Cacao.
Oleum Theobromatis—Oleum Cacao.

Oleum Terebinthinae. Spiritus Terebinthinae. Tannenzapfenöl, Terpentingeist, Terpentinspiritus. Spirit of Turpentine, Turpentine oil (e); Essenza di Trementina (it).

Oleum Therebinthinae sulfuratum. Balsamum haarlemense, Balsamum Sulfuris Rulandi, Balsamum Therebinthinae sulfuratum, Balsamum Vitae Rulandi, Oleum haarlemense.

Oleum Thymi. Oil of Thyme (e), Essence de Thym (fr); Esencia de Tomillo (sp).

Oleum Tiglii—Oleum Crotonis.
Oleum virgineum—Oleum Olivarum.
Oleum Vitrioli—Acidum sulfuricum crudum.
Oleum Vitrioli—Acidum sulfuricum fumans.
Oleum Vitrioli dulce (dulcificatum)—Aether.
Oleum Wintergreen—Oleum Gaultheriae.
Oleum wittnebianum—Oleum Cajeputi.
Olio d'Alloro—Oleum Lauri.
Olio di Colza—Oleum Rapae.
Olio di Crotontiglio—Oleum Crotonis.
Olio di fegato di merluzzo—Oleum Jecoris Aselli.
Olio di Giugiolena—Oleum Sesami.
Olio di Lauro—Oleum Lauri.
Olio di Mandorle dolci—Oleum Amygdalarum.
Olio di Sesamo—Oleum Sesami.

Olio di vetriolo—Acidum sulfuricum fumans.
Olio d'oliva—Oleum Olivarum.
Olijfolie—Oleum Olivarum.
Olive oil—Oleum Olivarum.
Ölseife—Sapo medicatus.
Öl-Soda-Seife—Sapo medicatus.
Ölsüß—Glycerinum.
Onguent de la mère Thècle—Emplastrum fuscum camphoratum.
Onguents—Unguenta.
Ononis arvensis L.—Ononis spinosa L.
Ononis campestris Koch—Ononis spinosa L.

Ononis spinosa L. Ononis arvensis L., Ononis campestris Koch.

Opermentum—Arsenicum trisulfuratum.
Opii et Ipecacuanhae pulvis compositus P. J.—Pulvis Ipecacuanhae opiatus.
Opii extractum P. J.—Extractum Opii.
Opii pulvis P. J.—Opium pulveratum.
Opii tinctura P. J.—Tinctura Opii simplex.
Opii tinctura benzoica P. J.—Tinctura Opii benzoica.
Opii tinctura crocata P. J.—Tinctura Opii crocata.
Opio—Opium.

Opium. Lachryma Papaveris, Lac Papaveris, Laudanum, Meconium. Papaverculum, Succus Papaveris, Succus thebaicus, Thebaicum, Oppio (it); Opio (sp).

Opium colatum—Extractum Opii.
Opiumessig—Acetum Opii.
Opium lactucatum—Lactucarium.

Opium pulveratum. Opii pulvis P. J.

Opiumwein—Tinctura Opii crocata.
Opobalsamum de Tolu—Balsamum tolutanum.
Opobalsamum liquidum—Balsamum peruvianum.
Opobalsamum siccum—Balsamum tolutanum.
Opobalsamum verum—Balsamum de Mecca.
Opodeldoc—Linimentum saponato-camphoratum.
Opodeldoc fluidum (liquidum)—Spiritus saponato-camphoratus.
Oppio—Opium.
Orand, weißer—Herba Marubii.
Orange berries—Fructus Aurantii immaturi.
Orange Flower Water—Aqua Aurantii florum.
Orangenschale—Pericarpium Aurantii.
Orangen, unreife—Fructus Aurantii immaturi.
Orange peas—Fructus Aurantii immaturi.
Orange root—Rhizoma Hydrastis.
Orangettes—Fructus Aurantii immaturi.
Oranjeschilstroop—Sirupus Aurantii.
Ordeal beans of old Calabar—Semen Physostigmatis.
Orellana—Orleana.
Orellin—Orleana.
Orga—Secale cornutum.
Orinocco-Simarubarinde—Cortex Simarubae.
Orkanetwurzel—Radix Alcannae.
Orlean—Orleana.

Orleana. Achiat, Achiotte, Achiotte indorum, Annatto, Archiot officinarum, Arnatto, Arnotto, Attalo, Orellana, Orleana brasiliensis, Pigmentum uruku, Rocou, Rucu, Terra oriana, Terra orleana, Urucu. Gählbutterfarb, Kernrot, Orellin, Orlean, Roku.
Orleana brasiliensis—Orleana.
Orpiment—Arsenicum trisulfuratum.
Orris root—Rhizoma Iridis.
Orseille de Terre—Persio.
Orthooxybenzoesäure—Acidum salicylicum.
Orthophosphorsäure—Acidum phosphoricum.
Oschakgummi—Ammoniacum.
Oesipum (Oesipus)—Adeps Lanae anhydricus.
Ossa usta nigra—Carbo animalis.
Ossido di Calcio—Calcaria usta.
Ossido di Magnesio—Magnesia usta.
Ossido mercurico giallo—Hydrargyrum oxydatum v. h. p.
Ossido mercurico rosso—Hydrargyrum oxydatum.
Osterluzeiwurzel—Rhizoma Serpentariae.
Os ustum—Calcium phosphoricum crudum.
Otto of Rose—Oleum Rosae.
Oxalas Kalii (Potassae) acidulus—Kalium bioxalicum.
Oxéolat simple—Acetum.
Oxide rouge de Plomb—Minium.
Oxido de Calcio—Calcaria usta.
Oxido mercurico amarillo—Hydrargyrum oxydatum v. h. p.
Oxido mercurico rojo—Hydrargyrum oxydatum.
Oxidum manganicum—Manganum peroxydatum.
Oxodes Ferri—Ferrum oxydulatum-oxydatum.
Oxychlorure ammoniacal de Mercure—Hydrargyrum praecipitatum album.
Oxychloruretum Hydrargyri ammoniacale—Hydrargyrum praecipitatum album.
Oxyde d'Antimoine—Stibium oxydatum.
Oxyde de Fer magnétique (noir)—Ferrum oxydulatum oxydatum.
Oxyde ferroso-ferrique—Ferrum oxydulatum oxydatum.
Oxydimorphin. Pseudomorphin.
Oxydulatum Hydrargyri Hahnemanni—Hydrargyrum oxydulatum nigrum.
Oxydulum Arsenici—Acidum arsenicosum.
Oxydulum Ferri lacticum—Ferrum lacticum.
Oxydulum Ferri nigrum—Ferrum oxydulatum-oxydatum.
Oxydum Bismuthi—Bismutum oxydatum.
Oxydum calcicum (Calcii) (Calcis)—Calcaria usta.
Oxydum Ferri argillaceum—Ferrum oxydatum.
Oxydum Ferri haematites—Ferrum oxydatum.
Oxydum Ferri rubrum—Ferrum oxydatum.
Oxydum ferroso-ferricum—Ferrum oxydulatum oxydatum.
Oxydum hydrargyricum flavum—Hydrargyrum oxydatum v. h. p.
Oxydum hydrargyricum rubrum—Hydrargyrum oxydatum.
Oxydum magnesicum—Magnesia usta.
Oxydum Plumbi aceticum—Plumbum aceticum.
Oxydum Plumbi (plumbicum) fusum—Lithargyrum.
Oxydum plumbicum semivitreum—Lithargyrum.
Oxydum potassicum—Kali causticum.
Oxydum stibicum—Stibicum oxydatum.
Oxydum zincicum—Zincum oxydatum.

Oxygenized Water—Hydrogenium peroxydatum solutum.
Oxymurias kalicus—Kalium chloricum.
Oxymurias Potassae—Kalium chloricum.
α-Oxypropionsäur —Acidum lacticum.
Oxysulphuretum Stibii—Stibium oxydatum fuscum.
Oxytartarus—Kalium aceticum.
Oxytoluol—Cresolum.
Oxytoluyltropein—Homatropinum.
β-Oxytrikarballylsäure—Acidum citricum.
Ozokerit, gereinigtes—Paraffinum solidum.

Paardebloem wortel—Radix Taraxaci.
Paleae Cibotii (haemostaticae) (stypticae)—Penghawar Djambi.
Palma Christi—Ricinus.
Palmendrachenblut (ostindisches) —Resina Draconis.
Palmulae—Dactyli.
Palo dulce—Radix Liquiritiae.
Panacea anglica—Magnesia usta.
Panacea anglica solutiva—Magnesium carbonicum.
Panacea antimonialis—Stibium sulfuratum aurantiacum.
Panacea duplicata—Kalium sulfuricum.
Panacea holostea—Hydrargyrum chloratum.
Panacea holsatia—Kalium sulfuricum.
Panacea holstenia—Kalium sulfuricum.
Panacea Hydrargyrii holostea—Hydrargyrum chloratum.
Panacea mercurialis—Hydrargyrum chloratum.
Panacea mercurialis rubra—Hydrargyrum oxydatum.
Panacea Mercurii albi vulgaris—Hydrargyrum praecipitatum album.
Panacea Quercetani—Hydrargyrum chloratum.
Panacea Vitrioli—Aether.
Panama Bark—Cortex Quillaiae.
Panamarinde—Cortex Quillaiae.
Panamaspäne—Cortex Quillaiae.
Panchymagogum minerale (Quercetani)—Hydrargyrum chloratum.
Panis St. Joanis—Fructus Ceratoniae.
Pansy herb.—Herba Violae tricoloris.
Päonienblätter—Flores Paeoniae.
Päonienkörner—Semen Paeoniae.

Papaver. Poppy (e); Pavot officinal (fr); Amapola (sp); Maan kop, Klaproos, Heul (h).

Papaverculum—Opium.
Papaverina—Papaverinum.

Papaverinum. Papaverina.

Papavervruchten—Fructus Papaveri immaturi.
Papier Moutard—Charta sinapisata.
Pappelblätter—Folia Malvae.
Pappelblumen (P. blaue) (P. gemeine) (P. wilde)—Flores Malvae.
Pappelblüten, weiße—Flores Malvae.
Pappelknospen—Gemmae Populi.

Pappelkraut —Folia Malvae.
Pappelrosen—Flores Malvae arboreae.
Pappel, weiße—Radix Althaeae.
Paprika—Fructus Capsici.
Paraacétophénétidine—Phenacetinum.
Paraaminobenzoesäureäthylester—Anaesthesin.
Paraaminobenzoyldiäthylaminoäthanol—Novocain.
Paraazetoxyazetanilid—Phenacetinum.
Paraazetphenetidin—Phenacetinum.
Paraffin, festes — Paraffinum solidum.
Paraffin Jelly—Vaselinum.
Paraffinum durum—Paraffinum solidum.

Paraffinum liquidum. Oleum Paraffini, Petrolatum liquidum, Vaselinum liquidum. Cosmolinöl, Vaselinöl. Liquid Petrolatum (e).

Paraffinum molle—Vaselinum.

Paraffinum solidum. Ceresinum, Paraffinum. Festes Paraffin, Gereinigtes Erdwachs, Gereinigter Ozokerit.

Paraguaytee—Herba Mate.
Paraldehyd—Paraldehydum.

Paraldehydum. Elaldehydum, Paraldehyd, Parazetaldehyd.

Paranatee—Herba Mate.
Paranephrin—Suprarenin.
Paraphenetylkarbamid—Dulcin.
Paratoluolsulfonchloramidnatrium—Chloramin.
Parazetaldehyd—Paraldehydum.
Pariser Blau—Ferrum cyanatum.
Pariser Rot—Ferrum oxydatum und Minium.
Parodyn—Phenyldimethylpyrazolonum.
Parsley fern—Herba Tanaceti.
Parsley leaves—Herba Conii.
Parsley seeds—Fructus Petroselini.
Pasque (Passe) Flower herb—Herba Pulsatillae.
Pasta albuminata (a. gummosa)—Pasta gummosa.
Pasta Althaeae—Pasta gummosa.
Pasta Glycyrrhizae—Pasta Liquiritiae.
Pasta Guarana—Guarana.

Pasta gummosa. Pasta albuminata (a. gummosa), Pasta Althaeae. Altheepasta, Eibischpasta, Jungfernleder, Lederzucker, Weiße Regliese.

Pasta Liquiritiae. Pasta Glycyrrhizae. Braune Regliese, Braunes Jungfernleder.

Pasta Paulliniae sorbilis—Guarana.
Pasta salicylica Lassar—Pasta Zinci salicylata.

Pasta Zinci salicylata. Pasta salicylica Lassar.

Pastiglie—Pastilli.

Pastilli. Rotulae, Trochisci. Plätzchen, Zeltchen. Lonzenges, Troches (e); Tablettes (fr); Pastiglie (it); Tabletas (sp).

Pastilli Santonini. Trochisci contra vermes.

Pâte d'amandes—Furfur Amygdalarum.

Paternosterbohnen—Semen Jequirity.
Paullinia—Guarana.
Pauson root—Rhizoma Sanguinariae canadensis.
Pavot officinal—Papaver.
Payta-Ratanhia—Radix Ratanhiae.
Peach wood—Lignum campechianum.
Pea-nut oil—Oleum Arachidis.
Pearlash—Kalium carbonicum.
Pearl Moss—Carrageen.
Pece greca—Colophonium.
Pece liquida—Pix liquida.
Pechpflaster—Ceratum Resinae Pini.
Pegu-Katechu—Catechu.
Pelican flower—Rhizoma Serpentariae.

Pelletierinum. Punizin.

Pellidol. Diazetylaminoazotoluol.

Pellitory root—Radix Pyrethri.
Pelosin—l-Bebeerin.
Penawar Djambi—Penghawar Djambi.

Penghawar Djambi. Paleae Cibotii (haemostatici) (stypticae), Penawar Djambi, Pili Cibotii, Pili filicum, Pili haemostatici. Farnkrautwolle, Teufelszwirn, Wundfarn. Golden Moss (e).

Penny royal—Herba Pulegii.
Penny royal mint—Herba Pulegii.
Pensee herb—Herba Violae tricoloris.
Pentasulfure d'Antimoine—Stibium sulfuratum aurantiacum.
Pentasulfuretum Stibii—Stibium sulfuratum aurantiacum.
Pentecost Rose-Seeds—Semen Paeoniae.
Pepe Cubebe—Fructus Cubebae.
Pepenero—Fructus Piperis.
Peperone—Fructus Capsici.
Pépins de Coing—Semen Cydoniae.
Pepones Colocynthidis—Fructus Colocynthidis.
Pepper—Fructus Piperis.
Peppermint leaves—Folia Menthae piperitae.
Pepsina—Pepsinum.
Pepsinessenz—Vinum Pepsini.

Pepsinum. Chymosinum, Pepsina.

Percha chartacea—Gutta Percha.
Percha cruda—Gutta Percha.
Percha foliacea—Gutta Percha.
Percha lamellata—Gutta Percha.
Perchloridum Hydrargyri—Hydrargyrum bichloratum.
Perchlorure de Fer—Ferrum sesquichloratum.

Pericarpium Aurantii. Cortex Aurantii amari, Cortex Aurantii Fructus, Cortex Aurantii Pomorum, Cortex Aurantiorum, Cortex Fructus Aurantii, Cortex Fructuum Aurantii, Cortex Pomorum Aurantii, Flavedo Aurantii. Orangenschale. Bitter Orange Peel, Curacao Orange Peel (e); Ecorce de Bigarade, Ecorce d'Orange amère, Zeste d'Orange amère (fr); Scorza di arancio amaro, Scorza di Melarancio (it); Corteza de naranja agria (amarga) (sp).

Pericarpium Citri. Cortex Citri Fructus, Cortex Fructus Citri, Cortex Limonis, Flavedo Citri, Pericarpium Limonis. Limonenschale. Lemon Peel (e); Ecorce de Citron, Zeste de Zitron (fr); Scorza di Limone (it).
Pericarpium Granati. Cortex Fructus Granati, Cortex Malicorii, Cortex Mali punici, Cortex Malorum Granati, Cortex Pomorum Granati, Malicorium. Granatäpfelschalen, Ecorce de Grenade (fr).
Pericarpium Limonis—Pericarpium Citri.
Perlasche—Kalium carbonicum.
Perlmoos (P. isländisches)—Carrageen.
Perlsalz—Natrium phosphoricum.
Perltang—Carrageen.
Permanentweiß—Barium sulfuricum.
Permanganas kalicus (Potassae)—Kalium permanganicum.
Pernambuco wood—Lignum Fernambuci.
Peroxide d'Hydrogène—Hydrogenium peroxydatum solutum.
Peroxide of Mercury—Hydrargyrum oxydatum.
Peroxyde de Mercure—Hydrargyrum oxydatum.
Peroxydum Mangani—Manganum peroxydatum.

Persio. Roter Indigo. Cudbear (e); Orseille de Tesse (fr).

Persischer Balsam—Tinctura Benzoes composita.
Persulfuretum Hydrargyri—Hydrargyrum sulfuratum rubrum.
Persulphuretum Stibii—Stibium sulfuratum aurantiacum.
Perubalsem—Balsamum peruvianum.
Peruvian bark—Cortex Chinae.
Petala Rhoeados—Flores Rhoeados.
Petala Rosae (R. gallica)—Flores Rosae.
Petit chiendent—Rhizoma Caricis.
Petits grains—Fructus Aurantii immaturi.
Petits pignons d'Inde—Semen Tiglii.
Pétréoline—Vaselinum.
Petroleobenzinum—Benzinum Petrolei.
Petrolatum—Vaselinum.
Petrolatum liquidum—Paraffinum liquidum.
Petroleum Jelly—Vaselinum.
Petroleum Ointment—Vaselinum.
Petrolinum—Vaselinum.
Pettywhin root—Radix Ononidis.
Peucedanum galbanifluum Baillon—Ferula galbaniflua Boissier et Buhse.
Peucedanum narthex Baillon—Ferula narthex Boissier.
Peucedanum rubricaule Baillon—Ferula rubricaulis Boissier.
Peucedanum scorodosma Baillon—Ferula foetida (Bunge) Regel.
Pfaffenkraut—Folia Melissae.
Pfaffenröhrleinwurzel—Radix Taraxaci.
Pfaffenspinat—Tubera Ari.
Pfefferbaumrinde—Cortex Mezerei.
Pfeffer, indischer—Fructus Capsici.
Pfefferminzkampfer—Mentholum.
Pfefferminzöl, chinesisches—Mentholum.
Pfefferminzöl, japanisches—Mentholum.
Pfefferminztropfen—Spiritus Menthae piperitae.
Pfeffer, roter—Fructus Capsici.

Pfefferschoten—Fructus Capsici.
Pfeffer, spanischer—Fructus Capsici.
Pfeffer, türkischer—Fructus Capsici.
Pfefferwurzel—Radix Pimpinellae.
Pfeilwurzelmehl—Amylum Marantae.
Pferdeschwefel—Sulfur griseum.
Pfingstrosenblätter(blüten)—Flores Paeoniae.
Pfingstrosenkörner(samen)—Semen Paeoniae.
Pflanzenschwefel—Lycopodium.
Pflaster, Hamburger—Emplastrum fuscum camphoratum.
Pflasterkäfer (gemeiner)—Cantharides.
Pfriemenkraut—Herba Scoparii.
Phagedänisches Wasser—Aqua phagedaenica lutea.
Phagédénique—Aqua phagedaenica lutea.

Phenacetinum. Acetphenetidinum, Paraaethoxyazetanilid. Paraazetphenetidin, Azetphenetidin. Paraacétophénétidine (fr); Fenacetina (it, sp).

Phenazonum—Phenyldimethylpyrazolonum.
Phenic Acid (Alcohol)—Phenolum.
Phenobarbitalum—Acidum phenylaethylbarbituricum.
Phenolin—Liquor Cresoli saponatus.
Phénols crésyliques—Cresolum crudum.

Phenolum. Acidum carbolicum cristallisatum, Acidum phenicum, Acidum phenylicum. Benzophenol, Karbol, Kristallisierte Karbolsäure, Mineralisches Kreosot, Monoxybenzol, Phenylalkohol, Phenylhydrat, Phenylsäure. Phenic Acid (Alcohol), Phenylic Acid (Alcohol) (e); Hydrate de Phényle (fr); Fenolo (it); Acido fenilo (sp); Carbolzuur (h).

Phenolum liquefactum. Acidum carbolicum liquefactum. Verflüssigtes Karbol.

Phenolum salicylicum—Phenylum salicylicum.
Phenylalkohol—Phenolum.
Phenylameisensäure—Acidum benzoicum.
Phenyläthylmalonylharnstoff—Acidum phenylaethylbarbituricum.
Phenylazetamid—Acetanilidum.
Phenylcinchoninsäure—Acidum phenylchinolincarbonicum.
Phenyldimethylisopyrazolon—Phenyldimethylpyrazolonum.

Phenyldimethylpyrazolonum. Analgesin, Anodynin, Antipyretikum, Antipyrin, Dehydrodimethylphenylpyrazin, Dimethyloxychinizin, Oxydimethylchinizin, Parodyn, Phenazon, Phenyldimethylisopyrazolon, Phenylon, Pyrazolin, Pyrazolonum dimethylphenylicum, Pyrazolonum phenyldimethylicum, Sedatin. Antipirina (it, sp).

Phenyldimethylpyrazolonum salicylicum. Antipyrinsalizylat, Pyrazolonum phenyldimethylicum salicylicum, Salazon, Salipyrin.

Phenylhydrat—Phenolum.
Phenylhydrid—Benzolum.
Phenylic Acid (Alcohol)—Phenolum.
Phenylis Salicylas—Phenylum salicylicum.
Phenyl-quinoline carboxylic acid—Acidum phenylchinolincarbonicum.
Phenylsalizylat—Phenylum salicylicum.

Phenylsäure—Phenolum.
Phenylum salicylicum. Phenolum salicylicum. Phenylis Salicylas. Phenylsalizylat, Salizylsäurephenylester, Salol.
Philosophenwolle—Zincum oxydatum.
Phoenicoba—Dactyli.
Phosphas bicalcicus—Calcium phosphoricum.
Phosphas bisodicus—Natrium phosphoricum.
Phosphas calcicus—Calcium phosphoricum.
Phosphas calcicus praecipitatus—Calcium phosphoricum tribasicum.
Phosphas kalicus (Potassae)—Kalium phosphoricum.
Phosphas Natri (natricum) (Sodae)—Natrium phosphoricum.
Phosphas tricalcicus—Calcium phosphoricum tribasicum.
Phosphate bicalcique officinal—Calcium phosphoricum.
Phosphate disodique—Natrium phosphoricum.
Phosphate monoacide de Calcium—Calcium phosphoricum.
Phosphate monoacide de Soude—Natrium phosphoricum.
Phosphate neutre de Calcium—Calcium phosphoricum tribasicum.
Phosphate tricalcique officinal—Calcium phosphoricum tribasicum.
Phosphore—Phosphorus.
Phosphor, gelber—Phosphorus.
Phosphorsalz—Natrium phosphoricum ammoniatum.
Phosphorus. Phosphorus albus (Brandtii) (flavus). Gelber Phosphor, Weißer Phosphor. Phosphore (fr); Fosforo (it, sp).
Phosphorus albus (Brandtii) (flavus)—Phosphorus.
Phosphor, weißer—Phosphorus.
Physcia islandica D. C.—Cetraria islandica (L.) Acharius.
Physic Nuts—Semen Curcardis.
Physostigminum. Calabarinum, Eserinum.
Picraena excelsa Lindley—Picrasma excelsa (Swartz) Planchon.
Picrasma excelsa (Swartz) Planchon. Picraena excelsa Lindley.
Piedra infernal—Argentum nitricum fuscum.
Piedra infernal mitigada—Argentum nitricum cum Kalio nitrico.
Pierre à cautère—Kali causticum.
Pierre de Vin—Tartarus depuratus.
Pierre divine (divine de St. Yve)—Cuprum aluminatum.
Pierre infernale—Argentum nitricum fuscum.
Pierre infernale diluée—Argentum nitricum cum Kalio nitrico.
Pierre oculaire (ophthalmique)—Cuprum aluminatum.
Pietra da cauteri—Kali causticum.
Pietra infernale—Argentum nitricum fusum.
Pietra infernale con nitro—Argentum nitricum cum Kalio nitrico.
Pigeon-berry bark—Cortex Rhamni purshiani.
Pigmentum coeruleum—Lackmus.
Pigmentum indicum—Indigo.
Pigmentum lacmus—Laćkmus.
Pigmentum uruku—Orleana.
Pignons des Barbades (d'Inde)—Semen Curcadis.
Pigwrack—Carrageen.
Pikrinsäure—Acidum picronitricum.
Pildoras—Pilulae.
Pildoras di Blaud—Pilulae Ferri carbonici Blaudii.

Pili Cibotii—Penghawer Djambi.
Pili filicum—Penghawar Djambi.
Pili Gossypii—Gossypium depuratum.
Pili haemostatici—Penghawar Djambi.
Pill-bearing Spurge—Euphorbium.
Pillen, italienische—Pilulae aloeticae ferratae.
Pillenmehl—Lycopodium.
Pillole—Pilulae.
Pillole di carbonato ferroso—Pilulae Ferri carbonici Blaudii.
Pills—Pilulae.
Pills of Aloes and Iron—Pilulae aloeticae ferratae.

Pilulae. Pills (e); Pilules (fr); Pillole (it); Pildoras (sp).

Pilulae Aloes et Ferri—Pilulae aloeticae ferratae.

Pilulae aloeticae ferratae. Pilulae Aloes et Ferri, Pilulae Ferri aloeticae, Pilulae italicae nigrae. Italienische Pillen. Pills of Aloes and Iron (e); Pilules d'Aloés et de Fer (fr).

Pilulae Blaudii—Pilulae Ferri carbonici Blaudii.
Pilulae Ferri—Pilulae Ferri carbonici Blaudii.
Pilulae Ferri aloeticae—Pilulae aloeticae ferratae.
Pilulae Ferri carbonatis—Pilulae Ferri carbonici Blaudii.

Pilulae Ferri carbonici Blaudii. Pilulae Blaudii, Pilulae Ferri, Pilulae Ferri carbonatis. Blaudsche Pillen, Eisenpillen. Chalybeate Pills, Ferruginous Pills, Iron Pills (e); Pilules chalybées (ferrugineuses) de Blaud (fr); Pillole di carbonato ferroso (it); Pildoras de Blaud (sp); Staalpillen (h).

Pilulae italicae nigrae—Pilulae aloeticae ferratae.

Pilulae Jalapae. Pilulae laxantes, Pilulae purgantes.

Pilulae laxantes—Pilulae Jalapae.
Pilulae purgantes—Pilulae Jalapae.
Pilules—Pilulae.
Pilules chalybées de Blaud—Pilulae Ferri carbonici Blaudii.
Pilules d'Aloés et de Fer—Pilulae aloeticae ferratae.
Pilules ferrugineuses de Blaud—Pilulae Ferri carbonici Blaudii.
Pimenta—Fructus Pimentae.
Piment annuel—Fructus Capsici.
Piment de la Jamaïque—Fructus Pimentae.
Piment des Anglais—Fructus Pimentae.
Piment des jardins—Fructus Capsici.
Piment enragé—Fructus Capsici.
Pimenti—Fructus Pimentae.
Pimento—Fructus Pimentae.
Pimento of the garden—Fructus Capsici.
Pimienta de la Jamaica—Fructus Pimentae.
Pimienti—Fructus Piperis.
Pimiento—Fructus Capsici.
Pimpernell—Radix Pimpinellae.

Pimpinella anisum L. Anisum vulgare Gaertner.

Pimpinellenwurzel—Radix Pimpinellae.
Pimplin—Fructus Capsici.
Pinananuß—Semen Arecae.

Pine apple fungus—Fungus Laricis.
Pine Tar—Pix liquida.
Pinguedo—Adeps suillus.
Pinselsaft—Mel rosatum.
Piombo—Plumbum.
Piper—Fructus Piperis.
Piper brasilianum—Fructus Capsici.
Piper brasiliense—Fructus Capsici.
Piper calecuticum—Fructus Capsici.
Piper caryophyllatum—Fructus Pimentae.
Piper caudatum—Fructus Cubebae.
Piper chalecuticum—Fructus Capsici.

Piper cubeba L. fil. Cubeba officinalis. Miq.

Piper Cubebarum—Fructus Cubebae.
Piper hispanicum—Fructus Capsici.
Piper indicum—Fructus Capsici.
Piper jamaicense—Fructus Pimentae.
Piper nigrum—Fructus Piperis nigri.
Piper peruvianum—Fructus Capsici.
Piper rubrum—Fructus Capsici.
Piper siliquastrum—Fructus Capsici.
Piper turcicum—Fructus Capsici.
Piper turticum—Fructus Capsici.
Pipmenthol—Mentholum.
Pitayin—Chinidin.
Pivoine—Semen Paeoniae.

Pix betulina. Balsamum Lithanei, Balsamum lithuanicum, Dagget, Oleum Betulae empyreumaticum (l. rectificatum), Oleum betulinum, Oleum Ligni Betulae, Oleum moscoviticum, Oleum Rusci, Oleum russicum. Lithauer Balsam, Schwarzer Degen. Empyroligneous Oil of Birch, Oil of Birch Tar (e).

Pix Carbonis—Pix Lithanthracis.
Pix cedria—Pix liquida.
Pix graeca—Colophonium.

Pix Juniperi. Oleum Cadi, Oleum cadinum, Oleum Juniperi empyreumaticum, Oleum Juniperi nigrum, Pyroleum Oxycedri. Oil of Cade (e); Huile de Cade (fr).

Pix liquida. Balsamum Pini empyreumaticum, Cedria terrestris, Cedria vegetabilis, Oleum Pini empyreumaticum, Pix cedria, Pix Pini, Pyroleum Pini, Resina empyreumatica liquida. Fichtennadelteer, Teer. Pine Tar (e); Goudron (G. végétal) (fr); Catrame vegetale, Pece liquida (it); Alquitren vegetal (sp); Houtteer (h).

Pix Lithanthracis. Pix Carbonis. Coal Tar (e); Goudron minéral (fr).

Pix Pini—Pix liquida.
Placenta Amygdalarum—Furfur Amygdalarum.

Placenta Seminis Lini. Farina Lini. Leinkuchen, Leinmehl.

Plaster of Paris—Calcium sulfuricum ustum.
Plasters—Emplastra.
Plata—Argentum.
Plätzchen—Pastilli.

Plomb—Plumbum.
Plomo—Plumbum.
Plumbas plumbicum—Minium.
Plumbi Acetas—Plumbum aceticum.
Plumbi Carbonas—Cerussa.
Plumbicum—Minium.
Plumbicum aceticum—Plumbum aceticum.
Plumbicum carbonicum—Cerussa.
Plumbicum fusum—Lithargyrum.
Plumbicum rubrum—Minium.
Plumbicum semifusum—Lithargyrum.
Plumbicum semivitreum—Lithargyrum.
Plumbicum subfusum—Lithargyrum.
Plumbi Monoxidum—Lithargyrum.
Plumbi Oxidum—Lithargyrum.
Plumbi Oxidum rubrum—Minium.
Plumbi Subacetatis Liquor fortis—Liquor Plumbi subacetici.
Plumbosum citrinum—Plumbum oxydatum.

Plumbum. Saturnus. Lead (e); Plomb (fr); Piombo (it); Plomo (sp); Lood (h).

Plumbum acetatum—Plumbum aceticum.

Plumbum aceticum. Acetas Plumbi (plumbicus) (Saturni). Acetas Plumbi neuter, Cerussa acetata, Dulcor Saturni, Oxydum Plumbi aceticum, Plumbi Acetas, Plumbicum aceticum, Plumbum acetatum, Protoacetas Plumbi, Saccharum Saturni. Superacetas Plumbi, Bleizucker, Essigsaures Bleioxyd. Sugar of Lead (e); Sel de Saturne, Sucre de Plomb (fr); Zucchero di Saturno (it); Azucar de Saturno (sp); Loodsuiker (h).

Plumbum album (candidum)—Stannum.
Plumbum Antimonii—Stibium.
Plumbum carbonicum—Cerussa.
Plumbum carbonicum basicum—Cerussa.
Plumbum cinereum (glaciale)—Bismutum.
Plumbum hydrico-aceticum solutum—Liquor Plumbi subacetici.
Plumbum hydrico-carbonicum—Cerussa.
Plumbum hyperoxydatum—Minium.
Plumbum oxydato-hyperoxydatum—Minium.

Plumbum oxydatum. (Siehe auch Lithargyrum.) Calx Plumbi flava, Cerussa citrina, Minium flavum, Ochra plumbacea, Plumbosum citrinum, Plumbum oxydatum citrinum, Plumbum oxydatum flavum. Bleikalk, Massicot.

Plumbum oxydatum argenteum (aureum)—Lithargyrum.
Plumbum oxydatum citricum—Plumbum oxydatum.
Plumbum oxydatum flavum—Plumbum oxydatum.
Plumbum oxydatum rectificatum—Lithargyrum.
Plumbum oxydatum rubrum—Minium.
Plumbum oxydatum semivitreum—Lithargyrum.
Plumbum oxydulatum—Lithargyrum.
Plumbum rubrum calcinatum—Minium.
Plumbum subcarbonicum—Cerussa.
Pockenwurzel—Tubera Chinae.

Pockholz—Lignum Guajaci.
Poeders—Pulveres.
Podofilino—Podophyllinum.
Podofillina—Podophyllinum.
Podophyllharz—Podophyllinum.
Podophyllin—Podophyllinum.

Podophyllinum. Calomel vegetabilis, Resina Podophylli. Podophyllharz, Podophyllin, Vegetabilisches Kalomel. Resin of May Apple (e); Résine de Podophylle (fr); Podofillina (it); Podofilino (sp).

Podophyllum callicarpum Rafin.—Podophyllum peltatum L.
Podophyllum montanum Rafin.—Podophyllum peltatum L.

Podophyllum peltatum L. Anopodephyllum peltatum Moench, Podophyllum callicarpum Rafin., Podophyllum montanum Rafin.

Pod Pepper—Fructus Capsici.
Pois du Brésil—Semen Jequirity.
Poison black Cherry leaves (root)—Folia (Radix) Belladonnae
Poison Nuts—Semen Strychni.
Poison Tobacco leaves—Folia Hyoscyami.
Poivre—Fructus Piperis.
Poivre à queue—Fructus Cubebae.
Poivre cubèbe—Fructus Cubebae.
Poivre d'Amérique—Fructus Capsici.
Poivre de Guinée—Fructus Capsici.
Poivre d'Inde—Fructus Capsici.
Poivre de la Jamaïque—Fructus Pimentae.
Poivre d'Espagne—Fructus Capsici.
Poivre du Brésil—Fructus Capsici.
Poivre enragé—Fructus Capsici.
Poivre long—Fructus Capsici.
Poivre rouge—Fructus Capsici.
Poivrette—Semen Nigellae.
Polei, gelber—Lycopodium.
Poley—Herba Pulegii.
Polierrot—Ferrum oxydatum.
Polisolfuro di Potassio—Kalium sulfuratum.
Pollen Lycopodii—Lycopodium.
Polvere di oppio e di ipecacuana—Pulvis Ipecacuanhae opiatus.
Polveri—Pulveres.
Polvo de ipecacuana opiado—Pulvis Ipecacuanhae opiatus.
Polvos—Pulveres.
Polychrestsalz—Tartarus natronatus.
Polypodium Filix mas L.—Dryopteris Filix mas (L.) Schott.
Polyporus fomentarius Fries—Fomes fomentarius (L.) Fries.
Polystichium Filix mas Roth—Dryopteris Filix mas (L.) Schott.
Polysulfure de Potassium—Kalium sulfuratum.
Polysulfuretum Kalii (Potassae)—Kalium sulfuratum.
Polysulfuretum Stibii—Stibium sulfuratum aurantiacum.
Poma Aurantii immatura—Fructus Aurantii immaturi.
Poma Aurantiorum—Fructus Aurantii immaturi.
Poma Colocynthidis—Fructus Colocynthidis.
Poma curassarica—Fructus Aurantii immaturi.
Pomadas—Unguenta.

Pomata di cantaridi—Unguentum Cantharidum.
Pomatas—Unguenta.
Pomati—Unguenta.
Pomatum hydrargyricum dilutum—Unguentum Hydrargyri cinereum.
Pomegranate Bark—Cortex Granati.
Pomeranzenelixier, zusammengesetztes—Elixir Aurantii compositum.
Pomeranzenschalentinktur—Tinctura Aurantii.
Pommade de Chloramidure de Mercure—Unguentum Hydrargyri album.
Pommade de Lyon—Unguentum Hydrargyri rubrum.
Pommade de précipité rouge—Unguentum Hydrargyri rubrum.
Pommade epispastique—Unguentum Cantharidum.
Pommade mercurielle faible—Unguentum Hydrargyri cinereum.
Pommades—Unguentum.
Pommade simple—Unguentum cereum.
Pomoquintae—Fructus Colocynthidis.
Pompelblume—Herba Tanaceti.
Pompholix—Zincum oxydatum.
Ponceau—Papaver.
Ponderosa aerata—Barium carbonicum.
Poppy—Papaver.
Poppy Capsules—Fructus Papaveris immaturi.
Porcelain Clay—Bolus alba.
Porst—Herba Ledi palustris.
Pöschpulver—Lycopodium.
Potash saleratus—Kalium bicarbonicum.
Potassa—Kalium carbonicum.
Potassa Alum—Alumen.
Potassa caustica (c. pura)—Kali causticum.
Potassa fusa—Kali causticum.
Potassae Hydras—Kali causticum.
Potassa muriatica—Kalium chloratum.
Potassa phosphorica—Kalium phosphoricum.
Potassae Prussias flava—Kalium ferrocyanatum.
Potassa salita—Kalium chloratum.
Potassa sulfurica (vitriolata)—Kalium sulfuricum.
Potassae Sulphas—Kalium sulfuricum.
Potassa sulphurata—Kalium sulfuratum.
Potassae Tartras—Kalium tartaricum.
Potasse caustique—Kali causticum.
Potasse caustique liquide—Liquor Kali caustici.
Potasse fondue—Kali causticum.
Potasse vitriolé—Kalium sulfuricum.
Potassii Acetas—Kalium aceticum.
Potassii Bicarbonas—Kalium bicarbonicum.
Potassii Bichromas—Kalium dichromicum.
Potassii Bisantimonias—Kali stibicum.
Potassii Bitartras—Tartarus depuratus.
Potassii Bromidum—Kalium bromatum.
Potassii Carbonas—Kalium carbonicum.
Potassii Chloras —Kalium chloricum.
Potassii Chloridum—Kalium chloratum.
Potassii Cyanidum—Kalium cyanatum.
Potassii et Sodii Tartras—Tartarus natronatus.
Potassii Ferrocyanidum—Kalium ferrocyanatum.

Potassii Hydrojodas—Kalium jodatum.
Potassii Hydroxidum—Kali causticum.
Potassii Jodidum—Kalium jodatum.
Potassii Nitras—Kalium nitricum.
Potassii Permanganas—Kalium permanganicum.
Potassii Sulphas—Kalium sulfuricum.
Potassii Sulphocyanas—Kalium sulfocyanatum.
Potassii Tartras—Kalium tartaricum.
Potassii Tartras acidus—Tartarus depuratus.
Potassium—Kalium.
Potassium Borotartrate—Tartarus boraxatus.
Potassium carbonicum—Kalium carbonicum.
Potassium Chlorate—Kalium chloricum.
Potassium Hydroxyde—Kali causticum.
Potassium sulfuricum (vitriolatum)—Kalium sulfuricum.

Potentilla silvestris Necker. Potentilla tormentilla Schrank, Tormentilla erecta L., Tormentilla officinalis Curtis.

Potentilla tormentilla Schrank—Potentilla silvestris Necker.
Potio antiemetica—Potio Riverii.
Potio laxans (l. viennensis)—Infusum Sennae compositum.
Potio laxativa—Infusum Sennae compositum.

Potio Riverii. Mixtura salina Riveri, Potio antiemetica, Potus Riveri, Saturatio citrica. Riverscher Trank.

Potio viennensis—Infusum Sennae compositum.
Pottasche—Kalium carbonicum.
Potus Riveri—Potio Riverii.
Potus viennensis—Infusum Sennae compositum.
Poudre de Blanchiment—Calcaria chlorata.
Poudre de Knox—Calcaria chlorata.
Poudre de Réglisse composé—Pulvis Liquiritiae compositus.
Poudre de Seidlitz—Pulvis aerophorus laxans.
Poudre de Tennant—Calcaria chlorata.
Poudre d'Ipécacuanha opiacée—Pulvis Ipecacuanhae opiatus.
Poudre gazogène laxative—Pulvis aerophorus laxans.
Poudre pectorale—Pulvis Liquiritiae compositus.
Poudres—Pulveres.
Powders—Pulveres.
Praecipitatum album—Hydrargyrum chloratum.
Prayer Beads—Semen Jequirity.
Präzipitat, rotes—Hydrargyrum oxydatum.
Präzipitatsalbe, rote—Unguentum Hydrargyri rubrum.
Präzipitatsalbe, weiße—Unguentum Hydrargyri album.
Präzipitat, weißes—Hydrargyrum praecipitatum album.
Precipitated Carbonate of Lime—Calcium carbonicum praecipitatum.
Précipité blanc—Hydrargyrum chloratum.
Prepared Calamine (National Formulary)—Zincum oxydatum crudum.
Prepared Lard—Adeps suillus.
Prepared Mutton Tallow—Sebum ovile.
Preußisch Blau—Ferrum cyanatum.
Preußisches Kali—Kalium cyanatum.
Prickled poppy herb—Herba Chelidonii.
Principium scytodepsicum—Acidum tannicum.

Procaine—Novocain.
Proof Spirit—Spiritus dilutus.
Propanon—Acetonum.
Protargin—Argentum proteinicum.
Protargol—Argentum proteinicum.
Protiodure de Mercure—Hydrargyrum jodatum.
Protoacetas Plumbi—Plumbum aceticum.
Protoacetas Plumbi bibasici—Liquor Plumbi subacetici.
Protoacetas Sodae—Natrium aceticum.
Protochloras Potassi—Kalium chloricum.
Protochloretum Hydrargyri—Hydrargyrum chloratum.
Protochloridum Hydrargyri—Hydrargyrum chloratum.
Protochlorure de Fer officinal—Ferrum chloratum.
Protochlorure de Mercure—Hydrargyrum chloratum.
Protochloruretum Ferri—Ferrum chloratum.
Protochloruretum Hydrargyri—Hydrargyrum chloratum.
Protocloruro di Mercurio—Hydrargyrum chloratum.
Protocyanure jaune de Fer et de Potassium—Kalium ferrocyanatum.
Protojoduretum Hydrargyri—Hydrargyrum jodatum.
Protojoduro di mercurio—Hydrargyrum jodatum.
Protossido di Piombo—Lithargyrum.
Protosulfas Ferri—Ferrum sulfuricum.
Protosulfas Sodii—Natrium sulfuricum.
Protosulfuretum Mercurii—Hydrargyrum sulfuratum nigrum.
Protoxyde de Plomb—Lithargyrum.
Protoxydum Antimonii (Stibii)—Stibium oxydatum.
Protoxydum Calcii—Calcaria usta.
Protoxydum Ferri—Ferrum oxydulatum-oxydatum.
Protoxydum Plumbi—Lithargyrum.
Provenzeröl—Oleum Olivarum.
Pruimenconserf—Electuarium Sennae.
Prunellensalz(stein)—Kalium nitricum.

Prunus amygdalus Stokes. Amygdalus communis L.

Prussias Ferri—Ferrum cyanatum.
Prussias kalicus—Kalium cyanatum.
Prussias Potassae (potassicus)—Kalium cyanatum.
Prussias Potassae et Ferri—Kalium ferrocyanatum.
Prussias Potassae sulfuratus—Kalium sulfocyanatum.
Pseudomorphin—Oxydimorphin.

Pseudopelletierin. Granatonin.

Psychotria ipecacuanha Muell. Argov.—Uragoga ipecacuanha (Willd.) Baillon.
Puccoon root, white (red)—Rhizoma Sanguinariae canadensis.
Pudenwurzel—Rhizoma Graminis.
Puder, gelber—Lycopodium.
Pudermehl—Lycopodium.
Pulpa Juniperi—Succus Juniperi inspissatus.

Pulpa Tamarindorum. Conserva Tamarindorum, Fructus Tamarindi (orum), Siliquae indicae. Sauerdatteln, Tamarinden, Tamarindenmark, Tamarindenmus.

Pulpa Tamarindorum depurata. Fructus Tamarindorum praeparati, Tamarindi praeparati. Gereinigte Tamarinden.

Pulverholzrinde—Cortex Frangulae.

Pulveres. Powders (e); Poudres (fr); Polveri (it); Polvos (sp); Poeders (h).

Pulver, Kurellasches—Pulvis Liquiritiae compositus.
Pulvis acidi salicylici cum Talco—Pulvis salicylicus cum Talco.
Pulvis aerophorus anglicus—Pulvis aerophorus laxans.
Pulvis aerophorus cum Magnesia citrica—Magnesium citricum effervescens.

Pulvis aerophorus laxans. Pulvis aerophorus anglicus (Sedlicensis), Pulvis aerophorus Seidlitzensis, Pulvis effervescens aperiens (compositus) (laxans) (laxativus), Pulvis Sodae tartratae effervescens. Seidlitzpulver. Seidlitz Powder (e); Poudre de Seidlitz, Poudre gazogène laxative (fr).

Pulvis aerophorus mixtus. Pulvis effervescens.

Pulvis aerophorus Seidlitzensis—Pulvis aerophorus laxans.
Pulvis alexiterius—Pulvis Ipecacuanhae opiatus.
Pulvis Algarothi (Algarotti)—Stibium chloratum praecipitatum.
Pulvis angelicus (anglicus)—Stibium chloratum praecipitatum.
Pulvis antacidus—Pulvis Magnesiae cum Rheo.
Pulvis Bahia—Chrysarobinum.
Pulvis carbonis vegetabilis—Carbo Ligni pulveratus.
Pulvis Chartusianorum—Stibium sulfuratum rubrum.
Pulvis de Bahia—Araroba.
Pulvis de Goa—Araroba.
Pulvis diapnoicus—Pulvis Ipecacuanhae opiatus.
Pulvis Diatragacanthae—Pulvis gummosus.
Pulvis Doveri—Pulvis Ipecacuanhae opiatus.
Pulvis effervescens—Pulvis aerophorus mixtus.
Pulvis effervescens aperiens (compositus) (laxans) (laxativus)—Pulvis aerophorus laxans.
Pulvis emolliens—Species emollientes.
Pulvis Ferri alcoholisatus—Ferrum pulveratum.
Pulvis Glycyrrhizae compositus—Pulvis Liquiritiae compositus.
Pulvis Goa—Chrysarobinum.

Pulvis gummosus. Diathragacantha, Pulvis Diatragacanthae, Pulvis Liquiritiae gummosus, Species Diatragacanthae.

Pulvis hypnoticus (h. Krielii)—Hydrargyrum sulfuratum nigrum.
Pulvis infantum—Pulvis Magnesiae cum Rheo.
Pulvis inspersorius salicylicus—Pulvis salicylicus cum Talco.
Pulvis Ipecacuanhae compositus—Pulvis Ipecacuanhae opiatus.
Pulvis Ipecacuanhae et Opii—Pulvis Ipecacuanhae opiatus.

Pulvis Ipecacuanhae opiatus. Opii et Ipecacuanhae pulvis compositus P. J., Pulvis alexiterius, Pulvis diapnoicus, Pulvis Doveri, Pulvis Ipecacuanhae compositus, Pulvis Ipecacuanhae et Opii, Pulvis Ipecacuanhae thebaicus, Pulvis Opii compositus. Poudre d'Ipécacuanha opiacée (fr); Polvere di oppio e di ipecacuana (it); Polvo de ipecacuana opiado (sp).

Pulvis Ipecacuanhae thebaicus—Pulvis Ipecacuanhae opiatus.

Pulvis Liquiritiae compositus. Pulvis Glycyrrhizae compositus, Pulvis pectoralis Kurellae, Pulvis pectoralis viennensis. Brustpulver, französisches (grünes) (Kurellasches) (preußisches) (Wedellsches), Französisches Hustenpulver, Grünes Hämorrhoidalpulver, Hustenpulver,

Kurellasches Pulver. Poudre de Réglisse composé, Poudre pectorale (fr); Laxeerpoeder (h).
Pulvis Liquiritiae gummosus—Pulvis gummosus.
Pulvis Lycopodii—Lycopodium.
Pulvis Magnesiae compositus—Pulvis Magnesiae cum Rheo.
Pulvis Magnesiae cum Rheo. Pulvis antacidus, Pulvis infantum, Pulvis Magnesiae compositus, Pulvis pro infantibus, Pulvis puerorum, Pulvis Rhei compositus. Digestivpulver, Hufelandsches Kinderpulver, Ribkesches Kinderpulver, Ruhepulver. Gregory's Powder, Magnesia and Rhubarb (e).
Pulvis Opii compositus—Pulvis Ipecacuanhae opiatus.
Pulvis pectoralis Kurellae—Pulvis Liquiritiae compositus.
Pulvis pectoralis viennensis—Pulvis Liquiritiae compositus.
Pulvis Principum (principium)—Hydrargyrum oxydatum.
Pulvis pro infantibus—Pulvis Magnesiae cum Rheo.
Pulvis puerorum—Pulvis Magnesiae cum Rheo.
Pulvis Rhei compositus—Pulvis Magnesiae cum Rheo.
Pulvis salicylicus cum Talco. Pulvis acidi salicylici cum Talco, Pulvis inspersorius salicylicus, Pulvis Talci compositus, Pulvis Talci salicylatus.
Pulvis Sodae tartratae effervescens—Pulvis aerophorus laxans.
Pulvis Talci compositus—Pulvis salicylicus cum Talco.
Pulvis Talci salicylatus—Pulvis salicylicus cum Talco.
Pulvis vegetabilis—Lycopodium.
Punizin—Pelletierin.
Purgiergurke—Fructus Colocynthidis.
Purgierkassie—Cassia fistula.
Purgierkörner—Semen Ricini.
Purgierkörner (samen)—Semen Tiglii.
Purgierkraut—Herba Gratiolae.
Purgiermoos—Lichen islandicus.
Purgieröl—Oleum Crotonis.
Purgierwurzel—Tubera Jalapae.
Purging Nuts—Semen Curcadis.
Purgo macho—Radix Orizabae.
Purified Cotton—Gossypium depuratum.
Purified Honey—Mel depuratum.
Putamen nucis moschatae—Macis.
Putenienkörner—Semen Paeoniae.
Putzsäure—Acidum sulfuricum crudum dilutum.
Putzwasser—Acidum sulfuricum crudum dilutum.
Pyramidon—Dimethylaminophenyldimethylpyrazolonum.
Pyrazolonum dimethylamino-phenyldimethylicum—Dimethylaminophenyldimethylpyrazolonum.
Pyrazolonum phenyldimethylicum—Phenyldimethylpyrazolonum.
Pyrazolonum phenyldimethylicum salicylicum—Phenyldimethylpyrazolonum salicylicum.
Pyroacetic Spirit—Acetonum.
Pyroessigsäure—Acetum pyrolignosum.
Pyrogallolum. Acidum pyrogallicum. Pyrogallussäure. Trihydroxybenzol.

Pyrogallussäure—Pyrogallolum.
Pyroleum animale crudum—Oleum animale foetidum.
Pyroleum animale rectificatum—Oleum animale aethereum.
Pyroleum Oxycedri—Pix Juniperi.
Pyroleum Pini—Pix liquida.
Pyroligneous Spirit—Alcohol methylicus.
Pyrolusit—Manganum peroxylatum.
Pyroxylic Spirit—Alcohol methylicus.

Quaker Buttons—Semen Strychni.
Quassia della Giammaica (del Surinam)—Lignum Quassiae.
Quassienholz—Lignum Quassiae.
Queckenwurzel, rote—Rhizoma Caricis.
Queckenwurzel, weiße—Rhizoma Graminis.
Quecksilberbichlorid—Hydargyrum bichloratum.
Quecksilber, blausaures—Hydrargyrum cyanatum.
Quecksilberchloramid—Hydrargyrum praecipitatum album.
Quecksilberchlorid, ätzendes—Hydrargyrum bichloratum.
Quecksilberchlorür, mildes—Hydrargyrum chloratum.
Quecksilberjodid, rotes—Hydrargyrum bijodatum.
Quecksilbermohr—Hydrargyrum sulfuratum nigrum.
Quecksilberoxyd, gefälltes—Hydrargyrum oxydatum via humida paratum.
Quecksilberoxyd, präzipitiertes—Hydrargyrum oxydatum via humida paratum.
Quecksilberpräzipitat, gelbes—Hydrargyrum oxydatum via humida paratum.
Quecksilberpräzipitat, rotes—Hydrargyrum oxydatum.
Quecksilbersalbe, graue—Unguentum Hydrargyri cinereum.
Quecksilbersalbe, rote—Unguentum Hydrargyri rubrum.
Quecksilbersalbe, weiße—Unguentum Hydrargyri album.
Quecksilbersalizylat—Hydrargyrum salicylicum.
Quecksilbersublimat—Hydrargyrum bichloratum.
Quecksilbersublimat, ätzendes—Hydrargyrum bichloratum.
Quecksilbersublimat, versüßtes—Hydrargyrum chloratum.
Quecksilber, versüßtes—Hydrargyrum chloratum.
Queensland Asthma Weed—Euphorbium.
Quendel—Herba Serpylli.
Quendel, gewöhnlicher—Herba Serpylli.
Quendel, römischer—Herba Thymi.
Quevenne's Iron—Ferrum reductum.
Quercia—Quercus.

Quercus. Oak, Stone Oak, White Oak (e); Chêne (fr); Quercia (it).

Querzitron—Lignum citrinum.
Quickens root—Rhizoma Graminis.
Quick-grass root—Rhizoma Caricis und Rhizoma Graminis.
Quicklime—Calcaria usta.
Quina—Cortex Chinae.
Quina—Chininum.
Quina aromatica—Cortex Cascarillae.
Quince Seed—Semen Cydoniae.
Quinia—Chininum.

Quinina—Chininum.
Quininae Hydrochloras—Chininum hydrochloricum.
Quininae Hydrochloridum—Chininum hydrochloricum.
Quininae Sulphas—Chininum sulfuricum.
Quininae Tannas—Chininum tannicum.
Quinine—Chininum.
Quininium—Chininum.
Quinium—Chininum.
Quinquina aromatique—Cortex Cascarillae.
Quintäpfel—Fructus Colocynthidis.
Quintenäpfel—Fructus Colocynthidis.
Quintessentia Citri—Oleum Citri.
Quitch—Rhizoma Caricis.
Quitch(-grass) root—Rhizoma Graminis.
Quittenkörner—Semen Cydoniae.
Quittensamen(kerne)—Semen Cydoniae.

Rabels Elixir—Mixtura sulfurica acida.
Racine bénité—Rhizoma Caryophyllatae.
Racine brésilienne—Radix Ipecacuanhae.
Racine contre la morsure du serpent—Radix Senegae.
Racine d'Ache de Montagne—Radix Levistici.
Racine d'Althée—Radix Althaeae.
Racine d'Angélique—Radix Angelicae.
Racine d'Aunée—Radix Helenii.
Racine de Bardane—Radix Bardanae.
Racine de belle dame—Radix Belladonnae.
Racine de Bénoite aquatique (des Ruisseaux)—Rhizoma Caryophyllatae.
Racine de Bétoine de montagne—Radix Arnicae.
Racine de Boucage—Radix Pimpinellae.
Racine de Bryonne—Radix Bryoniae.
Racine de Buglosse (B. rouge)—Radix Alcannae.
Racine de Bugrane épineuse—Radix Ononidis.
Racine de Capuze de moine—Tubera Aconiti.
Racine de Char de Vénus—Tubera Aconiti.
Racine de Chicorée—Radix Cichorei.
Racine de Chiendent officinal (rampant)—Rhizoma Graminis.
Racine de Consoude—Radix Consolidae.
Racine de Coqueluchon—Tubera Aconiti.
Racine de Flambe blanche—Rhizoma Iridis.
Racine de Fougère mâle—Rhizoma Filicis.
Racine de Garance (G. tintoriale)—Radix Rubiae.
Racine de Géliote—Rhizoma Caryophyllatae.
Racine de Gimauve (G. ordinaire) (G. officinale)—Radix Althaeae.
Racine de Glouteron—Radix Bardanae.
Racine de grande Aunée—Radix Helenii.
Racine de grande Célandine—Rhizoma Sanguinariae canadensis.
Racine de Grémil tinctoriale—Radix Alcannae.
Racine de Livéche—Radix Levistici.
Racine de Morelle furieuse—Radix Belladonnae.
Racine de Petit Chiendent—Rhizoma Graminis.

Racine de Pissenlit—Radix Taraxaci.
Racine de Polygala de Virginie—Radix Senegae.
Racine de Pyrèthre vrai—Radix Pyrethri.
Racine de Réglisse—Radix Liquiritiae.
Racine de Safran—Rhizoma Curcumae.
Racine de Salep—Tubera Salep.
Racine de Salivaire—Radix Pyrethri.
Racine de Salsepareille du Mexique—Radix Sarsaparillae.
Racine de Sanguinaire—Rhizoma Sanguinaria canadensis.
Racine de Scammonée (de Sc. d'Alep)—Radix Scammoniae.
Racine de Sceau d'or—Rhizoma Hydrastis.
Racine de Squine—Tubera Chinae.
Racine de Valériane (V. des bois) (V. officinale) (V. petite) (V. sauvage)—Radix Valerianae.
Racine de Vigne blanche (du diable)—Radix Bryoniae.
Racine d'herbe aux chats—Radix Valerianae.
Racine d'herbe de St. George—Radix Valerianae.
Racine d'or—Rhizoma Hydrastis.
Racine d'Orcanette (d'O. de France)—Radix Alcannae.
Racine douce—Radix Liquiritiae.
Racine du Dent de Lion—Radix Taraxaci.
Racine jaune—Rhizoma Hydrastis.
Racine rouge—Rhizoma Sanguinariae canadensis.
Racine St. Bénoit—Rhizoma Caryophyllatae.
Raddigbeere—Fructus Juniperi.
Radical Vinegar—Acidum aceticum.
Radicchio—Radix Cichorei.
Radice di Altea—Radix Althaeae.
Radice di Enula campana—Radix Helenii.
Radice di Gramegna—Rhizoma Graminis.
Radice di Idraste—Rhizoma Hydrastis.
Radice di Malvavischio (Malvischio)—Radix Althaeae.
Radice di Napello—Tubera Aconiti.
Radice di Tarrassaco—Radix Taraxaci.
Radix Aconiti (A. coerulei) (A. napelli)—Tubera Aconiti.
Radix (Rhizoma) Acori (A. calami) (A. veri)—Rhizoma Calami.
Radix Acutellae—Radix Ononidis.
Radix (Rhizoma) Agropyri (A. repentis)—Rhizoma Graminis.
Radix Alami—Tubera Ari.

Radix Alcannae. Radix Alcannae spuriae, Radix Anchusae rubrae (A. tinctoriae), Radix Buglossae rubrae, Radix Buglossi (B. arvensis), Radix Rubiae turcicae. Alkannawurzel, Allirantwurzel, Mahagoniwurzel, Ochsenzungenwurzel (O. rote), Orkanetwurzel, Rote Färberwurzel, Schminkwurzel, Türkische Röthe. Alcanet (Alkanet) (A. root), Dyer's bugloss root, Spanish Bugloss (e); Racine de bouglosse (b. rouge), Racine de grémil tinctoriale, Racine d'Orcanette (O. de France) (fr).

Radix Alcannae spuriae—Radix Alcannae.
Radix Alizari—Radix Rubiae.
Radix Allii alpini (montani) (serpentini)—Bulbus Victorialis longae.

Radix Althaeae. Radix Bismalvae, Radix Hibisci, Radix Ibisci, Radix Malvae silvestris (visci) (vulgaris), Radix Malvavisci. Altheewurzel,

Eibischwurzel, Fleestkrautwurzel, Gilfwurz, Ibischwurzel, Heilwurz, Samtpappelwurzel, Schleimtee, Stockwurzel, Weiße Pappel. Marsh-Mallow Root, Mortification root, White Mallow Root, Wymote root (e); Racine d'Althée, Racine de Gimauve (ordinaire) (officinale) (fr); Radice di altea, Radice di Malvischio (Malvavischio) (it); Raiz de Malvavisco (sp); Heemstwortel (h).

Radix Amaragi—Radix Cichorei.
Radix Amarellae cum herba—Herba polygalae amarae.
Radix Amomi zingiberis—Rhizoma Zingiberis.
Radix Anagallae—Radix Consolidae.
Radix Anchusae rubrae (tinctoriae)—Radix Alcannae.

Radix Angelicae. Radix Angelicae archangelicae (hortensis) (sativae), Radix Archangelicae, Radix Costi nigri, Radix Imperatoriae sativae. Radix Pastinaci angelici, Radix smyrnium. Engelwurzel. Racine d'Angélique (fr).

Radix Angelicae archangelicae (hortensis)—Radix Angelicae.
Radix Angelicae montanae—Radiyx Levistici.
Radix Angelicae sativae—Radix Angelicae.
Radix Anthemidis pyrethri—Radix Pyrethri.
Radix Aphacae Theophrastis (Hippocratis)—Radix Taraxaci.
Radix Archangelicae—Radix Angelica.
Radix Arcophthalmi—Rhizoma Tormentillae.
Radix Arctii bardanae (Dioscoridis) (lappae)—Radix Bardanae.
Radix Arestae bovis—Radix Ononidis.
Radix Ari—Tubera Ari.
Radix Aristolochiae Serpentariae—Rhizoma Serpentariae.

Radix Arnicae. Radix Betonicae montanae, Radix Calendulae alpinae, Radix Calthae alpinae, Radix Domassoni, Radix Doronici germanici, Radix Lageae Lupi, Radix Plantaginis alpinae, Radix Ptarmicae montanae. Fallkrautwurzel, Johanniskrautwurzel, Stichwurzel, Wohlverleihwurzel. Wolfs herb root (e); Racine de Bétoine de montagne (fr).

Radix Aronis—Tubera Ari.
Radix Asari—Rhizoma Asari.
Radix Astrantiae—Rhizoma Imperatoriae.
Radix Atropae belladonnae—Radix Belladonnae.
Radix Barbae Aronis—Tubera Ari.
Radix Basiliscae—Rhizoma Bistortae.

Radix Bardanae. Radix Arctii bardanae (Dioscoridis) (lappae), Radix Lappae (L. glabrae) (L. majoris), Radix Personatae (P. majoris), Radix Prosopis. Dockenkrautwurzel, Klettendistelwurzel, Klettenwurzel, Klieben (Klieber-) (Kliewen-) Wurzel, Klissenwurzel, Ohmblätterwurzel, Roßklettenwurzel. Bazzies, Beggar's Buttons, Burdock root, Harebur root (e); Racine de Bardane, Racine de Glouteron (fr).

Radix Belladonnae (Siehe auch die Synonyma unter Folia Belladonnae.) Radix Atropae Belladonnae, Radix Solani furiosi (lethalis) (letiferi) (maniaci) (somniferi). Tollkirschenwurzel.

Radix Benedictae sylvestris—Rhizoma Caryophyllatae.
Radix Betonicae montanae—Radix Arnicae.
Radix Betulariae—Rhizoma Tormentillae.

Radix Bismalvae—Radix Althaeae.
Radix Bistoriae—Rhizoma Bistortae.
Radix brasiliensis—Radix Ipecacuanhae.

Radix Bryoniae. Radix Bryoniae albae, Radix Psilothri, Radix Uvae anginae, Radix Vitis albae (silvestris). Gicht-rübe (wurzel), Weinrebenwurzel, Zaunrübe. Bryony root (e); Racine de Bryonne, Racine de Vigne blanche (du diable) (fr).

Radix Bryoniae albae—Radix Bryoniae.
Radix Bulbi agrestis—Bulbus Colchici.
Radix Buglossae rubrae—Radix Alcannae.
Radix Buglossi (B. arvensis) (B. rubri)—Radix Alcannae.
Radix Cainacae—Radix Caincae.

Radix Caincae. Radix Cainacae, Radix Chiococcae racemosae, Serpentaria brasiliensis. Davids root, Snowberry root (e).

Radix Calami aromatici (odorati) (officinalis)—Rhizoma Calami.
Radix Calendulae alpinae—Radix Arnicae.
Radix Calthae alpinae—Radix Arnicae.
Radix Calumbae—Radix Colombo.
Radix Calumbo—Radix Colombo.
Radix caput monachi—Radix Taraxaci.
Radix Caricis arenariae—Rhizoma Caricis.
Radix Caryophyllatae (C. aquaticae)—Rhizoma Caryophyllatae.
Radix Celopae—Tubera Jalapae.
Radix Cephaelidis ipecacuanhae—Radix Ipecacuanhae.
Radix Chinae orientalis (ponderosae)—Tubera Chinae.
Radix Chiococcae racemosae—Radix Caincae.
Radix Chrestonis—Radix Cichorei.
Radix Chrysospermi—Rhizoma Tormentillae.

Radix Cichorei. Radix Amaragi, Radix Chrestonis, Radix Cichorei (Cichorii) agrestis (hortensis) (intybi) (officinarum) (sativi) (silvestris), Radix Custos viae, Radix Intybi, Radix Picris, Radix Seris sativi, Radix Solsequiae, Radix solstitialis, Radix Troxini, Blausamenwirbel, Hindläufte, Sonnenkrautwurzel, Weglunge, Wegwartwurzel, Wilde Endivie, Zichorienwurzel. Blue Sailors, Chicory root, Succory root (e); Barbe de Capucin, Racine de Chicorée (fr); Radicchio (it).

Radix Cichorei (Cichorii) (C. agrestis) (C. hortensis) (C. intybi) (C. officinarum) (C. sativi) (C. silvestris)—Radix Cichorei.
Radix Colchici—Bulbus Colchici.

Radix Colombo. Radix Calumbae, Radix Calumbo, Radix Columbae, Radix Kalumbae, Radix Jateorhizae, Radix Menispermi.

Radix colubrina—Rhizoma Serpentariae.
Radix Colubrinae—Rhizoma Bistortae.
Radix Columbae—Radix Colombo.
Radix Condrillae Galenii—Radix Taraxaci.
Radix Conservae majoris—Radix Consolidae.

Radix Consolidae. Radix Anagallae, Radix Conservae majoris, Radix Inulae rusticae, Radix Solidaginis, Radix Symphiti (S. majoris).

Beinwurzel, Schwarzwurzel. Blackwort, Comphrey (e); Racine de Consoude (fr).

Radix Consolidae rubrae—Rhizoma Tormentillae.
Radix Contrajervae germanicae—Tubera Aconiti.
Radix Contrajervae virgineanae—Rhizoma Serpentariae.
Radix Convolvuli americani—Tubera Jalapae.
Radix coronis monachi (sacerdotis)—Radix Taraxaci.
Radix Costi nigri—Radix Angelicae.
Radix Croci indici—Rhizoma Curcumae.
Radix Croci pratensis—Bulbus Colchici.
Radix Curcumae—Rhizoma Curcumae.
Radix Curcumae zedoariae—Rhizoma Zingiberi.
Radix Custos viae—Radix Cichorei.
Radix Cynagrostis—Rhizoma Graminis.
Radix Cyperi indici—Rhizoma Curcumae.
Radix Dentis canini—Radix Taraxaci.
Radix Dentis leonis—Radix Taraxaci.

Radix Dictamni. Radix Dictamni albi (officinalis) (putati), Radix Fraxinellae (F. albae) (F. officinarum), Radix Polemoniae. Diptamwurzel (D. weiße), Spechtwurzel, Totenbein.

Radix Dictamni albi (officinalis) (putati)—Radix Dictamni.
Radix Domassoni—Radix Arnicae.
Radix Doronici germanici—Radix Arnicae.
Radix Dracontii—Rhizoma Bistortae.
Radix Dracontii minoris—Tubera Ari.
Radix dulcis—Radix Liquiritiae.
Radix dysenterica—Radix Ipecacuanhae.
Radix Elebori nigri—Radix Hellebori nigri.
Radix Elicampanae—Radix Helenii.
Radix Enulae—Radix Helenii.
Radix Ephemeri venenosi—Bulbus Colchici.
Radix Erythrodani—Radix Rubiae.
Radix Filicis Maris—Rhizoma Filicis.
Radix Filicis Maris mundata—Rhizoma Filicis.
Radix Fraxinellae (F. albae) (F. officinarum)—Radix Dictamni.
Radix Galangae minoris—Rhizoma Galangae.
Radix Garyophyllatae—Rhizoma Caryophyllatae.
Radix Gei urbani—Rhizoma Caryophyllatae.

Radix Gentianae. Radix Gentianae rubrae. Bitterwurzel, Enzian, gelber (roter), Fieberwurzel.

Radix Gentianae rubrae—Radix Gentianae.
Radix Gladioli (G. victorialis)—Bulbus Victorialis rotundae.
Radix Glycyrrhizae (G. echinatae) (G. glabrae) (G. hispanicae) (G. rossicae) (G. russicae)—Radix Liquiritiae.
Radix Graminis (G. albi) (G. arvensis) (G. avenacei dumetorum spicati) (G. canini) (G. canini medicati) (G. officinarum) (G. repentis)—Rhizoma Graminis.
Radix Graminis rubra—Rhizoma Caricis.
Radix Graminis vulgaris—Rhizoma Graminis.
Radix Hedypnoidis (H. majoris)—Radix Taraxaci.

Radix Helenii. Radix Elicampanae, Radix Enulae, Radix Inulae. Alantwurzel, Glockenwurzel. Elocampane root (e); Racine d'Aunée,

Racine de grande Aunée (fr); Radice (Raiz) di (de) Enula campana (it, sp); Alantswortel (h).

Radix Hellebori albi—Rhizoma Veratri.

Radix Hellebori nigri. Radix Elebori nigri, Radix Melampodii. Christwurzel, Schneerosenwurzel, Schwarze Nieswurzel, Weihnachtswurzel.

Radix Heptaphylli—Rhizoma Tormentillae.
Radix Hermodactyli nigri—Bulbus Colchici.
Radix Hieracii (H. majoris)—Radix Taraxaci.
Radix Hipecacuanhae—Radix Ipecacuanhae.
Radix Hibisci—Radix Althaeae.
Radix Hydrastis—Rhizoma Hydrastis.
Radix Ibisci—Radix Althaeae.
Radix Imperatoriae albae—Rhizoma Imperatoriae.
Radix Imperatoriae ostruthii—Rhizoma Imperatoriae.
Radix Imperatoriae sativae—Radix Angelicae.
Radix Inulae—Radix Helenii.
Radix Inulae rusticae—Radix Consolidae.
Radix Intybi—Radix Cichorei.

Radix Ipecacuanhae. Ipecacuanhae radix P. J., Radix brasiliensis, Radix Cephaelidis ipecacuanhae, Radix dysenterica, Radix Hipecacuanhae, Radix Ipecacuanhae annulatae (cinereae) (fuscae) (grisae) (verae). Brechwurzel, Graue Ipekakuanha, Ruhrwurzel. Racine brésilienne (fr).

Radix Ipecacuanhae annulatae (cinereae) (fuscae) (griseae) (verae)—Radix Ipecacuanhae.
Radix Ipomeae—Radix Orizabae.
Radix Ipomoeae jalapae—Tubera Jalapae.
Radix Ireos (I. florentinae)—Rhizoma Iridis.
Radix Iridis (I. albae florentinae) (I. florentinae)—Rhizoma Iridis.
Radix Jaceae nigrae—Radix Succisae.
Radix Jalapae—Tubera Jalapae.
Radix Jalapae fibrosae (fusiformis) (levis)—Radix Orizabae.
Radix Jalapae tuberosae (Veracruz)—Tubera Jalapae.
Radix Jateorhizae—Radix Colombo.
Radix Kalumbae—Radix Colombo.
Radix Krameriae—Radix Ratanhiae.
Radix Lactucae caninae (pratensis)—Radix Taraxaci.
Radix Lageae Lupi—Radix Arnicae.
Radix Lagophthalmi—Rhizoma Caryophyllatae.
Radix Lappae (L. majoris) (L. glabrae)—Radix Bardanae.
Radix Laserpitii europaei (gallici) (germanici)—Radix Levistici.
Radix Leontodentis (L. Taraxaci)—Radix Taraxaci.

Radix Levistici. Radix Angelicae montanae, Radix Laserpitii europaei (gallici) (germanici), Radix Ligustici. Radix Lybistici. Liebstengel. Lovage root (e); Racine d'Ache de Montagne, Racine de Livèche (fr).

Radix Ligustici—Radix Levistici.

Radix Liquiritiae. Lignum dulce, Radix dulcis, Radix Glycyrrhizae, Radix Glycyrrhizae echinatae (glabrae) (hispanicae) (rossicae) (russicae), Radix Liquiritiae echinatae (germanicae) (glabrae) (hispanicae) (moravicae) (mundata) (rossicae), Radix Scythicae. Geschältes Süßholz, Lakritzenholz, Russisches Süßholz, Süßholz (Bamberger) (französisches) (spanisches), Süßholzwurzel. Liquorice root, Spanish Liquorice Root (e); Bois de Réglisse, Bois doux, Racine de Réglisse, Racine douce (fr); Legno dolce, Liquirizia, Regolizia (it); Palo dulce, Raiz de Regaliz (sp); Zoethoutwortel (h).

Radix Liquiritiae (L. echinata) (L. germanicae) (L. glabrae) (L. hispanicae) (L. moravicae) (L. mundata) (L. rossicae)—Radix Liquiritiae.
Radix Lizzari—Radix Rubiae.
Radix Lybistici—Radix Levistici.
Radix Lychnidis—Radix Saponariae.
Radix Malvae silvestris (visci) (vulgaris)—Radix Althaeae.
Radix Malvavisci—Radix Althaeae.
Radix Mechoacanae nigrae—Tubera Jalapae.
Radix Melampodii—Radix Hellebori nigri.
Radix Menispermi—Radix Colombo.
Radix Morionis—Tubera Salep.
Radix Morsus diaboli—Radix Succisae.
Radix (Rhizoma) Nephrodii—Rhizoma Filicis.
Radix Nardi agrestis—Radix Valerianae.
Radix Nardi rustici—Rhizoma Asari.
Radix Nardi silvestris—Rhizoma Asari.

Radix Ononidis. Radix Acutellae, Radix Arestae bovis, Radix Restae bovis. Harnkrautwurzel, Haudornwurzel, Hauhechel, Ochsenbrech. Pettywhin root, Restharrow root (e); Racine de bugrane épineuse (fr).

Radix Orchidis—Tubera Salep.

Radix Orizabae. Radix Ipomeae, Radix Jalapae fibrosae (fusiformis) (levis), Stipites Jalapae. Mexikanische Skammoniumwurzel. Jalap stalks, Male Jalap (e); Purgo macho (sp).

Radix Ornithogali (O. maritimi)—Bulbus Scillae.
Radix Osterii—Rhizoma Imperatoriae.
Radix Ostruthii—Rhizoma Imperatoriae.
Radix Palmae Christi—Tubera Salep.
Radix Pastinaci angelici—Radix Angelicae.
Radix Personatae (P. majoris)—Radix Bardanae.
Radix Phu (P. magni) (P. veri)—Radix Valerianae majoris.
Radix Phu minoris—Radix Valerianae.
Radix Phu pontici—Radix Valerianae majoris.
Radix Picris—Radix Cichorei.

Radix Pimpinellae. Radix Pimpinellae albae, Radix Pimpinellae minoris, Radix Saxifragae minoris, Radix Tragoselini (T. majoris). Bibernell, Bimpernell, Bockspetersilie, Bockswurzel, Büntzelwurzel, Pfefferwurzel, Pimpernell, Pimpinellenwurzel, Steinbrechpimpinelle, Steinpeterlein, Theriakwurzel (Th. deutsche). Burnet root, Cockweed, Small Burnet Saxifrage (e); Grand Boucage, Racine de Boucage (fr).

Radix Pimpinellae albae—Radix Pimpinellae.
Radix Pimpinellae minoris—Radix Pimpinellae.
Radix Plantaginis alpinae—Radix Arnicae.
Radix Polemoniae—Radix Dictamni.

Radix Polygalae amarae cum herba—Herba Polygalae amarae.
Radix Polygalae Senegae (virginianae)—Radix Senegae.
Radix Polypodii. Engelsüß.
Radix (Rhizoma) Polypodii Filicis maris—Rhizoma Filicis.
Radix Praemorsae—Radix Succisae.
Radix Prosopis—Radix Bardanae.
Radix Psilothri—Radix Bryoniae.
Radix Ptarmicae montanae—Radix Arnicae.

Radix Pyrethri. Radix Anthemidis pyrethri, Radix Pyrethi romani. Bertramwurzel, Speichelwurzel. Pellitory root, Spanish Chamomile root (e); Racine de Pyrèthre vrai, Racine de Salivaire (fr); Raiz de Pélitre (sp).

Radix Pyrethri romani—Radix Pyrethri.

Radix Ratanhiae. Radix Krameriae, Ratanha. Payta-Ratanhia, Peruanische Ratanhia, Rote Ratanhia. Rhatany root (e).

Radix Restae bovis—Radix Ononidis.
Radix Rhabarbari—Rhizoma Rhei.
Radix Rhabarberi nigri—Tubera Jalapae.
Radix Rhei—Rhizoma Rhei.
Radix Rhei nigri—Tubera Jalapae.
Radix Rhei sinensis—Rhizoma Rhei.
Radix Rostri porcini—Radix Taraxaci.

Radix Rubiae. Radix Alizari, Radix Erythrodani, Radix Lizzari, Radix Rubiae hortensis, Radix Rubiae sativae, Radix Rubiae tinctorum, Radix Venae tinctoriae, Rhizoma Rubiae. Alizari, Färberröte, Färberwurzel, Krapp (K. wurzel), Lizzari, Meergrapp (M. wurzel), Rötelwurzel. Dyers Madder root, Ground madder, Warrance root (e); Garance, Racine de Garance (g. tintoriale) (e); Robbia (it); Granza (sp).

Radix Rubiae hortensis—Radix Rubiae.
Radix Rubiae sativae—Radix Rubiae.
Radix Rubiae tinctorum—Radix Rubiae.
Radix Rubiae turcicae—Radix Alcannae.
Radix Rumicis anserini—Rhizoma Bistortae.
Radix Salap—Tubera Salep.
Radix Salep—Tubera Salep.
Radix Salsaparillae—Radix Sarsaparillae.
Radix Sanamundae—Rhizoma Caryophyllatae.

Radix Saponariae. Radix Lychnidis, Radix Saponariae rubra. Rote Seifenwurzel.

Radix Saponariae rubra—Radix Saponariae.
Radix Sarsae—Radix Sarsaparillae.

Radix Sarsaparillae. Radix Salsaparillae, Radix Sarsae, Radix Sassaparillae, Radix Smilacis, Radix Zarsae. Sarsaparillwurzel, Stechwindenwurzel. Racine de Salsepareille du Mexique (fr); Raiz de Zarzaparilla (sp).

Radix Sarsaparillae germanicae—Rhizoma Caricis.
Radix Sassafras—Lignum Sassafras.
Radix Sassaparillae—Radix Sarsaparillae.

Radix Satyrii—Tubera Salep.
Radix Saxifragae minoris—Radix Pimpinellae.
Radix Scabiosae succisae—Radix Succisae.
Radix Scammiae—Radix Scammoniae.
Radix Scammoniae. Radix Scammiae. Levant Scammony root, Scammony root (e); Racine de Scammonée (de Sc. d'Alep) (fr); Raiz de Escamonea (sp).
Radix Scillae—Bulbus Scillae.
Radix Scythicae—Radix Liquiritiae.
Radix Senegae. Radix Polygalae Senegae (virginianae). Klapperschlangenwurzel, Schlangenwurzel. Rattlesnake root, Senega Snakeroot (e); Racine contre la morsure du Serpent, Racine de Polygala de Virginie (fr).
Radix Septemfolii—Rhizoma Tormentillae.
Radix Septifolii—Rhizoma Tormentillae.
Radix Seris sativi—Radix Cichorei.
Radix Seris somniferi (urinariae)—Radix Taraxaci.
Radix Serpentariae—Rhizoma Serpentariae.
Radix Serpentariae minoris—Tubera Ari.
Radix Serpentariae virgineanae—Rhizoma Serpentariae.
Radix Serpentariae vulgaris—Rhizoma Bistortae.
Radix Singentianae—Rhizoma Calami.
Radix Smilacis—Radix Sarsaparillae.
Radix smyrnium—Radix Angelicae.
Radix Solani furiosi (lethalis) (letiferi) (maniaci) (somniferi)—Radix Belladonnae.
Radix Solidaginis—Radix Consolidae.
Radix solsequiae—Radix Cichorei.
Radix solstitialis—Radix Cichorei.
Radix Squillae—Bulbus Scillae.
Radix Succisae. Radix Jaceae nigrae, Radix Morsus diaboli, Radix Praemorsae, Radix Scabiosae succisae. Teufelsabbißwurzel.
Radix Symphiti (S. majoris)—Radix Consolidae.
Radix Taraxaci. Radix Aphacae Hippocratis (Theophrastis), Radix caput monachi, Radix Condrillae Galenii, Radix coronis monachi (sacerdotis), Radix dentis canini, Radix dentis leonis, Radix Hedypnoidis (H. majoris), Radix Hieracii (H. majoris), Radix Lactucae caninae (pratensis), Radix Leontodentis (L. taraxaci), Radix Rostri porcini, Radix Seris somniferi (urinariae). Augenmilchwurzel, Bimpaulwurzel, Butterblumenwurzel, Kuhblumenwurzel, Löwenzahnwurzel, Milchstock, Mönchskopflöwenzahn, Mönchskopfwurzel, Pfaffenröhrleinwurzel, Pfaffenrösleinwurzel. Blowballroot, Cankerwortroot, Dandelion root, Lion's-tooth root, Milk Gowan root, Taraxacum root, Witch Gowan root, Yellow Gowan root (e); Racine de Pissenlit, Racine du Dent de Lion (fr); Radice di Tarrassaco (it); Diente de Leon (sp); Pardebloem wortel (h).
Radix Testiculi—Tubera Salep.
Radix Tragoselini (T. majoris)—Radix Pimpinellae.
Radix Tremolae—Rhizoma Tormentillae.
Radix triorchides—Tubera Salep.

Radix Tritici repentis—Rhizoma Graminis.
Radix Troxini—Radix Cichorei.
Radix Turmeric—Rhizoma Curcumae.
Radix Urgineae—Bulbus Scillae.
Radix Uvae anginae—Radix Bryoniae.
Radix Valerianae. Radix Nardi agrestis, Radix Phu minoris, Radix Valerianae aquaticae (minoris) (montanae) (officinalis) (pratensis) (silvestris) (vulgaris), Rhizoma Valerianae. Augenwurz, Balderjahn, Baldrian, gewöhnlicher (gemeiner), Baldrianwurzel, Bolderjahn, Hexenkraut, Katzenbaldrian, Katzenkraut, Katzenwurzel, Krampfwurzel, Magdalenenwurzel, Marienwurzel, Mondwurzel, Speerkraut, Speikwurzel, Wasserbaldrian (W. großer), Wendwurzel, Wiesenbaldrian. Allheal, Cat's Valerian, Common Valerian, Garden Heliotrope, German Valerian root, Herb Bennet, St. George's Herb, Summer Heliotrope, Valerian Root, Vandal Root (e); Racine de Valeriane (V. des bois) (V. officinale) (V. petite) (V. sauvage), Racine d'herbe aux chats, Racine d'herbe de St. George (fr); Koortswortel, Valeriaan (h).
Radix Valerianae majoris. Radix Valerianae anglicae (hortensis) (phu) (ponticae), Radix Phu (P. magni) (P. pontici) (P. veri).
Radix Valerianae anglicae—Radix Valerianae majoris.
Radix Valerianae aquaticae—Radix Valerianae.
Radix Valerianae hortensis—Radix Valerianae majoris.
Radix Valerianae minoris—Radix Valerianae.
Radix Valerianae montanae—Radix Valerianae.
Radix Valerianae officinalis—Radix Valerianae.
Radix Valerianae phu—Radix Valerianae majoris.
Radix Valerianae ponticae—Radix Valerianae majoris.
Radix Valerianae pratensis—Radix Valerianae.
Radix Valerianae silvestris—Radix Valerianae.
Radix Valerianae virginianae—Rhizoma Serpentariae.
Radix Valerianae vulgaris—Radix Valerianae.
Radix Venae tinctoriae—Radix Rubiae.
Radix Veratri albi—Rhizoma Veratri.
Radix Victorialis feminae—Bulbus Victorialis rotundae.
Radix Victorialis longae (maris)—Bulbus Victorialis longae.
Radix Victorialis rotundae—Bulbus Victorialis rotundae.
Radix Violarum—Rhizoma Iridis.
Radix Viperini—Rhizoma Serpentariae.
Radix Vitis albae (silvestris)—Radix Bryoniae.
Radix Vulgaginis—Rhizoma Asari.
Radix Warnerae canadensis—Rhizoma Hydrastis.
Radix Xialappae—Tubera Jalapae.
Radix Zarsae—Radix Sarsaparillae.
Radix Zedoariae—Rhizoma Zedoariae.
Radix Zedoariae germanicae—Rhizoma Calami.
Radix Zingiberis—Rhizoma Zingiberis.
Radix Zingiberis citrini—Rhizoma Curcumae.
Radix Zingiberis flavi—Rhizoma Curcumae.
Radix Zingiberis lutei—Rhizoma Curcumae.
Radix Zingiberis minoris—Tubera Ari.
Rainfarn, gemeiner—Herba Tanaceti.
Raiz de Enula campana—Radix Helenii.

Raiz de Escamonea—Radix Scammoneae.
Raiz de Malvavisco—Radix Althaeae.
Raiz de Pelitre—Radix Pyrethri.
Raiz de Regaliz—Radix Liquiritiae.
Raiz de Zarzaparilla—Radix Sarsaparillae.
Rame—Cuprum.
Ramerino—Folia Rosmarini.
Ramselkraut—Herba Polygalae amarae.
Ramuli Sabinae—Summitates Sabinae.
Rapsöl—Oleum Rapae.
Ratanha—Radix Ratanhiae.
Ratanhia, peruanische—Radix Ratanhiae.
Ratanhia, rote—Radix Ratanhiae.
Rattlesnake root—Radix Senegae.
Räuberessig—Acetum aromaticum.
Rauschgelb—Arsenicum trisulfuratum.
Rauschrot—Arsenicum bisulfuratum.
Raute—Herba Rutae.
Realgar—Arsenicum bisulfuratum.
Reckholder-Beere—Fructus Juniperi.
Red bean—Semen Jequirity.
Red Chromate of Potash—Kalium dichromicum.
Red indian Paint root—Rhizoma Sanguinariae canadensis.
Red Lead Oxide—Minium.
Red pepper—Fructus Capsici.
Red poppy—Flores Rhoeados.
Red Potassium Prussiate—Kalium ferricyanatum.
Red Precipitate—Hydrargyrum oxydatum.
Red-root—Rhizoma Sanguinariae canadensis.
Reduced Iron—Ferrum reductum.
Refined Sugar—Saccharum.
Refined wool Fat—Adeps Lanae anhydricus.
Regaliz—Radix Liquiritiae.
Regaliza—Succus Liquiritiae.
Reglisse, braune—Pasta Liquiritiae.
Reglisse, weiße—Pasta gummosa.
Regolizia—Radix Liquiritiae und auch Succus Liquiritiae.
Regulus Antimonii simplex—Stibium.
Reiserwurzel—Rhizoma Caricis.
Reizsalbe—Unguentum Cantharidum.
Resina . . . s. auch unter Gummi . . . .
Resina(e)—Colophonium.
Resina Benzoes—Benzoe.
Resina cerea Euphorbii—Euphorbium.
Resina Colophonii—Colophonium.
Resina Copaivae liquida—Balsamum Copaivae.
Resina Dammar—Dammar.

Resina Draconis. Draconthema, Gummi Draconis, Gummi sanguineum, Gummi Sanguinis Draconis, Resina sanguinea, Resina Sanguis Draconis, Sanguis Draconis. Blutgummi, Drachenblutharz, Ostindisches Drachenblut, Ostindisches Palmendrachenblut. Dragon's blood (e); Sandragon, Sang de dragon (fr).

Resina di gialappa—Resina Jalappae.

Resina elastica—Cautschuc.
Resina Elemi—Elemi.
Resina empyreumatica liquida—Pix liquida.
Resina Euphorbii—Euphorbium.
Resina Euphorbium—Euphorbium.
Resina Galbani—Galbanum.

Resina Guajaci. Guajacum nativum, Gummi Guajaci, Gummi ligni guajaci, Gummi ligni sancti, Gummi sanctum, Resina ligni guajaci (sancti). Resina sancta. Franzosenharz, Franzosenholzgummi, Heiligenharz. Résine de Gaiac (fr.)

Resina Gutti—Gutti.
Resina Ipomeae—Resina Scammoniae.
Resina Ipomoeae—Resina Scammoniae.

Resina Jalapae. Extractum Jalapae spirituosum, Magisterium Jalapae. Rosinenjalappe. Resin of Jalap (e); Résine de Jalap (fr); Resina di gialappa (it).

Resina Jalapae saponata—Sapo jalapinus.
Resina ligni guajaci (sancti)—Resina Guajaci.
Resina Mastiche—Mastix.
Resina Mastix—Mastix.
Resina Pini (P. fusca)—Colophonium.
Resina Podophylli—Podophyllinum.
Resina sancta—Resina Guajaci.
Resina sanguinea—Resina Draconis.
Resina sanguis Draconis—Resina Draconis.

Resina Scammoniae. Gummi Scammonii, Resina Ipomeae, Resina Ipomoeae, Resina Scammiae, Scammonium.

Resinasöl—Oleum Ricini.
Resina Storacis—Styrax.
Resina Styracis—Styrax.
Resina Styracis benzoin—Benzoe.
Resina Terebinthinae—Terebinthinae.
Resina tolutana—Balsamum tolutanum.
Résine de Gaiac—Resina Guajaci.
Résine de Jalap—Resina Jalappae.
Résine de Podophylle—Podophyllinum.
Resin of Jalap—Resina Jalappae.
Resin of May Apple—Podophyllinum.
Resorcina—Resorcinum.
Resorcinol—Resorcinum.

Resorcinum. Metadioxybenzol. Resorcinol (e); Resorcina (it) (sp).

Restharrow root—Radix Ononidis.
Revierkraut—Herba Tanaceti.
Rhabarbarum—Rhizoma Rhei.
Rhabarbarum plebejorum—Cortex Frangulae.
Rhabarber, chinesischer—Rhizoma Rhei.
Rhabarbero—Rhizoma Rhei.
Rhabarber, ostindischer—Rhizoma Rhei.
Rhabarber, russischer—Rhizoma Rhei.
Rhabarberwein—Tinctura Rhei vinosa.

Rhabarberwurzel—Rhizoma Rhei.
Rhatany root—Radix Ratanhiae.
Rhizoma... siehe auch Radix...
Rhizoma Ari—Tubera Ari.

Rhizoma Asari. Radix Asari, Radix Nardi rustici, Radix Nardi silvestris, Radix Vulgaginis. Deutsche Breitwurz, Haselwurzel, Scherbelkrautwurzel, Wilde Nardenwurzel. Canada Snake-root, Wild Ginger (e); Asaret de Canade (fr).

Rhizoma Bistortae. Radix Basiliscae, Radix Bistoriae, Radix Colubrinae, Radix Dracontii, Radix Rumicis anserini, Radix Serpentariae vulgaris. Drachenwurzel, Giftwurzel, Natterwurzel, Natterwurzelknöterich, Schlangenwurzel.

Rhizoma Calami. Radix (Rhizoma) Acori (A. Calami) (A. veri), Radix Calami aromatici (odorati) (officinalis), Radix Singentianae, Radix Zedoariae germanicae. Kalmuswurzel. Myrtle-flag root, Sweet can root, Sweet Sedge root (e); Rhizome d'acore odorante (vrai) (fr).

Rhizoma Caricis. Radix Caricis arenariae, Radix Graminis rubra, Radix Sarsaparillae germanicae, Sarsaparilla nostras. Deutsche Reiserwurzel, Riedgraswurzel, Rote Queckenwurzel, Sandriedgraswurzel, Sandsegge, Sarsaparille, Seegraswurzel. Dog Grass, Quick-grass, Quitch, Twitchgrass (e); Chiendent officinal, Petit chiendent (fr); Rizoma de Grama (sp).

Rhizoma Caryophyllatae. Radix Benedictae sylvestris, Radix Caryophyllatae (C. aquaticae), Radix Garyophyllatae, Radix Gei urbani, Radix Lagophthalmi, Radix Sanamundae. Benediktenwurzel, Garaffelwurzel, Hasenauge, Märzwurzel, Nägleinwurzel, Nardenwurzel, Nelkenwurzel, Nelkenwurzgaraffel, Sumpfnelkenwurzel. Geum, Water Avens (e); Racine bénité, Racine de Bénoite aquatique, Racine de Géliote, Racine des Ruisseaux, Racine St. Bénoît (fr).

Rhizoma Chinae—Tubera Chinae.

Rhizoma Curcumae. Curcuma longa, Curcuma rotunda, Radix Croci indici, Radix Curcumae, Radix Cyperi indici, Radix Turmeric, Radix Zingiberis citrini, Radix Zingiberis flavi, Radix Zingiberis lutei, Terra merita. Gelber Ingwer, Gelbsuchtswurzel, Gelbwurzel, Gilbwurzel, Gurkeney, Gurkenmehl, Indischer Safran. Turmerik. Long (Round) Turmeric, Turmeric root (e); Racine de Safran, Safran des Indes, Souchet des Indes (fr).

Rhizoma Filicis. Radix Filicis Maris, Radix Filicis Maris mundata, Radix (Rhizoma) Nephrodii, Radix (Rhizoma) Polypodii Filicis maris, Stipites Aspidii. Farbenwurzel, Farnkrautwurzel, Johanniswurzel, Teufelsklaue, Wurmfarnwurzel. Basket Fern Root, Male Fern Root, Male Shield Fern Root, Sweet Brake Root (e); Racine de Fougère mâle (fr); Felce Maschio (it); Rizoma de Helecho macho (sp); Varenwortel (h).

Rhizoma Galangae. Radix Galangae minoris. Galgantwurzel. China root, Chinese Ginger, Galangal (e); Rhizome de Galanga de Chine (fr).

Rhizoma Graminis. Radix (Rhizoma) Agropyri (A. repentis), Radix Cynagrostis, Radix Graminis albi (arvensis) (avenacei dumetorum spicati) (canini) (canini medicati) (loliacei) (officinarum) (repentis) (vulgaris), Radix Tritici repentis, Stolones Graminis. Ackergraswurzel, Fegwurzel, Graswurzel, Hundegraswurzel, Hundequeckenwurzel, Laufqueckenwurzel, Pudenwurzel. Queckenwurzel (Q. weiße). Couch Grass root, Dog Grass root, Quickens root, Quick-grass root, Quitch (-grass) root, Twitch-grass root, Witch-grass root (e); Racine de Chiendent officinal (rampant), Racine de Petit Chiendent (fr); Radice di Gramegna (it); Rizoma de Grama (Gramenha) (sp); Kweekgraswortel (h).

Rhizoma Hydrastidis—Rhizoma Hydrastis.

Rhizoma Hydrastis. Radix Hydrastis, Radix Warnerae canadensis, Rhizoma Hydrastidis. Gelbe Blutkrautwurzel, Hydrastiswurzel, Kanadische Blutwurzel, Kanadische Gelbwurzel, Kanadische Wasserkrautwurzel. Eye balm root, Eye root, Golden Scale root, Ground Rasberry root, Jaundice root, Indian Dye root, Indian Turmeric root, Ohio Turmeric root, Orange root, Yellow Puccoon root (e); Racine de Sceau d'or, Racine d'or, Racine jaune (fr); Radice di Idraste (it).

Rhizoma Imperatoriae. Radix Astrantiae, Radix Imperatoriae albae (ostruthii), Radix Osterii, Radix Ostruthii. Kaiserwurz, Meisterwurz. Masterwort (e); Impératoire (fr).

Rhizoma Iridis. Radix Ireos, Radix Ireos florentinae, Radix Iridis albae florentinae, Radix Iridis florentinae, Radix Violarum. Florentiner Wurzel, Florentiner Veilchenwurzel, Schwertelwurzel, Veilchenwurzel, Violenwurzel, Zahnwurzel. Flag root, Orris root (e); Racine de Flambe blanche, Rhizome d'Iris de Florence (fr); Rizoma de Lirio de Florencia (sp).

Rhizoma Podophylli. Podophyllum. Fußblattwurzel. American Mandrake, May Apple, Podophyllum root, Vegetable Calomel, Wild Lemon, Wild Mandrake (e); Podofillo (it); Rizoma de Podofilo (sp).

Rhizoma Rhei. Radix Rhabarbari, Radix Rhei (R. sinensis), Rhabarbarum; Chinesischer Rhabarber, Ostindischer Rhabarber, Rhabarberwurzel, Russischer Rhabarber. Rhubarb root (e), Rhubarbe (fr); Rabarbero (it); Ruibarbo (sp).

Rhizoma Rubiae—Radix Rubiae.

Rhizoma Sanguinariae canadensis. Kanadische Blutwurz. Blood root, Coon root, Pauson root, Puccoon root, (white) (red), Red Indian Paint root, Red-root, Snakebite root, Tetterwort root (e); Racine de grande Célandine, Racine de Sanguinaire, Racine rouge (fr).

Rhizoma Serpentariae. Radix Aristolochiae serpentariae, Radix colubrina, Radix Contrajervae virgineanae, Radix Serpentariae, Radix Serpentariae virgineanae, Radix Viperini, Radix Valerianae virginianae, Virginia Serpentaria. Osterluzeiwurzel, Schlangenwurzel, Virginienhohlwurzel, Virginischer Baldrian. Pelican flower, Sangree, Sangrel, Snake root, Snake weed, Texas Snakeroot, Virginia Snakeroot (e); Couleuvrée de Virginie (fr).

Rhizoma Tormentillae. Radix Arcophthalmi, Radix Betulariae, Radix Chrysospermi, Radix Consolidae rubrae, Radix Heptaphylli, Radix Septemfolii, Radix Septifolii, Radix Tremolae. Blutwurzel, Ruhrfingerkrautwurzel, Ruhrwurz.

Rhizoma Valerianae—Radix Valerianae.

Rhizoma Veratri (in U. S. Amerika wird unter Rhz. Veratri das Rhizom von Veratrum viride verstanden). Radix Hellebori albi, Radix Veratri albi, Rhizoma Veratri albi. Krätzwurzel, Weiße Nießwurzel, Weißer Germer.

Rhizoma Veratri albi—Rhizoma Veratri.

Rhizoma Zedoariae. Radix Curcumae zedoariae, Radix Zedoariae. Zittwerwurzel. Zedoary (e); Zedoaire (fr).

Rhizoma Zingiberis. Radix Amomi zingiberis, Radix Zingiberis, Zingiber. Ingwerklauen, Ingwerwurzel. Ginger, White Ginger (e); Gingembre (G. blanc) (fr); Zenzero (it); Rizoma de Jengibre (sp); Gemberwortel (h).

Rhizome d'acore odorante (vrai)—Rhizoma Calami.
Rhizome de Galanga de Chine—Rhizoma Galangae.
Rhizome d'Iris de Florence—Rhizoma Iridis.
Rhodanammonium—Ammonium sulfocyanatum.
Rhodankalium—Kalium sulfocyanatum.
Rhodomel—Mel rosatum.
Rhubarbe—Rhizoma Rhei.
Rhubarb root—Rhizoma Rhei.
Ribkes Kinderpulver—Pulvis Magnesia cum Rheo.

Ricinus. Christpalme, Hundsbaum, Läusebaum, Wunderbaum. Castor plant, Palma Christi (e); Fagiolo d' India (romano) (turchesco), Fico d' inferno (it); Wonderboom (h).

Riechsalz—Ammonium carbonicum.
Riedgraswurzel—Rhizoma Caricis.
Riementang—Laminaria.
Rinde, peruvianische—Cortex Chinae.
Ringelblumen—Flores Calendulae.
Risigallum citrinum—Arsenicum trisulfuratum.
Risigallum rubrum—Arsenicum bisulfuratum.
Rittersporn—Flores Calcatrippae.
Riverscher Trank—Potio Riverii.
Rizoma de Grama (Gramenha)—Rhizoma Graminis.
Rizoma de Helecho macho—Rhizoma Filicis.
Rizoma de Jengibre—Rhizoma Zingiberis.
Rizoma de Lirio de Florencia—Rhizoma Iridis.
Rizoma de Podofilo—Rhizoma Podophylli.
Robbia—Radix Rubiae.
Rochelle Salt—Tartarus natronatus.
Rochellesalz—Tartarus natronatus.
Rocou—Orleana.
Roggenmutter—Secale cornutum.
Röhrenkassie—Cassia fistula.
Rohrzucker—Saccharum.
Roku—Orleana.
Roman Vitriol—Cuprum sulfuricum.

Romero—Folia Rosmarini.
Romershausens Augenessenz—Tinctura Foeniculi composita.
Romey—Flores Chamomillae.
Römischer Alaun—Alumen.
Römischer Kümmel—Fructus Cumini.
Römischminzöl—Oleum Menthae crispae.
Roob Juniperi—Succus Juniperi inspissatus.
Roob Juniperi inspissatus—Succus Juniperi inspissatus.
Rosemary leaves—Folia Rosmarini.
Rosenhonig—Mel rosatum.
Rosenpappel—Flores Malvae arboreae.
Rosensaft—Mel rosatum.
Rose Water Ointment—Unguentum leniens.
Rosin—Colophonium.
Rosinenjalappe—Resina Jalapae.
Rosmarinbutter—Unguentum Rosmarini compositum.
Rosmarin, wilder—Herba Ledi palustris.
Roßfenchel—Fructus Phellandrii.
Roßfenchelsamen—Fructus Phellandri.
Roßhufblätter—Folia Farfarae.
Roßklettenwurzel—Radix Bardanae.
Roßkümmel—Fructus Cumini.
Ros solis—Herba Droserae.
Roßpappelblätter—Folia Malvae.
Roßpappelblumen—Flores Malvae.
Roßschwefel—Sulfur griseum.
Rötelwurzel—Radix Rubiae.
Roter Schwefelmerkur—Hydrargyrum sulfuratum rubrum.
Rotholz (jamaikanisches)—Lignum Fernambuci.
Rotsalz—Natrium aceticum.
Rottlera tinctoria Roxb.—Mallotus philippinensis (Lam.) Muell. Arg.
Round Turmeric—Rhizoma Curcumae.
Rubber adhesive Plaster—Collemplastrum adhaesivum.
Rübenzucker—Saccharum.
Rubigo Ferri—Ferrum oxydatum fuscum.
Rubinschwefel—Arsenicum bisulfuratum.
Rubinus Arsenici—Arsenicum bisulfuratum.
Rüböl—Oleum Rapae.
Rübsenöl—Oleum Rapae.
Rubsen oil—Oleum Rapae.
Ruby wood—Lignum Santali rubrum.
Rucu—Orleana.
Ruda—Herba Rutae.
Rue—Herba Rutae.
Ruhepulver—Pulvis Magnesiae cum Rheo.
Ruhrfingerkraut—Rhizoma Tormentillae.
Ruhrrinde—Cortex Simarubae.
Ruhrwurzel—Radix Ipecacuanhae und Rhizoma Tormentillae.
Ruibarbo—Rhizoma Rhei.
Rutschpulver—Talkum.
Rye Smut—Secale cornutum.

Sabadiglia—Semen Sabadillae.
Sabadilla officinarum Brandt—Schoenecaulon officinale (Schlechtendal et Chamisso) Asa Grey.
Saccharated ferrous (Iron) Carbonate—Ferrum carbonicum cum Saccharo.
Saccharin. Benzosulphinidum, Glukusimid, Glukusin, Glusidum, Saccharoidum, Saccharol. Toluolsüß, Zuckerin. Sucre d'Houille (fr).
Saccharin solubile. Benzoesäuresulfinidnatrium, Saccharoidas natricus.

Saccharobiose—Saccharum.
Saccharoidas natricus—Saccharin solubile.
Saccharoidum—Saccharin.
Saccharol—Saccharin.
Saccharolés mous—Electuaria.
Saccharose—Saccharum.

Saccharum. Saccharum album, Saccharum canariense, Saccharum purificatum, Sucrosum. Kanarienzucker, Rohrzucker, Rübenzucker, Saccharobiose, Saccharose. Cane Sugar, Refined Sugar, Sucrose, Sugar (e); Sucre, Sucre blanc officinal, Sucre de Bettarave, Sucre de Canne (fr); Zucchero (it); Azucar, Azucar refinado (sp); Suiker (h).

Saccharum album—Saccharum.
Saccharum amylaceum. Dextrosum, Glucosum, Saccharum uveum. Dextrose, Glukose, r-Glukose, Glykose, Harnzucker, Krümmelzucker, Stärkezucker. Grape-sugar, Starch-sugar (e).

Saccharum canariense—Saccharum.
Saccharum lacteum—Saccharum Lactis.
Saccharum Lactis. Galacticum Bartolleti, Galacticum Barlotti, Galacticum, Lactosum, Manna seri lactis, Nitrum seri lactis, Saccharum lacteum, Sal Lactis. Lactine, Lactose, Milchzucker, Schottenzucker, Schweizerzucker, Weißes Liebespulver. Lactosum, Milk Sugar, Sugar of Milk (e); Sel de Lait, Sucre de Lait (fr); Lattioso, Zucchero di Latte (it); Azucar de Leche, Lactosa (sp); Melksuiker (h).

Saccharum purificatum—Saccharum.
Saccharum Saturni—Plumbum aceticum.
Saccharum uveum—Saccharum amylaceum.
Saccharure de Carbonate ferreux—Ferrum carbonicum cum Saccharo.
Sacopenium—Sagapenum.
Sacred bark—Cortex Rhamni purshiani.
Safety oil—Petroleumbenzin.
Safflower—Flores Carthami.
Saffron—Crocus.
Saflor—Flores Carthami.
Saflor, türkischer—Flores Carthami.
Safran bâtard—Flores Carthami.
Safran des Indes—Rhizoma Curcumae.
Safran, deutscher—Flores Carthami.
Safran, falscher—Flores Carthami.
Safran, indischer—Rhizoma Curcumae.
Safran, wilder—Flores Carthami.

Sagapenum. Gummi resina Sagapenum, Gummi Sagapenum, Gummi serapium, Sacopenium, Serapium.

Sage—Folia Salviae.
Sagena gossypina (depurata)—Gossypium depuratum.
Saindoux—Adeps suillus.
Sal Absinthii—Kalium carbonicum.
Sal Absinthii medius—Kalium sulfuricum.
Sal aceti venereum—Cuprum aceticum.
Sal Acetosellae—Kalium bioxalicum.
Sal alcali depuratum—Kalium carbonicum.
Sal alcali fixum—Kalium carbonicum.
Sal alcali minerale causticum—Natrum causticum.
Sal alcali vegetabile—Kali causticum und Kalium carbonicum.
Sal alcali volatile (v. siccum)—Ammonium carbonicum.
Sal Alembroth insolubile—Hydrargyrum praecipitatum album.
Sal amarum—Magnesium sulfuricum.
Sal Ammoniaci depuratum—Ammonium chloratum.
Sal Ammoniaci nitrosum—Ammonium nitricum.
Sal ammoniacum acetatum—Ammonium aceticum.
Sal ammoniacum depuratum—Ammonium chloratum.
Sal ammoniacum fixum—Calcium chloratum.
Sal ammoniacum martiatum—Ammonium chloratum ferratum.
Sal ammoniacum secretum Glauberi—Ammonium sulfuricum.
Sal ammoniacum volatile—Ammonium chloratum.
Sal Ammoniae hydrochloras (murias)—Ammonium chloratum.
Sal amoniaco—Ammonium chloratum.
Sal anglicum—Magnesium sulfuricum.
Sal antifebrile—Kalium chloratum.
Sal antihypochondricum—Kalium chloratum.
Sal aperitivum friedericianum—Natrium sulfuricum.
Sal Aquilae—Ferrum sulfuricum.
Sal Auri Figuier—Auro-Natrium chloratum.
Salazon—Phenyldimethylpyrazolonum salicylicum.
Salbe, einfache—Unguentum cereum.
Salbe, flüchtige—Linimentum ammoniatum.
Salbe, graue—Unguentum Hydrargyri cinereum.
Salbe, Hebrasche—Unguentum diachylon.
Salbe, neapolitanische—Unguentum Hydrargyri cinereum.
Salbe, scharfe—Unguentum Cantharidum.
Salbe, scharfe, zum tierärztlichen Gebrauch—Unguentum Cantharidum pro usu veterinario.
Sal Brunsuicense—Natrium sulfuricum.
Sal carbonas Ammonii—Ammonium carbonicum.
Sal carbonas Potassae—Kalium carbonicum.
Sal carbonas Sodae—Natrium carbonicum.
Sal Carolinum artificiale—Sal Carolinum factitium.

Sal Carolinum factitium. Sal Carolinum artificiale, Sal Thermarum alcalino-sulfate-salinum, Sal Thermarum Carolinensium factitium.

Sal catharticum—Magnesium sulfuricum.
Sal catharticum Glauberi—Natrium sulfuricum.
Sal Chalybs—Ferrum sulfuricum.
Sal cinerum clavellatorum—Kalium carbonicum.
Sal Cinnamomi—Kalium carbonicum.
Sal commune—Natrium chloratum.
Sal commune depuratum—Natrium chloratum.

Sal commune regeneratum—Kalium chloratum.
Sal cornu cervi—Ammonium carbonicum.
Sal cornu cervi depuratum—Ammonium carbonicum.
Sal culinare—Natrium chloratum.
Sal de Berthollet—Kalium chloricum.
Sal de duobus—Kalium sulfuricum.
Sal digestivum (d. Sylvii)—Kalium chloratum.
Sal diureticum—Kalium aceticum.
Sal diureticum Sylvii—Kalium chloratum.
Sal diureticum vegetabile cristallisatum—Natrium aceticum.
Sal dulcis Holsatiae—Kalium sulfuricum.
Sale amaro (d'Epsom) (inglese)—Magnesium sulfuricum.
Sale ammoniaco—Ammonium chloratum.
Sal Ebschamense—Magnesium sulfuricum.
Sal enixum Paracelsi—Kalium sulfuricum.
Salep, gelber—Tubera Salep.
Salepknolle—Tubera Salep.
Salep root—Tubera Salep.
Sal epsomense (epsomiense)—Magnesium sulfuricum.
Salepwurzel—Tubera Salep.
Saleratus—Natrium bicarbonicum.
Sal essentiale Acetosellae—Acidum oxalicum.
Sal essentiale benzoicum—Acidum benzoicum.
Sal essentiale Citri—Acidum citricum.
Sal essentiale Tartari—Acidum tartaricum.
Sal essentiale Vini—Tartarus depuratus.
Sal febrifugum Sylvii—Kalium chloratum.
Sal Fontanellae—Kali causticum.
Sal fossile—Natrium chloratum.
Sal Gemmae—Natrium chloratum.
Sal Genistae—Kalium carbonicum.
Sal Glauberi—Natrium sulfuricum.
Sal Herbarum—Kalium carbonicum.
Sal Hirci—Kalium carbonicum.
Salicor-Soda—Natrium carbonicum.
Salicylas bismuthicus basicus—Bismutum subsalicylicum.
Salicylas Hydrargyri (hydrargyricus)—Hydrargyrum salicylicum.
Salicylas methylicus—Methylium salicylicum.
Salicylas natricus—Natrium salicylicum.
Salicylas Natrii et Theobromae sodicae—Theobrominum-natrium salicylicum.
Salicylas sodicus—Natrium salicylicum.
Saliebladen—Folia Salviae.
Salipyrin—Phenyldimethylpyrazolonum salicylicum.
Salizylsäurephenylester—Phenylum salicylicum.
Sal Lactis—Saccharum Lactis.
Sal lacustre—Natrium chloratum.
Sal lixivium—Kalium carbonicum.
Sal Magnesiae—Magnesium carbonicum.
Sal marinum—Natrium chloratum.
Sal Martis—Ferrum sulfuricum.
Sal Martis liquidum—Liquor Ferri sesquichlorati.
Salmiak—Ammonium chloratum.
Salmiakgeist—Liquor Ammonii caustici.
Salmiakspiritus—Liquor Ammonii caustici.

Salmiak zum Backen—Ammonium carbonicum.
Salmiak zum Löten—Ammonium chloratum.
Sal microcosmicum—Natrium phosphoricum ammoniatum.
Sal Mindereri—Ammonium aceticum.
Sal Mindereri liquidum—Liquor Ammonii acetici.
Sal mirabile Glauberi—Natrium sulfuricum.
Sal mirabile Glauberi dilapsum—Natrium sulfuricum siccatum.
Sal mirabile perlatum—Natrium phosphoricum.
Sal montanum—Natrium chloratum.
Sal muriaticum calcareum—Calcium chloratum.
Sal narcoticum Hombergii—Acidum boricum.
Sal Nitri—Kalium nitricum.
Salnitro—Kalium nitricum.
Salol—Phenylum salicylicum.
Sal panchrestum—Kalium tartaricum.
Sal Pearsoni—Natrium phosphoricum.
Sal perlatum—Natrium phosphoricum.
Salpeter—Kalium nitricum.
Salpeterätherweingeist—Spiritus Aetheris nitrosi.
Salpetergeist—Acidum nitricum.
Salpeter, kubischer—Natrium nitricum.
Salpeternaphtha—Spiritus Aetheris nitrosi.
Salpeter, ostindischer—Kalium nitricum.
Salpeter, prismatischer—Kalium nitricum.
Salpeter, rhombischer—Kalium nitricum.
Salpetersalzsäure—Acidum nitrico-hydrochloricum.
Salpetersäure, versüßte—Spiritus Aetheris nitrosi.
Sal Petrae—Kalium nitricum.
Salpetrige Salpetersäure—Acidum nitricum fumans.
Salpetrigsäure-Amyläther—Amylium nitrosum.
Salpetrigsäure-Isoamylester—Amylium nitrosum.
Sal phosphoreum vegetabile—Kalium phosphoricum.
Sal polychrestum—Tartarus natronatus.
Sal polychrestum Boerhavii—Kalium sulfuricum.
Sal polychrestum Glaseri—Kalium sulfuricum.
Sal polychrestum Glauberi—Natrium sulfuricum.
Sal polychrestum Lemery—Kalium sulfuricum.
Sal polychrestum parisiense—Kalium sulfuricum.
Sal polychrestum Seignetti—Tartarus depuratus.
Sal Prunellae—Kalium nitricum.
Sal rochellense—Tartarus natronatus.
Sal Rochettae—Natrium carbonicum.
Sal rubrum Gmelini—Kalium ferricyanatum.
Sal saidschützense—Magnesium sulfuricum.
Sal Sanguinis—Kalium carbonicum.
Sal sedativum Hombergii—Acidum boricum.
Sal sedlicense—Magnesium sulfuricum.
Sal seidlitzense—Magnesium sulfuricum.
Sal Seignetti—Tartarus natronatus.
Sal Sodae—Natrium carbonicum.
Sal Sodae acetatum—Natrium aceticum.
Sal Sodae aeratum—Natrium bicarbonicum.
Salt—Natrium carbonicum.
Sal tachenianum—Kalium carbonicum.

Sal tartareum Mynsichti—Tartarus stibiatus.
Sal Tartari—Kalium carbonicum.
Sal Tartari causticum—Kali causticum.
Sal Tartari cristallisatum—Kalium bicarbonicum.
Sal Tartari extemporaneum—Kalium carbonicum.
Sal Tartari perfecte saturatum—Kalium bicarbonicum.
Sal Tartari simplex—Tartarus depuratus.
Sal Tartari verum—Kalium carbonicum.
Sal Tartari vitriolatum—Kalium sulfuricum.
Sal Terrae—Kalium nitricum.
Sal Therebinthinae—Terpinum hydratum.
Sal Thermarum alcalino-sulfate-salinum—Sal Carolinum factitium.
Sal Thermarum Carolinensium factitium—Sal Carolinum factitium.
Salt of Worm wood—Kalium carbonicum.
Saltpêtre—Kalium nitricum.
Sal Urinae fixum—Natrium phosphoricum ammoniatum.
Sal Urinae fosibile—Natrium phosphoricum ammoniatum.
Sal usalis ammoniaci—Ammonium carbonicum.

Salvarsan. Arsaminol, Arsenobenzol, Arsphenamina, Diarsenobenzol, Kharsivan, Treparsenan.

Sal vegetabile antimoniale—Tartarus stibiatus.
Sal vegetabile tartarisatum—Kalium tartaricum.
Salves—Unguenta.
Sal vescum—Natrium chloratum.
Salvey—Folia Salviae.
Salvey, schmale—Folia Salviae.
Sal Vitrioli catharthicum—Kalium sulfuricum.
Sal volatile aeratum—Ammonium carbonicum.
Sal volatile alcalinum—Ammonium carbonicum.
Sal volatile anglicum—Ammonium carbonicum.
Sal volatile narcoticum—Acidum boricum.
Sal volatile siccum—Ammonium carbonicum.
Salwey—Folia Salviae.
Salzäther (leichter)—Aether chloratus.
Salzäther, schwerer (weingeisthaltiger)—Spiritus Aetheris chlorati.
Salzäther, versüßter—Spiritus Aetheris chlorati.
Salz, Berliner—Natrium bicarbonicum.
Salz, Braunschweiger—Natrium sulfuricum.
Salz, Bullrichsches—Natrium bicarbonicum.
Salz, Eger—Magnesium sulfuricum.
Salz, englisches—Magnesium sulfuricum.
Salz, flüchtiges, englisches—Ammonium carbonicum.
Salzgeist, leichter—Aether chloratus.
Salzgeist, saurer—Acidum hydrochloricum.
Salzspiritus, saurer—Acidum hydrochloricum.
Salz, Rocheller—Tartarus natronatus.
Salzsäure, oxydierte (vollkommene)—Aqua chlorata.
Salz, Seidlitzer—Magnesium sulfuricum.
Sal Zinci—Zincum sulfuricum.
Samtpappelwurzel—Radix Althaeae.
Samtrosenblätter—Flores Rosae.
Samtschwarz—Carbo animalis.
Samtveilchen—Herba Violae tricoloris.

Sandarach—Arsenicum bisulfuratum.
Sandaracha Graecorum—Arsenicum bisulfuratum.
Sandaracha minium—Minium.
Sandbeerblätter—Folia Uvae Ursi.
Sandkraut—Herba Ivae moschatae.
Sandragon—Resina Draconis.
Sandriedgraswurzel—Rhizoma Caricis.
Sandsegge—Rhizoma Caricis.
Sandyx—Minium.
Sang de dragon—Resina Draconis.
Sangree—Rhizoma Serpentariae.
Sangrel—Rhizoma Serpentariae.
Sangsues—Hirudines.
Sanguijuelas—Hirudines.
Sanguisugae—Hirudines.
Sanguis Draconis—Resina Draconis.
Santonica—Flores Cinae.
Santonico—Flores Cinae.
Santonicum—Flores Cinae.
Santonina—Santoninum.
Santoninsäure—Santoninum.

Santoninum. Acidum santonicum, Cininum, Santonina. Santoninsäure, Santonsäure. Anhydride santonique (fr).

Santonsäure—Santoninum.

Sapo. Soap (e); Savon (fr); Sapone (it); Jabon (sp); Zeep (h).

Sapo (US)—Sapo medicatus.
Sapo albus—Sapo medicatus.
Sapo Ammoniae oleosus—Linimentum ammoniatum.
Sapo animalis—Sapo stearinicus venalis.
Sapo aromaticus—Linimentum saponato-camphoratum.
Sapo domesticus—Sapo stearinicus venalis.
Sapo durus—Sapo medicatus.
Sapo hispanicus—Sapo medicatus.

Sapo jalapinus. Resina Jalapae saponata. Jalapenharzseife.

Sapo kalinus. Sapo mollis, Sapo potassicus. Soft soap (e); Savon mou (fr); Sapone di potassa (it); Kalizeep (h).

Sapo kalinus venalis. Sapo mollis viridis, Sapo niger, Sapo viridis. Grüne Seife, Schwarze Seife.

Sapo marsiliensis—Sapo medicatus.

Sapo medicatus. Sapo albus, Sapo durus, Sapo hispanicus, Sapo marsiliensis, Sapo medicinalis, Sapo natrico-oleosus, Sapo oleacus (oleosus), Sapo Sodae medicinalis, Sapo venetus albus. Englische Seife, Ölseife, Öl-Soda-Seife, Spanische Seife. Sapo (US); Castile Soap, Hard Soap (e); Savon blanc (médicinal) (fr); Sapone duro (medicinale) (it); Jabon de aceite de olivas (sp).

Sapo medicinalis—Sapo medicatus.
Sapo mollis—Sapo kalinus.
Sapo mollis viridis—Sapo kalinus venalis.
Sapo natrico-oleosus—Sapo medicatus.
Sapone—Sapo.

Sapone di piombo—Emplastrum Lithargyri.
Sapone di potassa—Sapo kalinus.
Sapone duro (medicinale)—Sapo medicatus.
Sapo niger—Sapo kalinus venalis.
Sapo oleacus (oleosus)—Sapo medicatus.
Sapo potassicus—Sapo kalinus.
Sapo sebacinicus—Sapo stearinicus venalis.
Sapo Sodae medicinalis—Sapo medicatus.

Sapo stearinicus venalis. Sapo animalis, Sapo domesticus, Sapo sebacinicus, Sapo vulgaris. Hausseife, Talgseife. Curd Soap (e).

Sapo Sulfuris (sulfureus)—Kalium sulfuratum.
Sapo venetus albus—Sapo medicatus.
Sapo viridis—Sapo kalinus venalis.
Sapo vulgaris—Sapo stearinicus venalis.
Sarsaparilla nostras—Rhizoma Caricis.
Sarsaparille, deutsche—Rhizoma Caricis.
Sarsaparillwurzel—Radix Sarsaparillae.

Sassafras officinale Nees. Laurus sassafras L.

Saturatio citrica—Potio Riverii.
Saturnum—Plumbum.
Saubohnenkraut—Folia Hyoscyami.
Sauerdatteln—Pulpa Tamarindorum.
Sauerkleesalz—Kalium bioxalicum.
Sauerwasser—Acidum sulfuricum dilutum.
Sauge officinal—Folia Salviae.
Saure Magentropfen—Mixtura sulfurica acida.
Saure Muttertropfen—Mixtura sulfurica acida.
Savenbaumspitzen—Summitates Sabinae.
Savin Tops—Summitates Sabinae.
Savon—Sapo.
Savon ammoniacal—Linimentum ammoniatum.
Savon blanc (médicinal)—Sapo medicatus.
Savon mou—Sapo kalinus.
Scammonium—Resina Scammoniae.
Scammonium orientale—Gutti.
Scammony root—Radix Scammoniae.
Scarbet seed—Semen Jequirity.
Schabrill—Cortex Cascarillae.
Schackrill(enborke)—Cortex Cascarillae.
Schafgarbe—Flores Millefolii.
Schafthalm—Herba Equiseti.
Schafzunge—Flores Millefolii.
Schakrill—Cortex Cascarillae.
Scharbockskraut—Herba Ficariae.
Scharfer Kümmel—Fructus Cumini.
Schascharellenborke—Cortex Cascarillae.
Scheelesches Süß—Glycerinum.
Scheibenwachs—Cera alba.
Scheidewasser—Acidum nitricum.
Schellkraut—Herba Chelidonii.
Scherbelkrautwurzel—Rhizoma Asari.
Scherbenkobalt—Arsenicum.

Schickerill—Cortex Cascarillae.
Schierling, gefleckter—Herba Conii.
Schlafsaft—Sirupus Papaveris.
Schlagwasser—Aqua aromatica.
Schlagtropfen, rote—Tinctura aromatica.
Schlämmkreide—Calcium carbonicum nativum.
Schlangenholz—Lignum Guajaci.
Schlangenmehl—Lycopodium.
Schlangenwurzel—Radix Senegae, ferner Rhizoma Bistortae und Rhizoma Serpentariae.
Schleimtee—Radix Althaeae.
Schmalz—Adeps suillus.
Schminke, weiße—Bismutum subnitricum.
Schminkweiß—Bismutum subnitricum.
Schminkwurzel—Radix Alcannae.
Schneerosenwurzel—Radix Hellebori nigri.
Schokoladenpflaster—Emplastrum fuscum camphoratum.
Schöllkraut—Herba Chelidonii.
Schöpstalg—Sebum ovile.
Schoßwurzelkraut—Herba Abrotani.
Schotenpfeffer—Fructus Capsici.
Schottenzucker—Saccharum Lactis.
Schreckkörner—Semen Paeoniae.
Schußwasser—Aqua vulneraria vinosa und Mixtura vulneraria acida.
Schwalbenkraut—Herba Chelidonii.
Schwämmchensaft—Mel rosato-boraxatum.
Schwarzer Degen—Pix betulina.
Schwarzes Brasilienholz—Lignum campechianum.
Schwarzes Pflaster—Emplastrum fuscum camphoratum.
Schwarzes Wasser—Aqua phagedaenica nigra.
Schwarzkümmel—Semen Nigellae.
Schwarzpfeffer—Fructus Cubebae.
Schwarzwurzel—Radix Consolidae.
Schwedische Tropfen—Tinctura Aloes composita.
Schwefelalkohol—Carboneum sulfuricum.
Schwefelantimon, graues—Stibium sulfuratum nigrum.
Schwefelantimon, rotes—Stibium sulfuratum aurantiacum.
Schwefelantimon, schwarzes—Stibium sulfuratum nigrum.
Schwefeläther—Aether.
Schwefelätherweingeist—Spiritus aethereus.
Schwefelbalsam—Oleum Lini sulfuratum.
Schwefelblumen—Sulfur sublimatum.
Schwefelblumen, gereinigte—Sulfur depuratum.
Schwelfeblumen, gewaschene—Sulfur depuratum.
Schwefelblüte—Sulfur sublimatum.
Schwefel, gewaschener—Sulfur depuratum.
Schwefelkali—Kalium sulfuratum.
Schwefelkalium zu Bädern—Kalium sulfuratum.
Schwefelleber, rohe, zu Bädern—Kalium sulfuratum
Schwefelmehl—Sulfur sublimatum.
Schwefelmilch—Sulfur praecipitatum.
Schwefelöl—Acidum sulfuricum crudum.
Schwefel, präzipitierter—Sulfur praecipitatum.
Schwefelsäure, englische—Acidum sulfuricum crudum.

Schwefelsäure, sächsische—Acidum sulfuricum fumans.
Schwefelspießglanz—Stibium sulfuratum nigrum.
Schwefel, vegetabilischer—Lycopodium.
Schweizerzucker—Saccharum Lactis.
Schwererde, salzsaure—Barium chloratum.
Schwererde, schwefelsaure—Barium sulfuricum.
Schwefelwurzel—Rhizoma Iridis.
Schwindel(kraut)körner—Fructus Coriandri.
Schwitztropfen, weiße—Spiritus Angelicae compositus.
Sciarappa—Tubera Jalapae.
Scilla maritima L.—Urginea maritima (L.) Baker.
Scille maritime—Bulbus Scillae.
Sciroppi—Sirupi.
Sciroppo di arancio—Sirupus Aurantii.
Sciroppo di protojoduro di ferro—Sirupus Ferri jodati.
Sclerotium Clavicipitis purpureae—Secale cornutum.
Scoba styracina—Styrax.

Scopolaminum. Hyoscinum.

Scorodosma foetidum Bunge—Ferula foetida (Bunge) Regel.
Scorza del Melogranati—Cortex Granati.
Scorza di arancio amaro—Pericarpium Aurantii.
Scorza di Limone—Pericarpium Citri.
Scorza di Melarancio—Pericarpium Aurantii.
Sea Salt—Natrium chloratum.
Sea tangle—Laminaria.
Sebo de carnero—Sebum ovile.

Sebum. Sevum.

Sebum cacaotinum.—Oleum Cacao.

Sebum ovile. Adeps ovilla, Sebum ovillum (praeparatum) (varcinum) (verrecinum), Sevum oville (ovillum) (praeparatum) (varcinum) (verrecinum). Bockstalg, Boxtalg, Hirschtalg, Schöpstalg, Talg, Unschlitt. Mutton suet, Prepared Mutton Tallow (e); Graisse de Mouton, Grasso di Moutone (duro), Sego di Moutone (it); Sebo de carnero (sp).

Sebum oville (ovillum) (praeparatum) (varcinum) (verrecinum)—Sebum ovile.
Secale clavatum—Secale cornutum.

Secale cornutum. Clavus cerealis (secalinus), Ergota, Ergotum secale P. J, Fungus Secalis, Mater Secalis, Orga, Sclerotium Clavicipitis purpureae, Secale clavatum. Hungerkorn, Kriebelkorn, Mehlmutter, Roggenmutter, Zapfenkorn. Cockspur rye, Mother of rye, Rye Smut, Spurred rye (e); Blé cornu, Ergot de Seigle, Seigle ergoté (fr); Grano speronato, Segala cornuta (it); Cornezuelo de centeno (sp); Moederkoorn (h).

Secalis cornuti extractum P. J.—Extractum Secalis cornuti.
Secalis cornuti extractum fluidum P. J.—Extractum Secalis cornuti fluidum.
Sedativsalz—Acidum boricum.
Seegraswurzel—Rhizoma Caricis.
Seemoos—Carrageen.
Seeperlmoos—Carrageen.
Seesalz—Natrium chloratum.

Segala cornuta—Secale cornutum.
Sego di Moutone—Sebum ovile.
Seidelbast—Cortex Mezerei.
Seidelbeere—Stipites Dulcamarae.
Seidenrosentee—Flores Malvae arboreae.
Seidlitz Powder—Pulvis aerophorus laxans.
Seidlitzpulver—Pulvis aerophorus laxans.
Seidlitz Salz—Magnesium sulfuricum.
Seidschützer Salz—Magnesium sulfuricum.
Seife, englische—Sapo medicatus.
Seife, grüne—Sapo kalinus venalis.
Seifenbalsam—Linimentum saponato camphoratum.
Seifengeist—Spiritus saponatus.
Seifenholz—Cortex Quillaiae.
Seifenrinde—Cortex Quillaiae.
Seifenstein—Natrum causticum.
Seifenwurzel, rote—Radix Saponariae.
Seife, schwarze—Sapo kalinus venalis.
Seife, spanische—Sapo medicatus.
Seigle ergoté—Secale cornutum.
Seignettesalz—Tartarus natronatus.
Sel amer—Magnesium sulfuricum.
Sel Ammoniac—Ammonium chloratum.
Sel blanc—Natrium chloratum.
Sel de duobus—Kalium sulfuricum.
Sel de Lait—Saccharum Lactis.
Sel de la Rochelle—Tartarus natronatus.
Sel de Perse—Borax.
Sel d'Epsom—Magnesium sulfuricum.
Sel de Saturne—Plumbum aceticum.
Sel de Sedlitz—Magnesium sulfuricum.
Sel de Seignette—Tartarus natronatus.
Sel de Vichy—Natrium bicarbonicum.
Sel digestif—Kalium chloratum.
Selenitspat—Barium sulfuricum.
Sel marin—Natrium chloratum.
Sel végétal—Kalium tartaricum.
Sel volatil d'Angleterre—Ammonium carbonicum.
Semen Abri precatorii—Semen Jequirity.
Semen Absinthii dulcis—Fructus Anisi.
Semen Aegoceros—Semen Foenugraeci.
Semen Amomi—Fructus Pimentae.
Semen Amygdalae—Amygdalae.
Semen Amygdali—Amygdalae.
Semen Anacardii—Anacardia.
Semen Anisi—Fructus Anisi.
Semen Anisi badiani (chinensis)—Fructus Anisi stellati.
Semen Anisi dulcis—Fructus Anisi.
Semen Anisi indici (sibirici) (sinensis)—Fructus Anisi stellati.
Semen Anisi vulgaris—Fructus Anisi.
Semen Apii anisi—Fructus Anisi.

Semen Arecae. Nux Areca. Arekanuß, Betelnuß, Katechunuß, Pinananuß.

Semen Badiani—Fructus Anisi stellati.
Semen Brassicae erucae—Semen Erucae.
Semen Bulbi agresti—Semen Colchici.

Semen Cacao. Fabae mexicanae, Semen Theobromae. Cacao Nuts (e).

Semen Canicularis—Semen Hyoscyami.
Semen Cardamomi—Fructus Cardamomi.
Semen Cardamomi minoris—Fructus Cardamomi.
Semen Carei—Fructus Carvi.
Semen Cari—Fructus Carvi.
Semen Carnabi—Fructus Carvi.
Semen Carvi—Fructus Carvi.
Semen Carvi italici (romani)—Fructus Cumini.
Semen Cataphysis—Semen Psyllii.
Semen Cataputiae majoris—Semen Ricini.
Semen Cataputiae minoris—Semen Tiglii.
Semence de Carvi—Fructus Carvi.
Semence de Cévadille—Semen Sabadillae.
Semence de Chassetaupe—Semen Ricini.
Semence de Coing—Semen Cydoniae.
Semence de Cumin des près—Fructus Carvi.
Semence de Faux Cumin—Semen Nigellae.
Semence de Fénouil—Fructus Foeniculi.
Semence de Fénouil d'eau—Fructus Phellandri.
Semence de Fénouil doux—Fructus Foeniculi.
Semence de Fénugrec—Semen Foenugraeci.
Semence de Lin (L. commun)—Semen Lini.
Semence de Moutarde noire—Semen Sinapis.
Semence de Persil—Fructus Petroselini.
Semence de Ricin—Semen Ricini.
Semence de Sénégrain (Sénégré)—Semen Foenugraeci.
Semence de Tilly—Semen Tiglii.
Semence du Médicinier—Semen Curcadis.
Semen Cevadillae—Semen Sabadillae.
Semen Cinae—Flores Cinae.
Semen Coccionellae—Coccionella.
Semen Cocculi indici—Fructus Cocculi.
Semen Cocculi levantici—Fructus Cocculi.

Semen Colae. Nuces Colae. Bichy Nuts, Bissy Nuts, Kola Nuts (e); Café de Soudan; Noix de Gourou (fr).

Semen Colchici. Colchici semen P. J., Semen Bulbi agrestis, Semen Croci pratensis.

Semen contra—Flores Cinae.
Semen contra d'Alep—Flores Cinae.
Semen contra vermes—Flores Cinae.
Semen Coriandri nigri (romani)—Semen Nigellae.
Semen Cotoniae—Semen Cydoniae.
Semen Croci pratensis—Semen Colchici.
Semen Crotonis—Semen Tiglii.
Semen Cumini (C. cymini)—Fructus Cumini.
Semen Cumini domestici—Fructus Cumini.

Semen Cumini germanici—Semen Nigellae.
Semen Cumini hortensis—Fructus Cumini.
Semen Cumini indici—Fructus Cumini.
Semen Cumini italici—Fructus Cumini.
Semen Cumini nigri—Semen Nigellae.
Semen Cumini pratensis—Fructus Carvi.
Semen Cumini romani—Fructus Cumini.
Semen Cumini sativi—Fructus Cumini.
Semen Cumini vulgaris—Fructus Cumini.
Semen Cunicularis—Semen Hyoscyami.

Semen Curcadis. Nuces catharticae americanae (barbadenses), Nuces fici infernalis, Semen Ricini majoris. Barbadospinien, Schwarze Brechnüsse. Barbados Nuts, Physic Nuts, Purging Nuts (e); Pignons des Barbades (d'Inde), Semences du Médicinier (fr).

Semen Cydoniae. Grana Cydoniae, Semen Cotoniae, Semen Cydoniorum. Semen Piri cydoniae. Quitten(kerne)körner, Quittensamen. Quince Seed (e); Pépins de Coing, Semence de Coing (fr); Semi di Cotogno (it); Simiente de Membrillo (sp).

Semen Cydoniorum—Semen Cydoniae.
Semen cynoides—Semen Psyllii.
Semen Cynomii—Semen Psyllii.
Semen Cynops—Semen Psyllii.
Semen Cynosbati—Fructus Cynosbati.
Semen Cymini—Semen Cumini.
Semen Dentis caballini—Semen Hyoscyami.

Semen Erucae. Semen Brassicae erucae, Semen Sinapis albae. Senf, gelber (weißer), Weißer Senfsame. White Mustard seeds (e); Moutarde anglaise (blanche) (fr); Senapa bianca (it).

Semen Erucae nigrae—Semen Sinapis.
Semen Faeni (Foeni) graeci—Semen Foenugraeci.
Semen Faenugraeci—Semen Foenugraeci.
Semen Fenugraeci—Semen Foenugraeci.
Semen Foeniculi—Fructus Foeniculi.
Semen Foeniculi aquatici—Fructus Phellandri.
Semen Foeniculi cumini—Fructus Cumini.
Semen Foeniculi (F. germanici) (F. majoris)—Fructus Foeniculi.
Semen Foeniculi orientalis—Fructus Cumini.
Semen Foeniculi vulgaris—Fructus Foeniculi.
Semen Foeni graeci—Semen Foenugraeci.

Semen Foenugraeci. Foenum graecum, Semen Aegoceros, Semen Faeni graeci, Semen Faenugraeci, Semen Fenugraeci, Semen Foeni graeci, Semen Siliquae, Semen Trigonellae. Bockshornkleesamen, Bockshornsamen, Faule (feine) Grete, Feine Margarethe, Fenugrek, Griechischer Heusamen, Kuhhornkleesamen, Siebenzeitensamen. Fenugreek, Greek Hay Seed (e); Semence de Fénugrec, Semence de Sénégrain (Sénégré) (fr); Hoornklaver (h).

Semen Glycyrrhyzae indicae—Semen Jequirity.

Semen Hyoscyami. Semen Canicularis (Cunicularis), Semen Dentis caballini, Semen Hyoscyami candidi (flavi) (nigri), Semen Jusquiami, Bilsenkörner, Dollsamen, Tolldillsamen.

Semen Hyoscyami candidi (flavi) (nigri)—Semen Hyoscyami.
Semen Ignatii. Fabae febrifugae, Fabae indicae, Semen Sancti Ignatii. Fèves igasuriques, Noix d'Igasur (fr).
Semen Jequirity. Semen Abri precatorii, Semen Glyzyrrhizae indicae. Abrussamen, Giftbohnen, Paternosterbohnen. Indian liquorice seed, Love pea, Prayer Beads, Red bean, Scarbet seed, Yellow seed (e); Graines (Pois) de réglisse d'Amérique, Pois du Brésil (fr).

Semen Jusquiami—Semen Hyoscyami.
Semen Kervae (K. vulgaris)—Semen Ricini.
Semen Levantici—Fructus Cocculi.

Semen Lini. Semen Lini (sativi) (usitatissimi). Flachssamen. Common flax seeds, Lin seed (e); Linette, Semence de lin (l. commun) (fr); Lijnzaad (h).

Semen Lini (L. sativi) (L. usitatissimi)—Semen Lini.
Semen Lumbricorum—Flores Cinae.
Semen Lycopodii—Lycopodium.
Semen Lycopodii clavati—Lycopodium.
Semen Melachi—Semen Nigellae.
Semen Melanospermi (Melaspermi)—Semen Nigellae.
Semen Melanthii sativi—Semen Nigellae.
Semen moluccana—Semen Tiglii.
Semen Musci clavati (repentis) (squammosi) (terrestris) (vulgaris)—Lycopodium.

Semen Myristicae. Nucleus Myristicae moschatae (moschatus), Nucleus Nucistae, Nux aromatica (moschata) (Myristicae) (Nucistae) (unguentaria), Semen Nucistae. Aromatische Nuß, Bisamnuß, Macisnuß, Moschatennuß, Muskatnuß, Muskatsamen. Nutmeg nuts (e); Noix muscade (fr); Noce moscata (it); Nuez moscada (sp); Muskaatnoot, Notenmuskaat (h).

Semen Nigellae. Semen Coriandri nigri (romani), Semen Cumini germanici (nigri), Semen Melachi, Semen Melanospermi (Melaspermi), Semen Melanthii sativi, Semen Nigellae romanae. Kreuzkümmel, Schwarzer Koriander, Schwarzkümmel. Nutmeg flower seeds, Small Fennelflower seeds (e); Poivrette, Semence de Faux Cumin (fr).

Semen Nigellae romanae—Semen Nigellae.
Semen Nucistae—Semen Myristicae.
Semen Nucis vomicae—Semen Strychni.
Semen Palmae Christi—Semen Ricini.

Semen Paeoniae. Grana Pioniae, Semen Pioniae, Semen Poeoniae, Semen Rosae asininae, Semen Rosae benedictae, Semen Rosae regiae. Flußkörner, Gichtrosensamen(körner), Päonienkörner, Pfingstrosensamen(körner), Putenienkörner, Schreckkörner, Zahnkorallen, Zahnperlen. Pentecost Rose-Seeds (e); Pivoine (fr).

Semen Papaveris. Semen Papaveris album (coeruleum). Blauer Mohnsamen, Weißer Mohnsamen.

Semen Papaveris album (coeruleum)—Semen Papaveris.
Semen Phellandri (Ph. aquatici)—Fructus Phellandri.

Semen Physostigmatis. Fabae calabaricae, Fabae Physostigmatis.

Chop nuts, Ordeal beans of old Calabar (e); Eséré nuts, Fèves d'épreuve (fr).

Semen Pioniae—Semen Paeoniae.
Semen Piri cydoniae—Semen Cydoniae.
Semen Piscatorii—Fructus Cocculi.
Semen Plantaginis arenariae (cynopis) (psyllii)—Semen Psyllii.
Semen Plicariae—Lycopodium.
Semen Poeoniae (P. maris)—Semen Paeoniae.

Semen Psyllii. Semen Cataphysis, Semen cynoides, Semen Cynomii, Semen Cynops, Semen Plantaginis arenariae (cynopis), (psyllii), Semen Pulicariae, Semen Psyllii majoris (sempervirentis). Flohkrautsamen, Flohsamen, Hundsaugensamen, Hundsgesicht.

Semen Psyllii majoris (sempervirentis)—Semen Psyllii.
Semen Pulicariae—Semen Psyllii.

Semen Ricini. Grana Chervae, Grana Palmae Christae, Grana regiae (r. majoris), Semen Cataputiae majoris, Semen Kervae (K. vulgaris), Semen Palmae Christi, Semen Ricini syriaci (vulgaris). Brechkörner, Hanfsamen, römischer (türkischer), Mollenkrautsamen, Purgierkörner, Treibkörner, Wunderbaumsamen, Zeckenkörner. Castor beans (e); Avelines purgatives, Graines de Castor, Semence de Chassetaupe, Semence de Ricin (fr).

Semen Ricini majoris—Semen Curcadis.
Semen Ricini syriaci (vulgaris)—Semen Ricini.
Semen Rosae asininae—Semen Paeoniae.
Semen Rosae benedictae—Semen Paeoniae.
Semen Rosae regiae—Semen Paeoniae.

Semen Sabadillae. Semen Cevadillae, Semen Sabatigliae. Kapuzinersamen, Mexikanischer Lausesamen. Semence de Cévadille (fr); Sabadiglia (it).

Semen Sabatigliae—Semen Sabadillae.
Semen Sancti Ignatii—Semen Ignatii.
Semen sanctum—Flores Cinae.
Semen Santonicae—Flores Cinae.
Semen Santonici—Flores Cinae.
Semen santonicum—Flores Cinae.
Semen semencinae—Flores Cinae.
Semen Siliquae—Semen Foenugraeci.
Semen Sinapeos—Semen Sinapis.

Semen Sinapis. Semen Erucae nigrae, Semen Sinapeos, Semen Sinapis nigrae (viridis). Senf, brauner (grüner) (schwarzer), Schwarzer Senfsame, Senfsame. Black Mustard seeds (e); Semence de Moutarde noire (fr); Senape nera (it); Semilla de Mostaza (sp); Zwart Mosterdzaad (h).

Semen Sinapis albae—Semen Erucae.
Semen Sinapis nigrae (viridis)—Semen Sinapis.
Semen sine—Flores Cinae.

Semen Strychni. Nux vomica, Semen Nucis vomicae, Strychni semen P. J. Krähenaugen, Strychnossamen. Poison Nuts, Quaker Buttons (e); Noix vomique (fr).

Semen Theobromae—Semen Cacao.
Semen Tigliae—Semen Tiglii.
Semen Tiglii. Grana tiglia (Tiglii) (Tilli), Semen Cataputiae minoris, Semen Crotonis, Semen moluccana, Semen Tigliae, Semen Tilli. Granatill (G. körner) (G. samen), Purgierkörner. Croton seeds (e); Graines de Moluques, Graines de Tilly, Petits pignons d'Inde, Semence de Tilly (fr).
Semen Tilli—Semen Tiglii.
Sementina—Flores Cinae.
Semen Trigonellae—Semen Foenugraeci.
Semen Zedoariae—Flores Cinae.
Seme santo—Flores Cinae.
Semi di Cotogno—Semen Cydoniae.
Semilla de Cubeba—Fructus Cubebae.
Semilla de Mostaza—Semen Sinapis.
Sena—Folia Sennae.
Senapa bianca—Semen Erucae.
Senapa nera—Semen Sinapis.
Senegalgummi—Gummi arabicum.
Senega Snakeroot—Radix Senegae.
Senf, brauner—Semen Sinapis.
Senfgeist—Spiritus Sinapis.
Senf, gelber—Semen Erucae.
Senf, grüner—Semen Sinapis.
Senföl, ätherisches—Oleum Sinapis.
Senfpflaster—Charta sinapisata.
Senfsame—Semen Sinapis.
Senfsame, schwarzer—Semen Sinapis.
Senfsame, weißer—Semen Erucae.
Senf, schwarzer—Semen Sinapis.
Senf, weißer—Semen Erucae.
Sennaaufguß, zusammengesetzter—Infusum Sennae compositum.
Senna leaves—Folia Sennae.
Sennesblätterlatwerge—Electuarium Sennae.
Sennesblättermus—Electuarium Sennae.
Serapium—Sagapenum.
Serpentaria brasiliensis—Radix Caincae.
Serum. Antitoxinum (e); Sérum (fr); Siero (it); Suero (sp).
Serum antidiphthericum. Antitoxinum diphthericum.
Servus fungitivus—Hydrargyrum.
Sesame—Sesam.
Sesamo—Sesam.
Sesquicarbonas ammonicus—Ammonium carbonicum.
Sesquicarbonas Sodae—Natrium bicarbonicum.
Sesquichloretum Ferri—Ferrum sesquichloratum.
Sesquichloretum Ferri solutum—Liquor Ferri sesquichlorati.
Sesquisulphuretum Stibii—Stibium sulfuratum nigrum.
Sevenbaumspitzen—Summitates Sabinae.
Sevum—Sebum.
Sevum ovile (ovillum) (praeparatum) (varcinum) (verrecinum)—Sebum ovile.
Sherwood oil—Aether Petrolei.
Siebenzeitensamen—Semen Foenugraeci.

Siegelerde, weiße—Bolus alba.
Siegmarskraut—Folia Malvae.
Siegwurz—Bulbus Victorialis longae.
Siero—Serum.
Sigminz—Herba Marubii.
Silberätzstein—Argentum nitricum fusum.
Silberessig—Liquor Plumbi subacetici.
Silberglätte—Lithargyrum.
Silberglättessig—Liquor Plumbi subacetici.
Silber, lösliches—Argentum colloidale.
Silbernitrat, geschmolzenes—Argentum nitricum.
Silberoxyd, salpetersaures—Argentum nitricum.
Silbersalpeter—Argentum nitricum.
Silber, salpetersaures—Argentum nitricum.
Silberschaum—Argentum nitricum.
Silbervitriol—Argentum sulfuricum.
Silicea natronata soluta—Liquor Natrii siliciei.
Siliqua Capsici—Fructus Capsici.
Siliqua cathartica—Cassia fistula.
Siliqua dulcis (edulis) (graeca)—Fructus Ceratoniae.
Siliquae indicae—Pulpa Tamarindorum.
Siliqua purgatrix—Cassia fistula.
Siliquastrum peruvianum—Fructus Capsici.
Siliquastrum rotundum—Fructus Capsici.
Siliqua syriaca—Fructus Ceratoniae.
Silver—Argentum.
Silver and Potassium Nitrate—Argentum nitricum cum Kalio nitrico.
Silver Protein (Proteinate)—Argentum proteinicum.
Simaruba, holländische—Cortex Simarubae.
Simiente de Membrillo—Semen Cydoniae.
Sinapisme en feuille—Charta sinapisata.
Sinapis nigra L.—Brassica nigra (L.) Koch.
Sinngrün—Herba Violae tricoloris.
Sirop d'Ecorce d'Orange amère—Sirupus Aurantii.
Sirup, einfacher—Sirupus simplex.

Sirupi. Hydrosacchara, Hydrosaccharita, Syrupi. Syrups (e); Syrops (fr); Sciroppi (it); Jarabe (sp); Stropen (h).

Sirupus albus—Sirupus simplex.

Sirupus Althaeae. Altheesirup, Weißer Brustsaft.

Sirupus Aurantii. Sirupus Aurantii Corticis, Sirupus Aurantiorum, Sirupus Corticum, Sirupus Corticum Aurantiorum. Syrup of Orange Peel (e); Sirop d'Ecorce d'Orange amère (fr); Sciroppo di arancio (it); Jarabe de corteza de naranja (sp); Oranjeschilstroop (h).

Sirupus Aurantii Corticis—Sirupus Aurantii.
Sirupus Aurantiorum—Sirupus Aurantii.
Sirupus capitum Papaveris—Sirupus Papaveris.

Sirupus Cerasi. Sirupus Cerasorum.

Sirupus Cerasorum—Sirupus Cerasi.
Sirupus Corticum—Sirupus Aurantii.
Sirupus Corticum Aurantiorum—Sirupus Aurantii.
Sirupus de Meconio—Sirupus Papaveris.
Sirupus Diacodii—Sirupus Papaveris.

Sirupus domesticus—Sirupus Rhamni catharticae.
Sirupus ferratus—Sirupus Ferri oxydati.

Sirupus Ferri jodati. Ferri jodidi sirupus P. J., Syrupus Ferri jodati gallicus, Syrupus Ferri jodidi. Syrupus Jodeti ferrosi, Syrupus Jodureti Ferri. Eisenjodürsirup, Ferrojodidsirup. Sciroppo di protojoduro di ferro (it).

Sirupus Ferri oxydati. Sirupus ferratus, Ferrioxydsirup.

Sirupus Glycyrrhizae—Sirupus Liquiritiae.

Sirupus Ipecacuanhae. Ipecacuanhae sirupus P. J.

Sirupus Jodeti ferrosi P. J.—Sirupus Ferri jodati.

Sirupus Liquiritiae. Mel Liquiritiae, Syrupus Glycyrrhizae. Brauner Brustsaft, Brustsaft, Fuchslungensaft, Lungensaft.

Sirupus Mannae. Sirupus mannatus.

Sirupus mannatus—Sirupus Mannae.
Sirupus Meconii—Sirupus Papaveris.
Sirupus Mellis—Mel depuratum.
Sirupus Menthae—Sirupus Menthae piperitae.

Sirupus Menthae piperitae. Sirupus Menthae.

Sirupus Papaveris. Diacodion liquidum, Sirupus capitum Papaveris, Sirupus de Meconio, Sirupus Diacodii, Sirupus Meconii, Sirupus Papaveris albi, Sirupus sedativus. Beruhigungssaft, Kindersaft, Schlafsaft.

Sirupus Papaveris albi—Sirupus Papaveris.

Sirupus Rhamni catharticae. Sirupus domesticus, Sirupus Spinae cervinae, Haussaft.

Sirupus Rhei. Syrupus infantium, Syrupus Rhabarberi.

Sirupus Sacchari—Sirupus simplex.
Sirupus sedativus—Sirupus Papaveris.

Sirupus Sennae cum Manna. Syrupus laxans, Syrupus lenitivus e manna, Syrupus Mannae compositus, Syrupus Sennae compositus. Abführsaft.

Sirupus simplex. Syrupus, Syrupus albus, Syrupus Sacchari. Einfacher Sirup, Weißer Sirup.

Sirupus Spinae cervinae—Sirupus Rhamni catharticae.
Sirup, weißer—Sirupus simplex.
Skammoniumwurzel, mexikanische—Radix Orizabae.
Slaapbollen—Fructus Papaveris immaturi.
Slaked Lime—Calcium hydroxydatum.
Small Burnet Saxifrage—Radix Pimpinellae.
Small Fennel-flower seeds—Semen Nigellae.
Smyrnagummi—Myrrha.
Snakebite root—Rhizoma Sanguinariae canadensis.
Snake root—Rhizoma Serpentariae.
Snake weed—Rhizoma Serpentariae.
Snapping Hazel—Hamamelis.
Snowberry root—Radix Caincae.
Soap—Sapo.

Soap Bark—Cortex Quillaiae.
Soap Plaster—Emplastrum saponatum.
Soapstone—Talcum.
Soap Tree Bark—Cortex Quillaiae.
Soda—Natrium carbonicum.
Soda acetata—Natrium aceticum.
Soda acetosa—Natrium aceticum.
Soda aerata—Natrium carbonicum.
Soda benzoinata—Natrium benzoicum.
Sodae Biboras—Borax.
Soda calcinata—Natrium carbonicum siccatum.
Soda caustica—Natrum causticum.
Soda caustica liquida—Liquor Natri caustici.
Soda depurata—Natrium carbonicum.
Sodae et Potassae Tartras—Tartarus natronatus.
Soda, getrocknete—Natrium carbonicum siccatum.
Soda hydrobromica—Natrium bromatum.
Sodalösung, kaustische—Liquor Natri caustici.
Soda natronata—Natrium carbonicum.
Soda Nitre—Natrium nitricum.
Soda nitrica—Natrium nitricum.
Soda phosphorata—Natrium phosphoricum.
Sodae Potassiotartras—Tartarus depuratus.
Soda pura—Natrum causticum.
Soda salita—Natrium chloratum.
Soda tartarata (tartarisata)—Tartarus natronatus.
Soda vitriolata—Natrium sulfuricum.
Sodii Acetas—Natrium aceticum.
Sodii Benzoas—Natrium benzoicum.
Sodii Bicarbonas—Natrium bicarbonicum.
Sodii Boras—Borax.
Sodii Bromidum—Natrium bromatum.
Sodii Cacodylas—Natrium kakodylicum.
Sodii Carbonas—Natrium carbonicum.
Sodii Chloridum—Natrium chloratum.
Sodii Diaethylbarbituras—Natrium diaethylbarbituricum.
Sodii Hydroxidum—Natrum causticum.
Sodii Jodidum—Natrium jodatum.
Sodii Nitras—Natrium nitricum.
Sodii Nitris—Natrium nitrosum.
Sodii Phosphas—Natrium phosphoricum.
Sodii Salicylas—Natrium salicylicum.
Sodii Sulphas—Natrium sulfuricum.
Sodii Thiosulphas—Natrium thiosulfuricum.
Sodio—Natrium.
Sodium—Natrium.
Sodium Borate—Borax.
Sodium Orthophosphate—Natrium phosphoricum.
Sodium Potassium Tartrate—Tartarus natronatus.
Sodium pyroborate—Borax.
Sodium tetraborate—Borax.
Soft soap—Sapo kalinus.
Sohrsäftchen—Mel rosato-boraxatum.

Solanum Dulcamara L. Dulcamara flexuosa Mönch.

Solfato de Cobre—Cuprum sulfuricum.
Solfato di Alluminio e di Potassio—Alumen.
Solfato di Protossido di Ferro—Ferrum sulfuricum.
Solfato di Rame—Cuprum sulfuricum.
Solfato ferroso—Ferrum sulfuricum.
Solfo—Sulfur.
Solfo lavado—Sulfur depuratum.
Solid Opodeldoc—Linimentum saponato-camphoratum.
Soluble Cream of Tartar—Tartarus boraxatus.
Soluble Ferric Oxide—Ferrum oxydatum cum Saccharo.
Solución alcohólica de Trinitrina—Nitroglycerinum solutum.
Soluté d'Aldéhyde formique—Formaldehyd solutus.
Soluté d'Arsénite de Potasse—Liquor Kalii arsenicosi.
Soluté de Chaux—Aqua Calcariae.
Soluté de Crésol composé—Liquor Cresoli saponatus.
Soluté de Gutta-Percha—Traumaticinum.
Soluté de Perchlorure de Fer—Liquor Ferri sesquichlorati.
Soluté de Phenol—Aqua phenolata.
Soluté officinal d'eau oxygénée—Hydrogenium peroxydatum.
Solutio Acetatis aluminici—Liquor Aluminii acetici.
Solutio Acetatis ammonici—Liquor Ammonii acetici.
Solutio Acetatis ferrici aetherea (spirituoso-aetherea)—Tinctura Ferri acetici aetherea.
Solutio Acetatis kalici—Liquor Kalii acetici.
Solutio Acetatis plumbici basici—Liquor Plumbi subacetici.
Solutio adhaesiva—Traumaticinum.
Solutio alcoholica Jodi—Tinctura Jodi.
Solutio Ammoniaci—Liquor Ammonii caustici.
Solutio Ammoniae spirituosa anisata—Liquor Ammonii anisatus.
Solutio arsenicalis—Liquor Kalii arsenicosi.
Solutio Arsenitis kalici composita—Liquor Kalii arsenicosi.
Solutio Calcis—Aqua Calcariae.
Solutio Camphorae spirituosa—Spiritus camphoratus.
Solutio Chloreti calcici—Liquor Calcii chlorati.
Solutio Chloreti ferrici—Liquor Ferri sesquichlorati.
Solutio Chloreti ferrici spirituoso-aetherea—Tinctura Ferri chlorati aetherea.
Solutio Chlori—Aqua chlorata.
Solutio Diarsenitis Potassae—Liquor Kalii arsenicosi.
Solutio Ferri albuminata—Liquor Ferri albuminati.
Solutio Ferri muriatici aetherea—Tinctura Ferri chlorati aetherea.
Solutio Ferri pomati—Tinctura Ferri pomati.
Solutio Fowleri—Liquor Kalii arsenicosi.
Solutio Gummi plastici in Chloroformo—Traumaticinum.
Solutio Guttaperchae—Traumaticinum.
Solutio Hydratis Calcis—Aqua Calcariae.
Solutio Hydratis natrici—Liquor Natri caustici.
Solutio Jodii spirituosa—Tinctura Jodi.
Solutio Kalii arsenicosi—Liquor Kalii arsenicosi.
Solutio Kalii carbonici—Liquor Kalii carbonici.
Solutio Kalii caustici (hydroxydati)—Liquor Kali caustici.
Solutio mineralis Fowleri—Liquor Kalii arsenicosi.
Solutio Nitroglycerini—Nitroglycerinum solutum.
Solution of Ammonia—Liquor Ammonii caustici.
Solution of Calcium hydroxide—Aqua Calcariae.

Solution of caustic Soda—Liquor Natri caustici.
Solution of Cresol with Soap—Liquor Cresoli saponatus.
Solution of Lime—Aqua Calcariae.
Solution of Potassium arsenite—Liquor Kalii arsenicosi.
Solutio Peroxydi Hydrogenii—Hydrogenium peroxydatum solutum.
Solutio Phenoli—Aqua phenolata.
Solutio Subacetatis Ferri—Liquor Ferri acetici.
Solutio Subacetatis Plumbi—Liquor Plumbi subacetici.
Solutio Subcarbonatis Kalii—Liquor Kalii carbonici.
Solutum Calcis—Aqua Calcariae.
Solutum Camphorae alcoholicum—Spiritus camphoratus.
Sonnenkrautwurzel—Radix Cichorei.
Sonnentau—Herba Droserae.
Soodbrot—Fructus Ceratoniae.
Sorgelin—Sesam.
Sottocarbonato di Magnesia—Magnesium carbonicum.
Souchet des Indes—Rhizoma Curcumae.
Soude azotique—Natrium nitricum.
Soude caustique—Natrum causticum.
Soude caustique liquide—Liquor Natri caustici.
Soude tartarisée—Tartarus natronatus.
Soufre—Sulfur.
Soufre lavé—Sulfur depuratum.
Soufre sublimé lavé—Sulfur depuratum.
Soufre végétal—Lycopodium.
Sous Azotate de Bismuth—Bismutum subnitricum.
Sous-nitrat de Bismuth—Bismutum subnitricum.
Spaansche Peper—Fructus Capsici.
Spaansche Vliegen—Cantharides.
Spadum album—Calcium phosphoricum crudum.
Spadum nigrum—Carbo animalis.
Spangrün—Cuprum aceticum basicum.
Spanische Fliege—Cantharides.
Spanische Fliege, immerwährende—Emplastrum Cantharidum perpetuum.
Spanischfliegenpflaster—Emplastrum Cantharidum.
Spanische Mücken—Cantharides.
Spanischer Pfeffer—Fructus Capsici.
Spanischer Pfeffer, gemeiner—Fructus Capsici.
Spanish Bugloss—Radix Alcannae.
Spanish Chamomile root—Radix Pyrethri.
Spanish Fly—Cantharides.
Spanish Liquorice Root—Radix Liquiritiae.
Spanish Pepper—Fructus Capsici.
Spanish Saffron—Crocus.
Sparadrap d'Ichthyocolle—Emplastrum adhaesivum anglicum.
Sparadrapum adhaesivum—Collemplastrum adhaesivum.
Spathsalbe—Unguentum Cantharidum pro uso veterinario.
Spathum ponderosum—Barium sulfuricum.
Spathum ponderosum carbonicum—Barium carbonicum.
Spechtwurzel—Radix Dictamni.
Species ad cataplasma—Species emollientes.
Species ad decoctum Lignorum—Species Lignorum.
Species ad infusum pectorale—Species pectorales.
Species Althaeae compositae—Species pectorales.

Species aromaticae. Species cephalicae, Species pro cucupha, Species resolventes. Aromatische Kräuter, Gewürzkräuter.
Species cephalicae—Species aromaticae.
Species Diatragacanthae—Pulvis gummosus.
Species emollientes. Pulvis emolliens, Species ad cataplasma. Umschlagkräuter.
Species Guajaci compositae—Species Lignorum.
Species laxantes. Species laxativae, Species laxantes hamburgenses, Species laxantes St. Germain, Species purgativae. Laxiertee, Saint-Germaintee.
Species laxantes hamburgenses—Species laxantes.
Species laxantes St. Germain—Species laxantes.
Species laxativae—Species laxantes.
Species Lieberi—Herba Galeopsidis.
Species Lignorum. Species ad decoctum lignorum, Species Guajaci compositae, Species purificantes, Species sudorificae. Blutreinigungstee.
Species pectorales. Species ad infusum pectorale, Species Althaeae compositae. Augsburger Tee, Hustentee.
Species pro cucupha—Species aromaticae.
Species purgativae—Species laxantes.
Species purificantes—Species Lignorum.
Species resolventes—Species aromaticae.
Species sudorificae—Species Lignorum.
Specificum Paracelsi—Kalium sulfuricum.
Specificum purgans Boerhavi (Glaseri) (Paracelsi)—Kalium sulfuricum.
Speckstein—Talcum.
Speerkraut—Radix Valerianae.
Speichelwurzel—Radix Pyrethri.
Speikwurzel—Radix Valerianae.
Speltrum—Zincum.
Sperma Ceti—Cetaceum.
Spermazet—Cetaceum.
Sphaerococcus crispus J. Agardh—Chondrus crispus (L.) Stackhouse.
Sphaerococcus mamillosus J. Agardh—Gigartina mamillosa (Goodenough et Woodward) J. Agardh.
Spiauter—Zincum.
Spicae Origani cretici—Herba Origani cretici.
Spice flowers—Flores Lavandulae.
Spicke—Flores Lavandulae.
Spicnard flowers—Flores Lavandulae.
Spießglanzasche—Stibium oxydatum (Tetroxyd).
Spießglanzblumen—Stibium oxydatum.
Spießglanzbutter—Stibium chloratum.
Spießglanz, grauer—Stibium oxydatum.
Spießglanzkalk, braunroter—Stibium oxydatum fuscum.
Spießglanzkalk, schweißtreibender—Kali stibicum.
Spießglanz-König (Metall)—Stibium.
Spießglanzleber—Stibium oxydatum fuscum.
Spießglanz, pomeranzenfarbiger—Stibium sulfuratum aurantiacum.
Spießglanz, roher—Stibium sulfuratum nigrum.

Spießglanzsafran—Stibium oxydatum fuscum.
Spießglanzschwefel, grauer—Tartarus stibiatus.
Spießglanzschwefel, braunroter—Stibium sulfuratum rubrum.
Spießglanzschwefelkalk—Calcium stibiato-sulfuratum.
Spießglanzschwefel, pomeranzenfarbener—Stibium sulfuratum aurantiacum.
Spießglanz, schwarzer—Stibium sulfuratum nigrum.
Spießglanz, schweißtreibender—Kali stibicum.
Spießglanzweinstein—Tartarus stibiatus.
Spießglanzweiß—Kali stibicum.
Spießglas, schwarzes—Stibium sulfuratum nigrum.
Spinnendistel—Herba Cardui benedicti.
Spirito—Spirituosa medicata.
Spirit of Nitre—Acidum nitricum.
Spirit of Sea Salt—Acidum hydrochloricum.
Spirit of Turpentine—Oleum Terebinthinae.
Spirits—Spirituosa medicata.

Spirituosa medicata. Spiritus (Spirits) (e); Alcoholats (fr); Spirito (it, sp).

Spiritus. Alcohol aethylicus, Alcohol vini, Spiritus fortior, Spiritus Vini, Spiritus vini alcoholisatus, Spiritus vini concentratissimus, Spiritus Vini rectificatissimus. Äthylalkohol, Äthyloxydhydrat, Sprit. Alcohol, Spiritus rectificatus (e); Alcool, Esprit de Vin (fr); Acquavite rectificata (it); Espritu de vino (sp).

Spiritus (e)—Spirituosa medicata.
Spiritus ablitus—Spiritus Angelicae compositus.
Spiritus absolutus—Alcohol absolutus.
Spiritus Aceti—Acidum aceticum dilutum.
Spiritus acetico-aethereus siehe Aether aceticus.
Spiritus acetico-aethereus martiatus—Tinctura Ferri acetici aetherea.
Spiritus Aceti concentratus—Acidum aceticum.
Spiritus Aceti dilutus—Acidum aceticum dilutum.
Spiritus aceti dulcificatus siehe Aether aceticus.
Spiritus Aceti empyreumaticus—Acetonum.
Spiritus acidi formici—Spiritus Formicarum.
Spiritus Ammoniae—Liquor Ammonii caustici spirituosus.
Spiritus Ammoniae anisatus—Liquor Ammonii anisatus.
Spiritus Ammonii caustici Dzondii—Liquor Ammonii caustici spirituosus.
Spiritus Angelicae aromaticus camphoratus—Spiritus Angelicae compositus.

Spiritus Angelicae compositus. Essentia theriacalis, Spiritus ablitus, Spiritus Angelicae aromaticus camphoratus, Spiritus theriacalis. Gliederspiritus, Grasspiritus, Theriakgeist, Weiße Schwitztropfen, Zusammengesetzter Engelwurzelspiritus.

Spiritus Anthos compositus—Spiritus Rosmarini compositus.
Spiritus Aeruginis—Acidum aceticum.

Spiritus aethereus. Acidum Vitrioli (vitriolicum) dulcificatum, Acidum Vitrioli vinosum (v. tenue), Aether spirituosus, Aether sulfuricus spirituosus, Aether vitriolicus vinosus, Liquor, Liquor anodynus mineralis, Liquor anodynus mineralis Hoffmanni, Liquor aethereus vitriolatus, Spiritus Aetheris, Spiritus sulfurico-aethereus, Spiritus Sulphuris dulcis, Spiritus Vitrioli aethereus (dulcis). Hoffmannsche Tropfen

Hoffmannsgeist, Hoffmannstropfen, Liquor, Liquortropfen, Schwefelätherweingeist, Weiße Hoffmannstropfen, Weiße Krampftropfen, Weiße Muttertropfen, Hoffmann's drops (e); Éther officinal (sulfurique) alcoolisé, Liqueur d'Hoffmann (fr); Etere con alcool, Liquore anodino di Hoffmann (it).

Spiritus aethereus vitrioli—Aether.
Spiritus Aetheris—Spiritus aethereus.
Spiritus Aetheris acetici siehe Aether aceticus.

Spiritus Aetheris chlorati. Acidum muriaticum dulcificatum, Acidum Salis dulcificatum (dulcis), Aether muriaticus alcoholicus, Alcohol muriaticus, Spiritus muriatico-aethereus. Spiritus muriaticus vinosus, Spiritus Salis dulcis. Schwerer (weingeisthaltiger) Salzäther, Versüßter Salzäther.

Spiritus Aetheris ferratus (martiatus)—Tinctura Ferri chlorati aetherea.

Spiritus Aetheris nitrosi. Acidum nitricum dulcificatum, Acidum nitricum vinosum, Alcohol nitricum, Alcoholum nitricum aethereum, Liquor anodynus nitrosus, Spiritus Aethylis nitritis, Spiritus nitrico-aethereus, Spiritus Nitri dulcis, Spiritus nitroso-aethereus. Salpeterätherweingeist, Salpeternaphtha, Versüßte Salpetersäure. Sweet Spirit of Niter (e); Éther azoteux alcoolisé, Liqueur anodine nitreuse (fr).

Spiritus Aethylis nitritis—Spiritus Aetheris nitrosi.
Spiritus Camphorae—Spiritus camphoratus.

Spiritus camphoratus. Alcohol camphoratus, Solutio Camphorae spirituosa, Solutum Camphorae alcoholicum, Spiritus Camphorae, Tinctura Camphorae. Kampfergeist. Teinture de Camphre concentrée.

Spiritus Carmelitarum—Spiritus Melissae compositus.
Spiritus Carmelitorum—Spiritus Melissae compositus.

Spiritus Cochleariae. Löffelkrautspiritus.

Spiritus Cornu Cervi succinatum—Liquor Ammonii succinici.

Spiritus dilutus. Spiritus tenuior, Spiritus Vini dilutus, Spiritus Vini rectificatus. Alcohol dilutum, Proof Spirit (e); Alcool dilué (fr).

Spiritus Dzondii—Liquor Ammonii caustici spirituosus.
Spiritus Ferri chlorati (sesquichlorati) aethereus—Tinctura Ferri chlorati aetherea.

Spiritus Formicarum. Spiritus acidi formici, Spiritus Rufae. Ameisenspiritus, Mierenspiritus.

Spiritus fortior—Spiritus.
Spiritus fumans Libavii—Stannum chloratum.
Spiritus Glauberi fumans—Acidum nitricum fumans.
Spiritus Glonoini—Nitroglycerinum solutum.
Spiritus Glycerylis nitratis—Nitroglycerinum solutum.
Spiritus hungaricus—Spiritus Rosmarini compositus.
Spiritus Ligni acidus—Acetum pyrolignosum.
Spiritus magistralis officinalis—Spiritus Melissae compositus.

Spiritus Melissae compositus. Aqua Carmelitorum, Spiritus Carmelitorum, Spiritus magistralis officinalis. Karmeliterwasser, Melissengeist, Zusammengesetzter Melissenspiritus.

Brieger, Synonyma.

Spiritus Menthae piperitae. Essentia Menthae piperitae, Spiritus Menthae piperitae anglicus. Pfefferminztropfen. Esprit de Menthe, Teinture d'essence de Menthe (fr).

Spiritus Menthae piperitae anglicus—Spiritus Menthae piperitae.
Spiritus Mindereri—Liquor Ammonii acetici.
Spiritus muriatico-aethereus—Spiritus Aetheris chlorati.
Spiritus muriaticus vinosus—Spiritus Aetheris chlorati.
Spiritus nervinus camphoratus—Spiritus saponato-camphoratus.
Spiritus nitrico-aethereus—Spiritus Aetheris nitrosi.
Spiritus Nitri—Acidum nitricum.
Spiritus Nitri acidus—Acidum nitricum.
Spiritus Nitri dulcis—Spiritus Aetheris nitrosi.
Spiritus Nitri fumans—Acidum nitricum fumans.
Spiritus nitroso-aethereus—Spiritus Aetheris nitrosi.
Spiritus pyro-aceticus—Acetonum und Alcohol methylicus.
Spiritus pyrolignosus—Acetum pyrolignosum.
Spiritus pyroxylicus—Acetum pyrolignosum und Alcohol methylicus.
Spiritus Rabelli—Mixtura sulfuria acida.
Spiritus rectificatus—Spiritus.

Spiritus Rosmarini compositus. Aqua hungarica, Aqua regiae hungariae, Spiritus Anthos compositus, Spiritus hungaricus, Spiritus vulnerarius.

Spiritus rubefaciens—Spiritus Sinapis.
Spiritus Rufae—Spiritus Formicarum.
Spiritus Salis acidus—Acidum hydrochloricum.
Spiritus Salis Ammoniaci anisatus—Liquor Ammonii anisatus.
Spiritus Salis Ammoniaci causticus—Liquor Ammonii caustici.
Spiritus Salis Ammoniaci dulcis—Liquor Ammonii caustici spirituosus.
Spiritus Salis dulcis—Spiritus Aetheris chlorati.

Spiritus saponato-camphoratus. Balsamum Saponis, Linimentum saponato-camphoratum liquidum, Opodeldoc fluidum (liquidum), Spiritus nervinus camphoratus, Tinctura Saponis camphorata. Fluß-spiritus, Gichtbalsam, Kampferbalsam. Camphorated Tincture of Soap, Linimentum Saponis (e); Liniment savonneux camphré (fr).

Spiritus saponato-kalinus—Spiritus Saponis kalini.

Spiritus saponatus. Spiritus Saponis, Tinctura Saponis. Seifengeist.

Spiritus Saponis—Spiritus saponatus.

Spiritus Saponis kalini. Linimentum Saponis mollis, Spiritus Saponis kalini Hebrae, Spiritus saponato-kalinus, Tinctura Saponis viridis. Hebras Seifenspiritus.

Spiritus Saponis kalini Hebrae—Spiritus Saponis kalini.
Spiritus Saturni—Acidum aceticum und Liquor Plumbi subacetici.

Spiritus Sinapis. Spiritus rubefaciens, Tinctura rubefaciens. Senfgeist.

Spiritus sulfurico-aethereus—Spiritus aethereus.
Spiritus sulfuricus—Mixtura sulfurica acida.
Spiritus Sulfuris acidum—Acidum sulfuricum dilutum.
Spiritus Sulfuris dulcis—Spiritus aethereus.
Spiritus tenuior—Spiritus dilutus.
Spiritus Terebinthinae—Oleum Terebinthinae.
Spiritus theriacalis—Spiritus Angelicae compositus.

Spiritus traumaticus—Aqua vulneraria vinosa.
Spiritus Turnus—Liquor Plumbi subacetici.
Spiritus Vini—Spiritus.
Spiritus Vini alcoholisatus—Alcohol absolutus.
Spiritus Vini anhydricus—Alcohol absolutus.
Spiritus Vini concentratissimus—Spiritus.
Spiritus Vini dilutus—Spiritus dilutus.
Spiritus Vini rectificatus—Spiritus dilutus.
Spiritus Vini rectificatissimus—Spiritus.
Spiritus Vitrioli acidus—Acidum sulfuricum dilutum.
Spiritus Vitrioli aethereus (dulcis)—Spiritus aethereus.
Spiritus vulnerarius—Spiritus Rosmarini compositus.
Spirocylsäure—Acidum salicylicum.
Spiroylsäure—Acidum salicylicum.
Spirsäure—Acidum salicylicum.
Spitzbubenessig—Acetum aromaticum.
Spade (Sp. noir)—Carbo animalis.
Spadium (Sp. nigrum) (Sp. ustum nigrum)—Carbo animalis.
Spitzwegerich—Herba Plantaginis.
Sporae Lycopodii—Lycopodium.
Spotted Cowbane leaves—Herba Conii.
Spotted Hemlock leaves—Herba Conii.
Sprit—Spiritus.
Spröhsaft—Mel rosato-boraxatum.
Spuma argenti (auri)—Lithargyrum.
Spuma maris—Cetaceum.
Spunk—Fungus Laricis.
Spurge flax (olive) bark—Cortex Mezerei.
Spur Pepper—Fructus Capsici.
Spurred rye—Secale cornutum.
Squills—Bulbus Scillae.
Staalpillen—Pilulae Ferri carbonici Blaudii.
Staartpeper—Fructus Cubebae.
Stabwurzelkraut—Herba Abrotani.
Stag's horn—Lycopodium.
Stagonites—Galbanum.
Stahltropfen—Tinctura Ferri pomati.
Stahltropfen, apfelsaure—Tinctura Ferri pomati.
Stahltropfen, schwarze—Tinctura Ferri pomati.

Stannum. Jupiter, Plumbum album (candidum). Tin (e); Etain (fr).
Stannum chloratum. Butyrum Stanni, Liquor fumans Libavii, Liquor Stanni chlorati, Spiritus fumans Libavii.

Stannum cinereum (glaciale)—Bismutum.
Star-Anise—Fructus Anisi stellati.
Star-Anise oil—Oleum Anisi stellati.
Starch—Amylum.
Starch-sugar—Saccharum amylaceum.
Stearinum—Acidum stearinicum.
Stärke—Amylum.
Stärkezucker—Saccharum amylaceum.
Stechbeeren—Fructus Rhamni cathartici.
Stechwindenwurzel—Radix Sarsaparillae.
Steinbeerblätter—Folia Uvae Ursi.

Steinbrechpimpinelle—Radix Pimpinellae.
Steinklee—Herba Meliloti.
Steinkohlenkampfer—Naphthalinum.
Steinkohlenteerkamphor—Naphthalinum.
Steinmark—Bolus alba.
Steinpeterlein—Radix Pimpinellae.
Steinsalz—Natrium chloratum.
Steinsalz, gereinigtes—Natrium chloratum.
Stella Terrae—Talcum.
Stendelwurz—Tubera Salep.
Stercus diaboli—Asa foetida.
Sterkwater—Acidum nitricum.
St. George's Herb—Radix Valerianae.
St. Germaintee—Species laxantes.
Stibias Potassae neutralis—Kali stibicum.
Stibicum—Stibium oxydatum.
Stibio-Kali tartaricum—Tartarus stibiatus.
Stibiosum hydrico-sulfuratum—Stibium sulfuratum rubrum.
Stibiosum sulfuratum—Stibium sulfuratum rubrum.
Stibiosum sulphuratum hydrothionicum—Stibium sulfuratum aurantiacum.
Stibiosum supersulphuratum—Stibium sulfuratum aurantiacum.

Stibium. Antimonium, Plumbum Antimonii, Regulus Antimonii simplex. Spießglanz-König (Metall). Antimony (e); Antimoine (fr); Antimonia (it); Antimonio (sp).

Stibium chloratum. Antimonium causticum, Antimonium (Stibium) salitum (sesquichloratum) (trichloratum), Butyrum Antimonii, Cauterium antimoniale, Causticum antimoniale, Chloretum stibicum, Murias Antimonii (Stibii), Stibium pentachloratum (perchloratum) (sesquichloratum) (superchloratum). Bruniersalz, Spießglanzbutter.

Stibium chloratum basicum—Stibium chloratum praecipitatum.

Stibium chloratum praecipitatum. Antimonium chloratum praecipitatum, Aquila terrestris, Flores Antimonii Crollii, Magisterium Antimonii, Mercurius mortis Boerhavi, Mercurius vitae, Pulvis Algarothi (Algarotti), Pulvis angelicus (anglicus), Stibium chloratum basicum, Stibium oxychloratum, Stibium subchloratum, Submurias Antimonii, Turpethum Antimonii. Algarothpulver, Englischpuler.

Stibium diaphoreticum nitratum (non ablutum)—Kali stibicum.
Stibium hydrosulfuratum—Stibium sulfuratum rubrum.
Stibium hydrothionicum—Stibium sulfuratum rubrum.
Stibium oxychloratum—Stibium chloratum praecipitatum.

Stibium oxydatum. Acidum stibiosum, Antimonii Oxidum, Calx Antimonii (Stibii) (A. grisea) (A. imperfecta), Flores Antimonii, Flores Antimonii argentei, Nix Antimonii (Stibii), Oxydum stibicum, Protooxydum Antimonii (Stibii), Stibicum. Antimontrioxyd, Grauer Spießglanz, Spießglanzblumen. Antimonious Anhydride, Antimonious Oxide (e); Oxyde d'Antimoine (fr).

Stibium oxydatum crudum—Stibium oxydatum fuscum.
Stibium oxydatum album ablutum—Kali stibicum.
Stibium oxydatum album kalisatum—Kali stibicum.
Stibium oxydatum album non ablutum—Kali stibicum.

Stibium oxydatum fuscum. (Unter dieser Hauptbezeichnung werden hier die Synonyme von auf verschiedenen Wegen hergestellten Präparaten zusammengefaßt. Sie wurden zumeist durch Schmelzen von Antimontrisulfid mit KOH, K_2CO_3, KNO_3 u. a. hergestellt, und waren Gemische von Antimonoxyden, -sulfiden und Kaliumsalzen des metantimonigen und metsulfantimonigen Säuren.) Anodynum minerale, Crocus Antimonii, Crocus Metallorum, Crocus Metallorum Rulandi, Hepar Antimonii (Stibii), Oxysulphuretum Stibii. Stibium oxydatum crudum, Stibium oxydatum fuscum non ablutum, Stibium oxydulatum fuscum, Stibium oxydulosulfuratum fuscum, Terra rubra (sancta) Rulandi. Spießglanzkalk, braunroter, Spießglanzleber, Spießglanzsafran.

Stibium oxydatum fuscum non ablutum—Stibium oxydatum fuscum.
Stibium oxydatum (Tetroxyd). Cinis Antimonii (Stibii). Spießglanzasche.
Stibium oxydatum vitreum. (Schmelzfluß aus Antimonoxyd und -sulfid). Antimonium vitreum (vitrifactum), Hyacinthus antimonialis, Stibium oxydatum vitrifactum, Vitrum Antimonii (Stibii). Antimony Glass (e).

Stibium oxydatum vitrifactum—Stibium oxydatum vitreum.
Stibium oxydulatum fuscum—Stibium oxydatum fuscum.
Stibium oxydulo-sulfuratum fuscum—Stibium oxydatum fuscum.
Stibium pentachloratum—Stibium chloratum.
Stibium perchloratum—Stibium chloratum.
Stibium persulfuratum—Stibium sulfuratum aurantiacum.
Stibium sesquichloratum—Stibium chloratum.
Stibium subchloratum—Stibium chloratum praecipitatum.

Stibium sulfuratum aurantiacum. Antimonii Sulphuretum aureum (praecipitatum), Antimonium pentasulphuratum (sulphuratum), Centaure (i) um minerale, Hydrosulphuretum flavum antimonii sulphurati, Panacea antimonialis, Pentasulphuretum Stibii, Persulphuretum Stibii, Polysulphuretum Stibii, Stibiosum sulphuratum hydrothionicum, Stibiosum supersulphuratum, Stibium persulphuratum, Sulphauratum Antimonii, Sulphur Antimonii auratum (praecipitatum) (ultimae praecipitationis), Sulphur auratum, Sulphur auratum Antimonii, Sulphur auratum diaphoreticum, Sulphur auratum tertiae praecipitatum, Sulphuretum Antimonii aureum (flavum), Sulphuretum stibicum auratum, Sulphuretum Stibii hydrogenatum (sesquitertium aurantiacum) (oxydati sulphurati), Sulphuretum stibiosi sulphuratum, Sulphur purgans universale, Sulphur stibiatum aurantiacum (auratum) (praecipitatum), Pomeranzenfarbiger Spießglanz, Pomeranzenfarbener Spießglanzschwefel, Rotes Schwefelantimon. Pentasulfure d'Antimoine (fr).
Stibium sulfuratum crudum. Antimonii Sulphidum.
Stibium sulfuratum nigrum. Antimonium crudum, Antimonium nigrum, Antimonium sesquisulfuratum, Antimonium sulfuratum nigrum, Marcasita plumbea, Sesquisulphuretum Stibii, Sulfuretum stibicum, Sulfuretum Stibii nativum (nigrum). Graues Schwefelantimon, Roher Spießglanz, Rohes Antimontrisulfid, Schwarzer Spießglanz, Schwarzes Schwefelantimon, Schwefelspießglanz. Black Antimony, Japanese Antimony (e); Sulfure d'Antimoine (fr).

Stibium sulfuratum rubeum—Stibium sulfuratum rubrum.

Stibium sulfuratum rubrum. Alkermes minerale aurificum, Antimonii Oxysulphuretum, Antimonium hydrothionatum, Antimonium oxysulphuratum, Hydrosulfuretum Oxydi Stibii, Kermes Antimonii, Kermes minerale, Pulvis Chartusianorum, Stibiosum hydrico-sulfuratum, Stibiosum sulfuratum, Stibium hydrosulfuratum, Stibium hydrothionicum, Stibium sulfuratum rubeum, Sulfuretum stibiosi, Sulfuretum Stibii oxydati, Sulphur stibiatum rubrum. Braunroter Spießglanzschwefel, Mineralischer Kermes. Antimonium sulphuratum, Chermis mineral (e); Chermes minerale (fr).

Stibium superchloratum—Stibium chloratum.
Stibium tartaricum kalisatum—Tartarus stibiatus.
Stibium tartarisatum—Tartarus stibiatus.
Stichwurzel—Radix Arnicae.
Stiefmütterchen—Herba Violae tricoloris.
Stigmata Croci—Crocus.
Stinkasant—Asa foetida.
Stinking Nightshade leaves—Folia Hyoscyami.
Stink weed—Folia Stramonii.
Stipites Aspidii—Rhizoma Filicis.

Stipites Caryophylli. Festucae Caryophyllorum, Fusti Caryophyllorum. Nelkenstengel, Nelkenstiele. Clove Stalks (e); Griffes de Girofle (fr).
Stipites Dulcamarae. Caules Dulcamarae. Lignum Dulcamarae, Stipites Solani dulcamarae (lignosi). Ahlfranken, Alfranken, Alpenranken, Alpranken, Bittersüß, Bittersüßnachtschatten, Bittersüßstengel, Hinschkraut, Je länger je lieber, Mäuseholz, Seidelbeere, Süßnachtschatten, Teufelskletten. Bitter sweet, Woody Nightshade (e); Morelle grimpante (fr).

Stipites Jalapae—Radix Orizabae.
Stipites Laminariae—Laminaria.
Stipites Solani dulcamarae (lignosi)—Stipites Dulcamarae.
St. John's Wort—Herba Hyperici.
Stockdumm—Tinctura amara.
Stockfischlebertran—Oleum Jecoris Aselli.
Stokroos—Flores Malvae arboreae.
Stockrosen—Flores Malvae arboreae.
Stockwurzel—Radix Althaeae.
Stolones Graminis—Rhizoma Graminis.
Stolzer Heinrich—Herba Chenopodii.
Storace—Styrax.
Storax—Styrax.
Storaxbalsam—Styrax.
Storaxgummi—Styrax.
Storax praeparatus—Styrax.
Stormhoed—Tubera Aconiti.
Stoughton—Tinctura amara.
Stained honey—Mel depuratum.
Streupulver—Lycopodium.
Stricnina—Strychninum.
Striegauer Erde—Bolus alba.

Strobili Lupuli. Amenta Humuli, Amenta Lupuli, Coni Lupuli, Glandulae Humuli, Glandulae Lupuli, Lupulinum, Lupulus, Turiones Lupuli. Hopfen, Hopfendrüsen, Hopfenkätzchen, Hopfenmehl, Lupulin. Hop, Humul (e); Houblon (fr); Glandole del Luppolo, Luppolino (it); Fruto de Lupulo, Hombrecillo (sp); Hopklieren (h).

Stronger Ether—Aether.
Strong Solution of Ferric Chloride—Liquor Ferri sesquichlorati.
Strong Solution of Lead Subacetate—Liquor Plumbi subacetici.
Stropen—Sirupi.
Strophanthi tinctura P. J.—Tinctura Strophanthi.
Strychnia—Strychninum.
Strychni Extractum P. J.—Extractum Strychni.
Strychnina—Strychninum.

Strychninum. Strychnia, Strychnina, Tetaninium. Vauquelinin. Stricnina (it); Estricnina (sp).

Strychni semen P. J.—Semen Strychni.
Strychni tinctura P. J.—Tinctura Strychni.
Strychnossamen—Semen Strychni.
Strychnosextrakt—Extractum Strychni.
Strychnosextrakt, weingeistiger—Extractum Strychni.
Stuifpoeder—Lycopodium.
Sturmhutknollen—Tubera Aconiti.
Sturmhuttinktur—Tinctura Aconiti.

Styrax. Ambra liquida, Ambarum liquidum, Balsamum storacinum (styracinum), Balsamum Storacis, Gummi Storacis, Resina Styracis (Storacis), Scoba styracina, Storax praeparatus, Styrax liquidus, Thus judaeorum. Storax, Storaxbalsam, Storaxgummi, Judenweihrauch. Storace (it); Estoraque liquido (sp).

Styrax liquidus—Styrax depuratus.
St. Yves Augenbalsam—Unguentum Hydrargyri rubrum.
Subazotas bismuthicus—Bismutum subnitricum.
Subcarbonas Magnesiae—Magnesium carbonicum.
Subcarbonas natricus—Natrium carbonicum.
Subcarbonas potassicus—Kalium carbonicum.
Subcarbonas Plumbi—Cerussa.
Subcarbonas Sodae—Natrium carbonicum.
Subchloride of Mercury—Hydrargyrum chloratum.
Subgalato de Bismuto—Bismutum subgallicum.
Sublimat, ätzendes—Hydrargyrum bichloratum.
Sublimatum corrosivum—Hydrargyrum bichloratum.
Sublimat, versüßtes—Hydrargyrum chloratum.
Sublimé corrosif—Hydrargyrum bichloratum.
Submurias Antimonii—Stibium chloratum praecipitatum.
Submurias Hydrargyri (H. corrosivus)—Hydrargyrum bichloratum.
Submurias Hydrargyri mitis—Hydrargyrum chloratum.
Subnitras bismuthicus—Bismutum subnitricum.
Succinum marinum—Cetaceum.
Succory root—Radix Cichorei.
Succus Aloes inspissatus—Aloe.
Succus Camprici—Gutti.
Succus catechu—Catechu.

Succus concretus Benzoes—Benzoe.
Succus cyrenaicus—Benzoe.
Succus Fraxini—Manna.
Succus Glycyrrhizae crudus—Succus Liquiritiae.
Succus hispanicus—Succus Liquiritiae.
Succus Juniperi inspissatus. Extractum Juniperi, Pulpa Juniperi, Roob Juniperi, Roob Juniperi inspissatus. Kaddigmus, Wacholdersaft.
Succus Liquiritiae. Extractum Glycyrrhizae crudum, Extractum Liquiritiae, Extractum Liquiritiae crudum, Liquiritia cocta, Succus Glycyrrhizae crudus, Succus hispanicus. Bärenzucker, Lakritz(e), Lakritzensaft. Licorice, Liquorice (e); Extrait de Réglisse, Suc de Réglisse, Sucre noir (fr); Legorizia, Regolizia, Sugo di Liquirizia (it); Extracto acuoso de Regaliz, Regaliza (sp); Drop (h).
Succus Liquiritiae depuratus. Extractum Glycyrrhizae depuratum, Extractum Liquiritiae depuratum.
Succus Papaveris—Opium.
Succus syriacus—Asa foetida.
Succus thebaicus—Opium.
Suc de Réglisse—Succus Liquiritiae.
Sucrate de fer (ferrique) soluble—Ferrum oxydatum cum Saccharo.
Sucre—Saccharum.
Sucre blanc officinal—Saccharum.
Sucre de Bettarave—Saccharum.
Sucre de Canne—Saccharum.
Sucre de Lait—Saccharum Lactis.
Sucre de Plomb—Plumbum aceticum.
Sucre d'Houille—Saccharin.
Sucre ferrugineux—Ferrum oxydatum cum Saccharo.
Sucre noir—Succus Liquiritiae.
Sucrose—Saccharum.
Sucrosum—Saccharum.
Suero—Serum.
Sueröl—Acidum sulfuricum crudum.
Sugar—Saccharum.
Sugar of Lead—Plumbum aceticum.
Sugar of Milk—Saccharum Lactis.
Sugo di Liquirizia—Succus Liquiritiae.
Suif de Mouton—Sebum ovile.
Suiker—Saccharum.
Suint (de Laine)—Adeps Lanae anhydricum.
Sulfas aluminico-kalicus—Alumen.
Sulfas aluminico-potassicus—Alumen.
Sulfas aluminicus—Aluminium sulfuricum.
Sulfas Aluminii et Kalii—Alumen.
Sulfas baryticus—Barium sulfuricum.
Sulfas calcicus ustus—Calcum sulfuricum ustum.
Sulfas chinicus—Chininum sulfuricum.
Sulfas cupricus—Cuprum sulfuricum.
Sulfas cupricus camphoratus—Cuprum aluminatum.
Sulfas Ferri—Ferrum sulfuricum.
Sulfas ferrosus—Ferrum sulfuricum.

Sulfas kalico-aluminicus—Alumen.
Sulfas kalicus—Kalium sulfuricum.
Sulfas Magnesiae (magnesicus)—Magnesium sulfuricum.
Sulfas magnesicus exsiccatus—Magnesium sulfuricum siccatum.
Sulfas Natri (natricus)—Natrium sulfuricum.
Sulfas Potassae—Kalium sulfuricum.
Sulfas quinicus—Chininum sulfuricum.
Sulfas Sodae—Natrium sulfuricum.
Sulfas Zinci—Zincum sulfuricum.
Sulfas zinzicus—Zincum sulfuricum.
Sulfate basique de Quinine—Chininum sulfuricum.
Sulfate de Protoxyde de Fer—Ferrum sulfuricum.
Sulfate ferreux—Ferrum sulfuricum.
Sulfato ahimínico-potásico—Alumen.
Sulfauratum Antimonii—Stibium sulfuratum aurantiacum.
Sulfite sulfuré de Soude—Natrium thiosulfuricum.

Sulfonalum. Diaethylsulfondimethylmethan, Sulphonmethanum.

Sulfur. Sulphur (e); Soufre (fr); Solfo (it); Azufre (sp); Zwavel (h).

Sulfur Antimonii auratum (praecipitatum) (ultimae praecipitationis)—Stibium sulfuratum aurantiacum.
Sulfurated Potash—Kalium sulfuratum.
Sulfur auratum—Stibium sulfuratum aurantiacum.
Sulfur auratum Antimonii—Stibium sulfuratum aurantiacum.
Sulfur auratum diaphoreticum—Stibium sulfuratum aurantiacum.
Sulfur auratum tertiae praecipitatum—Stibium sulfuratum aurantiacum.
Sulfur caballinum—Sulfur griseum.
Sulfur carbonatum—Carboneum sulfuratum.

Sulfur depuratum. Flores Sulfuris depurati, Flores Sulfuris loti, Sulfur lotum, Sulfur sublimatum lotum. Gereinigte Schwefelblumen, Gewaschener Schwefel, Gewaschene Schwefelblumen. Washed Sulphur (e); Soufre lavé, Soufre sublimé lavé (fr); Solfo lavado (it); Azufre lavado (sp).

Sulfure d'Antimoine—Stibium sulfuratum nigrum.
Sulfuretum Antimonii aureum (flavum)—Stibium sulfuratum aurantiacum.
Sulfuretum Barytae—Barium sulfuratum.
Sulfuretum calcareum—Calcium sulfuratum.
Sulfuretum calcis stibiatum—Calcium stibiato-sulfuratum.
Sulfuretum Hydrargyri—Hydrargyrum sulfuratum rubrum.
Sulfuretum Hydrargyri nigrum (simplex)—Hydrargyrum sulfuratum nigrum.
Sulfuretum Kalii—Kalium sulfuratum.
Sulfuretum Mercurii—Hydrargyrum sulfuratum rubrum.
Sulfuretum Potassae—Kalium sulfuratum.
Sulfuretum stibicum—Stibium sulfuratum nigrum.
Sulfuretum stibicum auratum—Stibium sulfuratum aurantiacum.
Sulfuretum Stibii hydrogenatum—Stibium sulfuratum aurantiacum.
Sulfuretum Stibii nativum (nigrum)—Stibium sulfuratum nigrum.
Sulfuretum Stibii oxydati—Stibium sulfuratum rubrum.
Sulfuretum Stibii oxydati sulfurati—Stibium sulfuratum aurantiacum.
Sulfuretum Stibii sesquitertium aurantiacum—Stibium sulfuratum aurantiacum.
Sulfuretum stibiosi—Stibium sulfuratum rubrum.
Sulfuretum stibiosi sulphuratum—Stibium sulfuratum aurantiacum.

Sulfur griseum. Sulfur caballinum, Sulfur nigrum. Blagen-Schwefel, Pferdeschwefel, Roßschwefel.
Sulfur hydrogenatum—Sulfur praecipitatum.
Sulfur hydrosulfuratum—Sulfur praecipitatum.
Sulfur lotum—Sulfur depuratum.
Sulfur Lycopodii—Lycopodium.
Sulfur nigrum—Sulfur griseum.

Sulfur praecipitatum. Cremor Sulphuris, Hydras Sulfuris, Lac sulfuris, Magisterium Sulphuris, Sulfur hydrogenatum. Sulfur hydrosulfuratum. Präzipitierter Schwefel, Schwefelmilch. Magistère de Soufre (fr); Zwavelmilk (h).
Sulfur purgans universale—Stibium sulfuratum aurantiacum.
Sulfur stibiatum aurantiacum—Stibium sulfuratum aurantiacum.
Sulfur stibiatum auratum—Stibium sulfuratum aurantiacum.
Sulfur stibiatum praecipitatum—Stibium sulfuratum aurantiacum.
Sulfur stibiatum rubrum—Stibium sulfuratum rubrum.

Sulfur sublimatum. Flores Sulfuris. Jungfernschwefel, Schwefel, Schwefelblumen, Schwefelblüte, Schwefelmilch. Brimstone (e); Crème de Soufre, Fleurs de Soufre (fr).
Sulfur sublimatum lotum—Sulfur depuratum.
Sulfur vegetabile—Lycopodium.
Sulphas... siehe Sulfas...
Sulphate of Barytes—Barium sulfuricum.
Sulphomethylmethanum—Methylsulfonalum.
Sulphonmethanum—Sulfonalum.
Sulphur(e)—Sulfur.
Sulphure de Carbone—Carboneum sulfuratum.
Sulphuretum... siehe Sulfuretum...
Sulphururum carbonicum—Carboneum sulfuratum.
Sumachwachs—Cera japonica.
Sumatrakampfer—d-Borneol.
Summer Heliotrope—Radix Valerianae.
Summitates Absinthii—Herba Absinthii.
Summitates Cannabis indicae—Herba Cannabis indicae.

Summitates Sabinae. Cacumina Sabinae, Herba Sabinae, Ramuli Sabinae. Savenbaumspitzen, Sevenbaumspitzen. Savin Tops (e).
Summitates Salviae—Folia Salviae.
Sumpfnelkenwurzel—Rhizoma Caryophyllatae.
Sumpfporst—Herba Ledi palustris.
Sundew—Herba Droserae.
Superacetas Plumbi—Plumbum aceticum.
Supercarbonas ammoniacus—Ammonium carbonicum.
Supercarbonas Plumbi—Cerussa.
Superchloretum formicum—Chloroformium.
Superdeutotartras kalicus (Potassae)—Tartarus depuratus.
Supermanganas Potassae—Kalium permanganicum.
Superoxalas Potassae—Kalium bioxalicum.
Superoxydum Mangani—Manganum peroxydatum.
Superoxydum plumbicum—Minium.
Supertartras Kalii—Tartarus depuratus.
Supertartras Potassae—Tartarus depuratus.

Suprarenalin—Suprareninum.

Suprareninum. Adrenalin, Dioxyphenyläthanolmethylamin, Epinephrin, Epirenan, Paranephrin, Suprarenalin. Epinephrina (e).
Surgeon's agaric—Fungus igniarius.
Süßholz, Bamberger—Radix Liquiritiae.
Süßholz, französisches—Radix Liquiritiae.
Süßholz, geschältes—Radix Liquiritiae.
Süßholz, russisches—Radix Liquiritiae.
Süßholz, spanisches—Radix Liquiritiae.
Süßholzwurzel—Radix Liquiritiae.
Süßmandelöl—Oleum Amygdalarum.
Süßnachtschatten—Stipites Dulcamarae.
Süßöl—Glycerinum.
Süß, Scheelesches—Glycerinum.
Syncaine—Novocain.
Syrischer Balsam—Balsamum de Mecca.
Syrop of Orange Peel—Sirupus Aurantii.
Syrops—Sirupi.
Syrupi siehe auch Sirupi.
Syrups—Sirupi.
Syrupus (US, e)—Sirupus simplex.
Syrupus albus—Sirupus simplex.
Syrupus domesticus—Sirupus Rhamni catharthicae.
Syrupus Ferri jodati gallicus—Sirupus Ferri jodati.
Syrupus Ferri jodidi—Sirupus Ferri jodati.
Syrupus Glycyrrhizae—Sirupus Liquiritiae.
Syrupus infantium—Sirupus Rhei.
Syrupus Jodeti ferrosi—Sirupus Ferri jodati.
Syrupus Jodureti Ferri—Sirupus Ferri jodati.
Syrupus laxans—Sirupus Sennae cum Manna.
Syrupus lenitivus e manna—Sirupus Sennae cum Manna.
Syrupus Mannae compositus—Sirupus Sennae cum Manna.
Syrupus Rharbarberi—Sirupus Rhei.
Syrupus Sacchari—Sirupus simplex.
Syrupus Sennae compositus—Sirupus Sennae cum Manna.
Syrupus Spinae cervinae—Sirupus Rhamni catharthicae.
Sweet Almond Oil—Oleum Amygdalarum.
Sweet Bark—Cortex Cascarillae.
Sweet bay berries—Fructus Lauri.
Sweet Brake Root—Rhizoma Filicis.
Sweet Cane root—Rhizoma Calami.
Sweet Fennel Fruit—Fructus Foeniculi.
Sweet Sedge root—Rhizoma Calami.
Sweet Spirit of Niter—Spiritus Aetheris nitrosi.
Sweetwood Bark—Cortex Cascarillae.

Tabak, indianischer—Herba Lobeliae.
Tabak, indischer — Herba Lobeliae.
Tabletas—Pastilli.
Tablettes—Pastilli.
Tafelsalbe, braune (schwarze)—Emplastrum fuscum camphoratum.

Taffetas adhaesivum—Emplastrum adhaesivum anglicum.
Taffetas d'Angleterre—Emplastrum adhaesivum anglicum.
Taffetas Ichtyocollae—Emplastrum adhaesivum anglicum.
Tailed Pepper—Fructus Cubebae.
Talc—Talcum.
Talc de Venise—Talcum.
Talcium—Magnesium.

Talcum. Creta gallica, Creta hispanica, Stella Terrae, Talcum purificatum, Talcum venetum. Fettstein, Gepulverter Talgstein, Rutschpulver, Spanische Kreide, Speckstein, Talkstein. French Chalk, Soapstone, Talc (e); Craie de Briançon, Talc de Venise (fr).

Talcum purificatum—Talcum.
Talcum venetum—Talcum.
Talg—Sebum ovile.
Talgsäure—Acidum stearinicum.
Talgseife—Sapo stearinicus venalis.
Talgstein, gepulverter—Talcum.
Talkerde—Magnesia usta.
Talkerde, kohlensaure—Magnesium carbonicum.
Talk, gebrannter—Magnesia usta.
Talkstein—Talcum.
Tamarinden—Pulpa Tamarindorum cruda.
Tamarinden, gereinigte—Pulpa Tamarindorum depurata.
Tamarindenmark—Pulpa Tamarindorum.
Tamarindenmus—Pulpa Tamarindorum.
Tamarindi praeparati—Pulpa Tamarindorum depurata.
Tanaisie—Herba Tanaceti.

Tannalbin. Albumini Tannas, Tanninum albuminatum. Albutannin.

Tannas chinicus (quinicus)—Chininum tannicum.
Tannenzapfenöl—Oleum Terebinthinae.

Tannigen. Acidum acetyltannicum. Azetannin.

Tanninbleisalbe—Unguentum Plumbi tannici.
Tanninum—Acidum tannicum.
Tanninum albuminatum—Tannalbin.
Tannium—Acidum tannicum.
Tansy—Herba Tanaceti.
Taraxacum Dens Leonis Desf.—Taraxacum officinale Weber.

Taraxacum officinale Weber. Hedypnois taraxacum Scop., Leontodon officinalis Witt., Leontodon taraxacum L., Leontodon vulgare Lam., Taraxacum Dens Leonis Lesf., Taraxacum taraxacum (L.) Karstens, Taraxacum vulgare Schrank.

Taraxacum root—Radix Taraxaci.
Taraxacum taraxacum (L.) Karstens—Taraxacum officinale Weber.
Taraxacum vulgare Schrank—Taraxacum officinale Weber.
Tartar emetic—Tartarum stibiatus.
Tartareum antimoniatum—Tartarus stibiatus.
Tartareum Mynsichti—Tartarus stibiatus.
Tartarus acetatus—Kalium aceticum.
Tartarus antimoniatus—Tartarus stibiatus.

Tartarus boraxatus. Bitartras kalicus cum Biborate natrico, Cremor

Tartari solubilis, Kalio-Natrium borotartaricum, Kali tartaricum boraxatum, Natrum boracicum cum Kalio tartarico acido, Tartras borico-potassicus, Tartarus solubilis, Tartris Potassae boraxatus. Auflöslicher Weinsteinrahm. Potassium borotartrate, Soluble Cream of Tartar (e); Borax tartarisé, Tartrate boro-potassique (fr).

Tartarus chalybeatus—Tartarus ferratus.

Tartarus depuratus. Bitartras kalicus (potassae) depuratus, Bitartras Lixiviae depuratus, Cremor Tartari (T. depuratus), Crystalli Tartari, Kalium bitartaricum, Kalium hydrotartaricum, Kalium tartaricum acidulum, Kalium tartaricum acidum, Potassii Bitartras, Potassii Tartras acidus, Sal essentiale Tartari (Vini), Sal Tartari simplex, Superdeutotartras kalicus (Potassae), Supertartras Kalii (Potassae), Tartarus praeparatus (regeneratus), Tartras kalicus acidus, Tartras Lixiviae (Potassae) acidulus. Butterpulver, Doppelt weinsaures Kali, Doppelt weinsteinsaures Kali, Kaliumbitartrat, Kaliumhydrotartrat, Saures weinsaures Kali, Saures weinsteinsaures Kali, Zweifach weinsaures Kali, Zweifach weinsteinsaures Kali. Cream of Tartar (purified) (e); Bitartrate de Potasse, Crême de Tartre, Pierre de Vin (fr); Cremor de (di) tartaro (it, sp); Wijnsteen (h).

Tartarus emeticus—Tartarus stibiatus.

Tartarus ferratus. Boli martiales, Chalybs tartarisatus, Ferri et Potassii Tartras, Ferro-Kalium tartaricum, Ferrum potabile, Ferrum tartarisatum, Globuli martiales, Globuli Tartari martiati, Kali tartaricum ferratum, Kali tartaricum martiatum, Kalium ferro-tartaricum, Mars solubilis (tartarisatus), Tartarus chalybeatus, Tartarus ferruginosus, Tartarus martiatus, Tartras ferripotassicus (potassicoferricus). Ferritartrate de Potassium, Tartrated Iron (e); Tartre martial (fr).

Tartarus ferruginosus—Tartarus ferratus.
Tartarus martiatus—Tartarus ferratus.

Tartarus natronatus. Alcali minerale tartarisatum, Cremor Tartari natronatus, Kalium-Natri(o)um tartaricum, Kalium tartaricum cum Natro, Natrium tartaricum cum Kali(o) tartarico, Natro-Kali tartaricum, Natrum tartarisatum, Potassii et Sodii Tartras, Sal polychrestum (p. Seignetti), Sal Rochellense. Sal Seignetti, Sodae et Potassae Tartras, Sodae Potassiotartras, Soda tartarata (tartarisata), Tartarus Sodae, Tartarus sodico-potassicus, Tartarus solubilis Seignetti, Tartras kalico-natricus, Tartras (Tartris) Potassae et Sodae. Natronweinstein, Polychrestsalz, Rochellesalz, Rocheller Salz, Seignettesalz. **Weinsaures Kali-Natron.** Rochelle Salt, Sodium-Potassium Tartrate, Tartrated Soda (e); Sel de la Rochelle, Sel de Seignette, Soude tartarisée (fr).

Tartarus neutralisatus—Kalium tartaricum.
Tartarus nitratus—Kalium nitricum.
Tartarus praeparatus—Tartarus depuratus.
Tartarus regeneratus—Kalium aceticum und Tartarus depuratus.
Tartarus regeneratus Boerhavi—Kalium aceticum.

Tartarus Sodae—Tartarus natronatus.
Tartarus sodico-potassicus—Tartarus natronatus.
Tartarus solubilis—Kalium tartaricum.
Tartarus solubilis Seignetti—Tartarus natronatus.

Tartarus stibiatus. Antimonii et Potasii Tartras, Antimonium tartaratum (tartarisatum), Kali tartaricum stibiatum, Kalium stibiatotartaricum, Kalium stibio-tartaricum, Kalium stibioso-tartaricum, Kalium tartaricum stibiatum, Sal tartareum Mynsichti, Sal vegetabile antimoniale, Stibio-Kali tartaricum, Stibium tartaricum kalisatum, Stibium tartarisatum, Tartareum antimoniatum (Mynsichti), Tartarus antimoniatus, Tartarus emeticus, Tartras antimonico-potassicus, Tartras kalico-stibylicus, Tartras Lixiviae et Antimonii, Tartras (Tartris) Potassae et Stibii. Antimonylkaliumtartrat, Kaliumantimonyltartrat, Spießglanzweinstein, Weinsaures Antimonoxydkali. Tartar emetic (e); Tartre emétique (stibié) (fr); Braakwijnsteen (h).

Tartarus tartarisatus—Kalium tartaricum.
Tartarus vitriolatus—Kalium sulfuricum.
Tartarus vitriolatus depuratus—Kalium sulfuricum.
Tartarus vitriolatus Stahlii (Strahlii)—Ammonium sulfuricum.
Tartras antimonico-potassicus—Tartarus stibiatus.
Tartras borico-potassicus—Tartarus boraxatus.
Tartras Ferri potassicus (potassico-ferricus)—Tartarus ferratus.
Tartras kalico-natricus—Tartarus natronatus.
Tartras kalico-stibylicus—Tartarus stibiatus.
Tartras kalicus (Kalii) neuter—Kalium tartaricum.
Tartras kalicus acidus—Tartarus depuratus.
Tartras Lixiviae (Potassae) acidulus—Tartarus depuratus.
Tartras Lixiviae et Antimonii—Tartarus stibiatus.
Tartras Potassae et Sodae—Tartarus natronatus.
Tartras Potassae et Stibii—Tartarus stibiatus.
Tartras potassicus—Kalium tartaricum.
Tartrate boro-potassique—Tartarus boraxatus.
Tartrated Iron—Tartarus ferratus.
Tartrated Soda—Tartarus natronatus.
Tartrato bipotassico—Kalium tartaricum.
Tartrato neutro di Potassio—Kalium tartaricum.
Tartre émétique—Tartarus stibiatus.
Tartre martial—Tartarus ferratus.
Tartre soluble—Kalium tartaricum.
Tartre stibié—Tartarus stibiatus.
Tartris Potassae boraxatus—Tartarus boraxatus.
Tartris Potassae et Sodae—Tartarus natronatus.
Tartris Potassae et Stibii—Tartarus stibiatus.
Tartschenflechte—Lichen islandicus.
Taschenpfeffer—Fructus Capsici.
Tausendgüldenkraut—Herba Centaurii.
Tausendschönchen—Flores Bellidis und Herba Violae tricoloris.
Teer—Pix liquida.
Teinture (T. alcoolique)—Tinctura.
Teinture balsamique—Tinctura Benzoes composita.
Teinture de Benjoin—Tinctura Benzoes.

Teinture de Camphre concentrée—Spiritus camphoratus.
Teinture d'essence de Menthe—Spiritus Menthae piperitae.
Teinture d'Extrait d'Opium—Tinctura Opii simplex.
Teinture de Piment des Jardins—Tinctura Capsici.
Teinture de Quillaja coaltarée—Liquor Carbonis detergens.
Teinture de Quinquina rouge—Tinctura Chinae.
Teinture d'Opium camphrée—Tinctura Opii benzoica.
Teinture d'Orange amère—Tinctura Aurantii.

Terebinthina. Balsamum Pini silvestris, Balsamum Terebinthinae, Resina Terebinthinae, Terebinthina communis, Terebinthina Pini, Thus americanum. Dicker Terpentin, Gemeiner Terpentin, Terpentinbalsam, Terpentinpflaster, Terpentinsalbe, Weißer Terpentin. Turpentine (e); Térébinthine commune (du Pin) (fr); Trementina comune (it); Trementino de Pino (sp).

Terebinthina communis—Terebinthina.

Terebinthina laricina. Balsamum Laricis (Pini laricis) (Terebinthinae laricinae), Terebinthina lucida, Terebinthina veneta. Lärchenterpentin, Venezianischer Terpentin. Térébinthine du Mélèze (fr); Trementina di Venezia (it).

Terebinthina lucida—Terebinthina laricina.
Terebinthina Pini—Terebinthina.
Terebinthina veneta—Terebinthina laricina.
Térébinthine commune—Terebinthina.
Térébinthine du Mélèze—Terebinthina laricina.
Térébinthine du Pin—Terebinthina.
Terpentinbalsam—Terebinthina.
Terpentin, dicker—Terebinthina.
Terpentingeist—Oleum Terebinthinae.
Terpentin, gemeiner—Terebinthina.
Terpentinpflaster—Terebinthina.
Terpentinsalbe—Terebinthina.
Terpentinspiritus—Oleum Terebinthinae.
Terpentin, weißer—Terebinthina.
Terpina—Terpinum hydratum.
Terpini Hydras—Terpinum hydratum.
Terpinum—Terpinum hydratum.

Terpinum hydratum. Sal Therebinthinae, Terpini Hydras. Dihydrate de Térébenthène, Terpinum (fr); Terpina (sp).

Terra alba—Barium sulfuricum und Calcium carbonicum nativum.
Terra aluminosa—Bolus alba.
Terra amara aerata—Magnesium carbonicum.
Terra amara pura—Magnesia usta.
Terra amara sulfurica (vitriolata)—Magnesium sulfuricum.
Terra anglica—Ferrum oxydatum.
Terra argillacea alba—Bolus alba.
Terra argillacea rubra—Bolus rubra.
Terra armena—Bolus armena.
Terra bolaris alba—Bolus alba.
Terra bolaris rubra (sigillata rubra)—Bolus rubra.
Terra calcarea muriatica—Calcium chloratum.
Terra Calcariae (ustae)—Calcaria usta.

Terra Catechu—Catechu.
Terra Cattu—Catechu.
Terra cimolia alba—Bolus alba.
Terra damnata—Ferrum oxydatum.
Terra de Malta—Bolus alba.
Terra foliata Tartari—Kalium aceticum.
Terra foliata Tartari cristallisata—Natrium aceticum.
Terra foliata Tartari deliquescens (secreta)—Liquor Kalii acetici.
Terra foliata Tartari mineralis—Natrium aceticum.
Terra japonica—Catechu pallidum.
Terra merita—Rhizoma Curcumae.
Terra miraculosa—Bolus alba.
Terra mortua—Ferrum oxydatum.
Terra muriatica aerata (carbonica)—Magnesium carbonicum.
Terra oriana—Orleana.
Terra Orleana—Orleana.
Terra Ossium—Calcium phosphoricum crudum.
Terra ponderosa—Barium sulfuricum.
Terra ponderosa aerata—Barium carbonicum.
Terra ponderosa carbonica—Barium carbonicum.
Terra ponderosa salita—Barium chloratum.
Terra ponderosa vitriolata—Barium sulfuricum.
Terra rubra Rulandi—Stibium oxydatum fuscum.
Terra salis amarae—Magnesia usta.
Terra sancta Rulandi—Stibium oxydatum fuscum.
Terra sigillata alba—Bolus alba.
Terra sigillata rubra—Bolus rubra.

Terra silicea. Bergmehl, Diatomeenerde(mehl), Infusorienerde(mehl), Kieselgur, Kieselmehl.

Terra talcea—Magnesia usta und Magnesium carbonicum.
Terra turcica alba—Bolus alba.
Terra Vitrioli dulcis—Ferrum oxydatum.
Terre à porcellaine—Bolus alba.
Terre foliée de Tartre—Kalium aceticum.
Tetaninium—Strychninum.
Tetramethylthioninchlorid—Methylenum caeruleum.
Tetterwort—Herba Chelidonii.
Tetterwort root—Rhizoma Sanguinariae canadensis.
Teufelsabbißwurzel—Radix Succisae.
Teufelsäpfel—Fructus Colocynthidis.
Teufelsbeerenblätter(Wurzel)—Folia (Radix) Belladonnae.
Teufelsdreck—Asa foetida.
Teufelsklaue—Rhizoma Filicis.
Teufelskletten—Stipites Dulcamarae.
Teufelszwirn—Penghawar Djambi.
Texas Snakeroot—Rhizoma Serpentariae.
Thebaicum—Opium.
Thé de France—Folia Melissae.
Thé de Grèce—Folia Salviae.
Thein (Theinum)—Coffeinum.
Theobrominae et Sodii Salicylas—Theobromino-natrium salicylicum.
Theobromino-Natrium cum Natrio salicylico—Theobromino-natrium salicylicum.

Theobromino-natrium-salicylicum. Natrium salicylicum theobromatum, Salicylas Natrii et Theobrominae sodicae, Theobrominae et Sodii Salicylas, Theobromino-Natrium cum Natrio salicylico, Theobrominum natrio-salicylicum. Diuretin, Theonasal.

Theobrominum natrio-salicylicum—Theobromino-natrium salicylicum.
Theonasal—Theobromino-natrium salicylicum.
Theriak—Electuarium theriacale.
Theriakgeist—Spiritus Angelicae compositus.
Theriakwurzel (deutsche)—Radix Pimpinellae.
Thiosulphas natricus (sodicus)—Natrium thiosulfuricum.
Thomasbalsam—Balsamum tolutanum.
Thorn apple leaves—Folia Stramonii.
Thridacium—Lactucarium.
Thridax—Lactucarium.
Thus americanum—Terebinthina.
Thus judaeorum—Styrax.
Thyme—Herba Thymi.
Thymian, gewöhnlicher—Herba Thymi.
Thymiankampfer—Thymolum.
Thymian, wilder—Herba Serpylli.

Thymolum. Acidum thymicum, Alcohol thymylicus. Thymiankampfer. Camphre de Thym (fr); Timolo (it); Timol (sp).

Tierkohle—Carbo animalis.
Tilia alba W. et K.—Tilia tomentosa Moench.
Tilia argentea Desf.—Tilia tomentosa Moench.

Tilia cordata Müller. Tilia europaea L. z. T., Tilia microphylla Ventenat, Tilia parvifolia Ehrhart, Tilia ulmifolia Scopoli, Tilia vulgaris Hayne.

Tilia europaea L. z. T.—Tilia cordata Müller.
Tilia grandifolia Ehrhart—Tilia platyphyllos Scopoli.
Tilia microphylla Ventenat—Tilia cordata Müller.
Tilia parvifolia Ehrhart—Tilia cordata Müller.
Tilia pauciflora Hayne—Tilia platyphyllos Scopoli.

Tilia platyphyllos Scopoli. Tilia grandifolia Ehrhart, Tilia pauciflora Hayne.

Tilia tomentosa Moench. Tilia alba W. et K. Tilia argentina Desf.

Tilia ulmifolia Scopoli—Tilia cordata Müller.
Tilia vulgaris Hayne—Tilia cordata Müller.
Timol—Thymolum.
Timolo—Thymolum.
Tin—Stannum.

Tinctura. Essentia. Tincture (e); Alcoolé, Teinture (T. alcoolique) (fr); Tintura alcoolica (it); Tintura (T. alcoholica) (sp).

Tinctura Acetatis ferrici aetherea—Tinctura Ferri acetici aetherea.

Tinctura Aconiti. Tinctura Aconiti tuberi. Sturmhuttinktur.

Tinctura Aconiti tuberi—Tinctura Aconiti.
Tinctura alcoholica de Corteza de Naranja compuesta—Tinctura Chinae composita.

Tinctura Aloes composita. Elixir ad longam vitam, Elixir amarum Hjaerneri, Elixir Jernitzii, Elixir proprietatis, Elixir sacrum, Elixir

Spina, Elixir suecicum, Tinctura aloetica crocata, Tinctura sacra. Lebenstinktur, Mariazeller Magentropfen, Schwedische Lebensessenz, Schwedisches Elixier, Schwedisches Lebenselixier, Schwedische Tinktur, Schwedische Tropfen. Elixir de longue vie (fr).

Tinctura aloetica crocata—Tinctura Aloes composita.

Tinctura amara. Elixir amarum, Essentia amara, Tinctura Gentianae composita, Tinctura stomachica. Gallentropfen, Bittere Magentropfen, Stockdumm. Stoughton (e).

Tinctura anodyna simplex—Tinctura Opii simplex.
Tinctura Antimonii Huxhamii—Vinum stibiatum.

Tinctura Arnicae. Tinctura Arnicae florum.

Tinctura Arnicae florum—Tinctura Arnicae.

Tinctura aromatica. Elixir aromaticum, Essentia dulcis, Tinctura Cinnamomi composita, Tinctura regia. Danziger Tropfen, Gewürztinktur, Kronessenz, Rote Schlagtropfen.

Tinctura aromatica acida. Acidum sulfuricum aromaticum, Elixir aromaticum acidum, Elixir Vitrioli anglicum, Elixir Vitrioli Mynsichti.

Tinctura aetherea Ferri muriatici—Tinctura Ferri chlorati aetherea.

Tinctura Aurantii. Tinctura Aurantii amari, Tinctura Aurantii Corticis, Tinctura Aurantiorum. Pomeranzenschalentinktur. Tincture of (bitter) Orange (e); Teinture d'Orange amère (fr); Tintura di Arancio amaro (it).

Tinctura Aurantii amari—Tinctura Aurantii.
Tinctura Aurantii corticis—Tinctura Aurantii.
Tinctura Aurantiorum—Tinctura Aurantii.
Tinctura Aurantiorum composita—Elixir Aurantii compositum.
Tinctura aurea de Lamotte—Tinctura Ferri chlorati aetherea.
Tinctura balsamica—Tinctura Benzoes composita.

Tinctura Benzoes. Tinctura Benzoini, Tinctura Gummi benzoes. Teinture de Benjoin (fr).

Tinctura Benzoes composita. Balsamum catholicum (Commendatoris) (Friarii) (hierosolymitanum) (traumaticum) (vulnerarium), Elixir traumaticum, Tinctura balsamica, Tinctura Benzoini composita. Balsamtropfen, Jerusalemer Balsam, Kommandeurbalsam, Persischer Balsam, Wunderbalsam. Baume du Commandeur de Permes, Teinture balsamique (fr).

Tinctura Benzoini—Tinctura Benzoes.
Tinctura Benzoini composita—Tinctura Benzoes composita.
Tinctura Camphorae—Spiritus camphoratus.
Tinctura Camphorae composita—Tinctura Opii benzoica.
Tinctura Camphorae cum Opio—Tinctura Opia benzoica.
Tinctura Cantharidis—Tinctura Cantharidum.

Tinctura Cantharidum. Cantharidis tinctura P. J., Tinctura Cantharidis, Tinctura Lyttae vesicatoriae.

Tinctura Capsici. Tinctura Capsici annui, Tinctura Piperis hispanici

(rubri). Tincture of Cayenne Pepper (e); Teinture de Piment des Jardins (fr).
Tinctura Capsici annui—Tinctura Capsici.
Tinctura Chinae. Tinctura Chinae simplex, Tinctura Cinchonae, Tinctura Corticis peruviani. Einfache Chinatinktur. Tincture of Peruvian Bark (e); Teinture de Quinquina rouge (fr).
Tinctura Chinae amara—Tinctura Chinae composita.
Tinctura Chinae composita. Elixir roborans Whythii, Elixir stomachicum Whythii, Tinctura Cinchonae composita, Tinctura Chinae amara, Tinctura Chinae Huxhami, Tinctura composita Whythii, Tinctura febrifuga Whythii, Tinctura roborans, Tinctura roborans Whythii, Tinctura Whythii. Huxham's Tincture of Bark (e); Elixir febrifuge de Huxham (fr); Tintura alcoholica de Corteza de Naranja compuesta (sp).
Tinctura Chinae Huxhami—Tinctura Chinae composita.
Tinctura Chinae simplex—Tinctura Chinae.
Tinctura Chloreti (Chlorureti) ferrosi aetherea—Tinctura Ferri chlorati aetherea.
Tinctura Cinchonae—Tinctura Chinae.
Tinctura Cinchonae composita—Tinctura Chinae composita.
Tinctura Cinnamomi composita—Tinctura aromatica.
Tinctura Colchici. Colchici tinctura P. J., Tinctura Colchici Seminis, Tinctura Seminis Colchici.
Tinctura Colchici Seminis—Tinctura Colchici.
Tinctura composita Whythii—Tinctura Chinae composita.
Tinctura Corticis peruviani—Tinctura Chinae.
Tinctura Digitalis. Digitalis tinctura P. J.
Tinctura di Oppio—Tinctura Opii simplex.
Tinctura Eccardi—Tinctura Opii simplex.
Tinctura Extracti Opii.—Tinctura Opii simplex.
Tinctura febrifuga Whythii—Tinctura Chinae composita.
Tinctura Ferri Acetatis—Tinctura Ferri acetici aetherea.
Tinctura Ferri acetici aetherea. Solutio Acetatis ferrici aetherea (spirituoso-aetherea), Spiritus acetico-aethereus martiatus, Tinctura Acetatis ferrici aetherea, Tinctura Ferri acetatis, Tinctura Klaprothi, Tinctura Martis Klaprothi.
Tinctura Ferri chlorati aetherea. Aether ferratus (martiatus), Aether martialis spirituosus, Aether sulfuricus martiatus, Alcohol vitriolicus martiatus, Liquor anodynus martiatus, Liquor de Lamotte, Naphtha ferrata (martiata), Solutio Chloreti ferrici spirituoso-aetherea, Solutio Ferri muriatici aetherea, Spiritus Aetheris ferratus (martiatus), Spiritus Ferri chlorati (sesquichlorati) aethereus, Tinctura aetherea Ferri muriatici, Tinctura aurea de Lamotte, Tinctura Chloreti (Chlorureti) ferrosi aetherea, Tinctura Ferri muriatici aetherea, Tinctura Martis tonico-nervina Bestuscheffii, Tinctura nervina Bestuscheffii, Tinctura tonico-nervina Bestuscheffii. Bestuscheffsche Nerventinktur, Eisenhaltiger Liquor, Lamottes Goldtinktur (Goldtropfen), Nerventropfen.

Tinctura Ferri Malatis crudi—Tinctura Ferri pomati.
Tinctura Ferri muriatici aetherea—Tinctura Ferri chlorati aetherea.
Tinctura Ferri pomata—Tinctura Ferri pomati.

Tinctura Ferri pomati. Solutio Ferri pomati, Tinctura Ferri Malatis crudi, Tinctura Ferri (Martis) pomata, Tinctura Malatis ferri, Tinctura Martis pomata, Tinctura Pomi (Pomorum) ferrata. Apfelsaure Stahltropfen, Eisenhaltige Apfeltinktur, Eisentropfen, Stahltropfen, Schwarze Stahltropfen.

Tinctura Foeniculi composita. Essentia ophthalmica Romershausen. Romershausens Augenessenz.

Tinctura Gentianae composita—Tinctura amara.
Tinctura Gummi Benzoes—Tinctura Benzoes.
Tinctura Hellebori albi—Tinctura Veratri.

Tinctura Ipecacuanhae. Ipecacuanhae tinctura P. J.

Tinctura Jodi. Solutio alcoholica Jodi, Solutio Jodii spirituosa, Tinctura Jodii, Tinctura Jodi fortis, Tinctura Jodi mitis (beide Bezeichnungen in England: 10 % bzw. 2,5 % J.), Tinctura Jodinii.

Tinctura Jodi fortis—Tinctura Jodi.
Tinctura Jodii—Tinctura Jodi.
Tinctura Jodi mitis—Tinctura Jodi.
Tinctura Jodinii—Tinctura Jodi.
Tinctura Klaprothi—Tinctura Ferri acetici aetherea.
Tinctura Krameriae—Tinctura Ratanhiae.

Tinctura Lobeliae. Lobeliae tinctura P. J.

Tinctura Lyttae vesicatoriae—Tinctura Cantharidum.
Tinctura Malatis Ferri—Tinctura Ferri pomati.
Tinctura Martis Klaprothi—Tinctura Ferri acetici aetherea.
Tinctura Martis pomata—Tinctura Ferri pomati.
Tinctura Martis tonico-nervina Bestuscheffii—Tinctura Ferri chlorati aetherea.
Tinctura Meconii—Tinctura Opii simplex.
Tinctura Meconii benzoica—Tinctura Opii benzoica.
Tinctura Meconii crocata—Tinctura Opii crocata.
Tinctura mineralis Fowleri—Liquor Kalii arsenicosi.
Tinctura nervina Bestuscheffii—Tinctura Ferri chlorati aetherea.
Tinctura Nucis vomicae—Tinctura Strychni.
Tinctura Opii—Tinctura Opii simplex.

Tinctura Opii benzoica. Elixir paregoricum, Elixir paregoricum Edinburgense, Opii tinctura benzoica P. J., Tinctura Camphorae composita, Tinctura Camphorae cum Opio, Tinctura Meconii benzoica, Tinctura Opii camphorata. Gebärmuttertropfen. Compound Tincture of Camphor (e); Teinture d'Opium camphrée (fr).

Tinctura Opii camphorata—Tinctura Opii benzoica.

Tinctura Opii crocata. Essentia anodyna crocata, Laudanum liquidum Sydenhami, Laudanum Sydenhami P. J., Opii tinctura crocata P. J., Tinctura Meconii crocata, Vinum Opii aromaticum, Vinum Opii compositum, Vinum Opii paregoricum, Vinum thebaicum crocatum. Opiumwein.

Tinctura Opii simplex. Laudanum liquidum, Opii tinctura P. J., Tinc-

tura anodyna simplex, Tinctura Eccardi, Tinctura Extracti Opii, Tinctura Meconii, Tinctura Opii, Tinctura thebaica. Tinctura Opii (e); Teinture d'Extrait d'Opium (fr); Tinture di oppio (it).
Tinctura Pimpinellae. Bibernellessenz.
Tinctura Piperis hispanici (rubri)—Tinctura Capsici.
Tinctura Pomi (Pomorum) ferrata—Tinctura Ferri pomati.
Tinctura Quillajae et Coaltari—Liquor Carbonis detergens.
Tinctura Ratanhae—Tinctura Ratanhiae.
Tinctura Ratanhiae. Tinctura Krameriae, Tinctura Ratanhae.
Tinctura regia—Tinctura aromatica.
Tinctura Rhabarberi aquosa—Tinctura Rhei aquosa.
Tinctura Rhei—Tinctura Rhei aquosa.
Tinctura Rhei aquosa. Anima Rhei, Infusum Rhei alcalinum (aquosum) (cum alcali) (kalinum) (simplex), Tinctura Rhabarberi aquosa, Tinctura Rhei (R. Rolfincii).
Tinctura Rhei aromatica—Tinctura Rhei vinosa.
Tinctura Rhei composita—Tinctura Rhei vinosa.
Tinctura Rhei Darelli—Tinctura Rhei vinosa.
Tinctura Rhei dulcis—Tinctura Rhei vinosa.
Tinctura Rhei Rolfincii—Tinctura Rhei aquosa.
Tinctura Rhei vinosa. Elixir salutis, Tinctura Rhei aromatica (composita) (Darelli) (dulcis), Vinum Rhei. Rhabarberwein.
Tinctura roborans—Tinctura Chinae composita.
Tinctura roborans Whythii—Tinctura Chinae composita.
Tinctura rubefaciens—Spiritus Sinapis.
Tinctura sacra—Tinctura Aloes composita.
Tinctura Saponis—Spiritus saponatus.
Tinctura Saponis camphorata—Spiritus saponato-camphoratus.
Tinctura Saponis viridis—Spiritus Saponis kalini.
Tinctura Seminis Colchici—Tinctura Colchici.
Tinctura stomachica—Tinctura amara.
Tinctura Strophanthi. Strophanthi tinctura P. J.
Tinctura Strychni. Nucis vomicae tinctura P. J., Strychni tinctura P. J., Tinctura Nucis vomicae.
Tinctura thebaica—Tinctura Opii simplex.
Tinctura tonico-nervina Bestuscheffii—Tinctura Ferri chlorati aetherea.
Tinctura Valerianae. Braune Krampftropfen, Braune Mutterkrampftropfen, Braune Muttertropfen.
Tinctura Valerianae aethereae. Ätherische Muttertropfen, Gelbe Muttertropfen, Krampftropfen, Mutterkrampftropfen.
Tinctura Veratri. Tinctura Hellebori albi, Tinctura Veratri albi. Nießwurzeltinktur.
Tinctura Veratri albi—Tinctura Veratri.
Tinctura vitae Hoffmanni—Mixtura oleoso-balsamica.
Tinctura Whythii—Tinctura Chinae composita.
Tincture—Tinctura.
Tincture of Cayenne Pepper—Tinctura Capsici.
Tincture of Orange (bitter O.)—Tinctura Aurantii.
Tincture of Peruvian Bark—Tinctura Chinae.

Tinder—Fungus Laricis.
Tinkal, gereinigter—Borax.
Tinktur, schwedische—Tinctura Aloes composita.
Tintenholz—Lignum campechianum.
Tintenholzextrakt—Extractum Ligni campechiani.
Tintura (T. alcoholica)—Tinctura.
Tintura alcoolica—Tinctura.
Tintura di Arancio amaro—Tinctura Aurantii.
Tirolerpflaster—Emplastrum Cantharidum perpetuum.
Tochlorine—Chloramin.
Tolamine—Chloramin.
Tolldillsamen—Semen Hyoscyami.
Tollkirschenblätter—Folia Belladonnae.
Tollkirschenkraut—Folia Belladonnae.
Tollkirschenwurzel—Radix Belladonnae.
Tollkraut—Folia Belladonnae.
Tolubalsam—Balsamum tolutanum.
Toluifera balsamum L.—Myroxylon balsamum (L) Harms var. genuinum.
Toluolsüß—Saccharin.
Tomillo—Herba Thyrmi.
Tonerde, essigsaure, gelöste—Liquor Aluminii acetici.
Tonerde, essigweinsaure, gelöste—Liquor Aluminii acetico-tartarici.
Tonerdelösung, essigsaure—Liquor Aluminii acetici.
Tonerde, schwefelsaure—Aluminium sulfuricum.
Tonerdesulfat—Aluminium sulfuricum.
Tonkakraut—Herba Meliloti.
Topfasche—Kalium carbonicum.
Torch-weed flowers—Flores Verbasci.
Tormentilla erecta L.—Potentilla silvestris Necker.
Tormentilla officinalis Curtis—Potentilla silvestris Necker.
Touchwood—Fungus igniarius und auch Fungus Laricis.
Tournesol—Lackmus.
Tourteau d'amandes—Furfur Amygdalarum.
Toute-épice—Fructus Pimentae.
Totenkopf—Ferrum oxydatum.
Tragacanth (Gum)—Tragacantha.

Tragacantha. Dragacanthum, Gummi Astragalis tragacanthae, Gummi Astragalorum, Gummi de Bassora, Gummi Tragacantha. Traganth. Tragacanth (Gum) (e); Gomme adragante (fr); Dragante, Gomma adragante (it); Goma tragacanto (sp).

Tragemata—Dactyli.
Tragometa—Dactyli.

Traumaticinum. Solutio adhaesiva, Solutio Gummi plastici in Chloroformo, Solutio Guttaperchae. Soluté de Gutta-Percha (fr).

Trèfle aquatique (d'eau) (de marais)—Folia Trifolii fibrini.
Treibkörner—Semen Ricini.
Trementina commune—Terebinthina.
Trementina di Venezia—Terebinthina laricina.
Trementino de Pino—Terebinthina.
Treparsenan—Salvarsan.
Tribasic Calcium Phosphate—Calcium phosphoricum tribasicum.
Tribrommethan—Bromoformium.

Trichloraldehydhydrat—Chloralum hydratum.
Trichlormethan—Chloroformium.
Trifoglio d'aqua (fibrino)—Folia Trifolii fibrini.
Trifolium Melilotus officinalis L.—Melilotus officinalis (L.) Desrousseaux.
Trihydroxybenzol—Pyrogallol.
Trijodmethan—Jodoformium.
Trikalziumphosphat—Calcium phosphoricum tribasicum.
Trimethyldioxypurin—Coffeinum.
Trimethylxanthin—Coffeinum.
Trinitrine—Nitroglycerinum.
Trinitrophen—Acidum picronitricum.
Trinitrophenol—Acidum picronitricum.
Trinity herb—Herba Violae tricoloris.
Trional—Methylsulfonalum.
Triossido di Cromo—Acidum chromicum.
Trioxybenzoesäure—Acidum gallicum.
Trisulfure de Potassium—Kalium sulfuratum.
Troches—Pastilli.
Trochisci—Pastilli.
Trochisci contra vermes—Pastilli Santonini.
Trona—Natrium carbonicum.
Tropfen, Hoffmannsche—Spiritus aethereus.
Tropfen, schwedische—Tinctura Aloes composita.
Tubbenkampfer—Camphora.

Tubera Aconiti. Aconiti tuber P. J., Radix Aconiti (A. coerulei) (A. napelli), Radix Contrajervae germanicae, Tubera Napelli. Akonitknollen, Akonitwurzel, Eisenhutknollen, Sturmhutknollen. Friar's cap, Helmetflower root, Monkshood root, Wolfsbane root (e); Racine de Capuze de moine, Racine de Char de Venus, Racine de Coqueluchon (fr); Radice di Napello (it); Monnikskop, Stormhoed (h).

Tubera Ari. Radix Alami, Radix Ari, Radix Aronis, Radix Barbae Aronis, Radix Dracontii minoris, Radix Serpentariae minoris, Radix Zingiberis minoris, Rhizoma Ari. Aronswurzel, Deutscher Ingwer, Pfaffenspinat.

Tubera Chinae. Radix Chinae orientalis (ponderosa), Rhizoma Chinae. Chinaknollen, Chinawurzel, Pockenwurzel. China root (e); Racine de Squine (fr).

Tubera Colchici—Bulbus Colchici.

Tubera Jalapae. Celopa, Gialappa, Jalapa, Radix Celopae, Radix Convolvuli americani, Radix Ipomoeae jalapae, Radix Jalapae (J. tuberosa) (J. Veracruz), Radix Mechoacanae nigrae, Radix Rhabarberi nigri, Radix Rhei nigri, Radix Xialappae. Galappenwurzel, Jalapenknollen, Purgierwurzel, Turpethwurzel. Black Mechoacan root (e); Jalap tubéreux (fr); Tubero di Gialappa, Sciarappa (it).

Tubera Napelli—Tubera Aconiti.

Tubera Salep. Bulbus Morionis (Orchidis), Radix Morionis, Radix Orchidis, Radix Palmae Christi, Radix Salep (Salap), Radix Satyrii, Radix Testiculi, Radix Triorchides, Tuberidium Salep. Christhändchen, Gelber Salys, Knaben(kraut)wurzel, Salepknollen, Salepwurzel, Stendelwurz. Salep root (e); Racine de Salep (fr).

Tuberidium Salep—Tubera Salep.
Tubero di Gialappa—Tubera Jalapae.
Turiones Lupuli—Strobili Lupuli.
Türkische Erde—Bolus alba.
Türkische Röthe—Radix Alcannae.
Türkischer Pfeffer—Fructus Capsici.
Turmeric root—Rhizoma Curcumae.
Turmerik—Rhizoma Curcumae.
Turnsole—Lackmus.
Turpentine oil—Oleum Terebinthinae.
Turpethum album—Hydrargyrum praecipitatum album.
Turpethum Antimonii—Stibium chloratum praecipitatum.
Turpethum nigrum—Hydrargyrum oxydulatum nigrum.
Turpithwurzel—Tubera Jalapae.
Tutia—Zincum oxydatum.
Tutia alexandrina—Zincum oxydatum.
Tutia grisea—Zincum carbonicum naturale.
Tutia praeparata—Zincum oxydatum.
Twitch-grass root—Rhizoma Graminis.

Ugna d' asino (di cavello)—Folia Farfarae.
Umgewandt—Unguentum.
Umgewandt, blaues—Unguentum Hydrargyri cinereum mite.
Umschlagkräuter—Species emollientes.
Unband—Unguentum.

Unguenta. Umgewandt, Unband. Ointments, Pomati, Salves (e); Onguents, Pommades (fr); Pomatas (it); Pomadas (sp); Unguentos (it, sp); Zalven (h).

Unguento de Cantharidas—Emplastrum Cantharidum ordinarium.
Unguentos (it, sp)—Unguenta.
Unguentum (US)—Unguentum cereum.
Unguentum Acetatis plumbici basici—Unguentum Plumbi.

Unguentum Acidi borici. Borsäuresalbe.

Unguentum acre—Unguentum Cantharidum.
Unguentum acre pro uso veterinario—Unguentum Cantharidum pro uso veterinario
Unguentum ad decubitum (d. Authenriethii)—Unguentum Plumbi tannici.
Unguentum ad fonticulos—Unguentum Cantharidum.
Unguentum Adipis (US)—Unguentum cereum.
Unguentum Adipis lanae—Lanolinum.
Unguentum album—Unguentum Cerussae.
Unguentum album camphoratum—Unguentum Cerussae camphoratum.
Unguentum album resolvens—Linimentum ammoniatum.
Unguentum album simplex—Unguentum Cerussae.
Unguentum Althaeae—Unguentum flavum.
Unguentum Aquae Rosae—Unguentum leniens.
Unguentum aromaticum flavum—Unguentum Rosmarini compositum.

Unguentum basilicum. Ceratum Resinae, Unguentum Resinae, Unguentum Resinae Pini, Unguentum tetrapharmacum, Unguentum

Terebinthinae fuscum (resinosum). Basilikumsalbe, Bernsteinsalbe, Harzsalbe, Königssalbe, Zugsalbe. Cérat de Resin anglais (fr).

Unguentum Benzoini—Adeps benzoatus.

Unguentum Cantharidum. Ceratum cantharidatum, Unguentum acre, Unguentum ad fonticulos, Unguentum epispasticum, Unguentum irritans. Reizsalbe, Scharfe Salbe. Pommade épispastique (fr); Pomata di cantaridi (it).

Unguentum Cantharidum pro usu veterinario. Unguentum acre pro uso veterinario. Scharfe Salbe zum tierärztlichen Gebrauch, Spathsalbe.

Unguentum Carbonatis plumbici camphoratum—Unguentum Cerussae camphoratum.

Unguentum cereum. Unguentum emolliens, Unguentum simplex. Ceratsalbe, Einfache Salbe. Unguentum (U. S.); Unguentum Adipis (US); Pommade simple (fr).

Unguentum Cerussae. Unguentum album, Unguentum album simplex, Unguentum Plumbi hydrico-carbonici, Unguentum Plumbi subcarbonici, Unguentum Subcarbonatis Plumbi.

Unguentum Cerussae camphoratum. Unguentum album camphoratum. Unguentum Carbonatis plumbici camphoratum.

Unguentum Cetacei—Unguentum leniens.
Unguentum Cetacei rosatum—Unguentum leniens.
Unguentum Chloreti hydrargyrici-ammonici—Unguentum praecipitatum album.
Unguentum citrinum—Unguentum flavum.
Unguentum coeruleum—Unguentum Hydrargyri cinereum.
Unguentum de Nihilo—Unguentum Zinci.

Unguentum diachylon. Unguentum diachylon Hebrae, Unguentum Hebrae, Unguentum Plumbi oleatis. Diachylonsalbe, Hebrasche Bleisalbe, Hebrasalbe, Hebrasche Salbe. Hebra's Lead Ointment, Ointment of Lead oleate (e).

Unguentum diachylon Hebrae—Unguentum diachylon.
Unguentum digestivum—Unguentum Terebinthinae.
Unguentum emolliens—Unguentum leniens.
Unguentum epispasticum—Unguentum Cantharidum.
Unguentum exsiccans—Unguentum Zinci.

Unguentum flavum. Unguentum Althaeae, Unguentum citrinum, Unguentum resinosum flavum. Altheesalbe.

Unguentum Glycerini. Glycamyl, Glyceratum simplex, Glycerinum Amyli, Glyceritum Amyli, Glycerolatum amylaceum, Glycerolatum simplex. Glycérate simple, Glycéré d'Amidon (fr); Glicerolata di amido (it); Glycerolado de almidon (sp).

Unguentum Goulardi—Unguentum Plumbi.
Unguentum Hebrae—Unguentum diachylon.
Unguentum Hydrargyri—Unguentum Hydrargyri cinereum (jedoch häufig mit anderen als offizinellem Quecksilbergehalt).

Unguentum Hydrargyri album. Unguentum Chloreti hydrargyrico-ammonici, Unguentum Hydrargyri amidato-bichlorati, Unguentum Hydrargyri ammoniati, Unguentum mercuriale album, Unguentum mercuriale album Werlhofii, Unguentum Praecipitati albi, Unguentum Werlhofii. Flechtensalbe, Weiße Kapuzinersalbe, Weiße Krätzsalbe, Weiße Merkurialsalbe, Weiße Präzipitatsalbe, Weiße Quecksilbersalbe. Pommade de Chloramidure de Mercure (fr).

Unguentum Hydrargyri amidato-bichlorati—Unguentum Hydrargyri album.
Unguentum Hydrargyri ammoniati—Unguentum Hydrargyri album.

Unguentum Hydrargyri cinereum (jedoch häufig mit anderem als in Deutschland offizinellem Quecksilbergehalt). Hydrargyri unguentum P. J., Unguentum coeruleum, Unguentum Hydrargyri, Unguentum mercuriale cinereum, Unguentum mercuriale simplex, Unguentum neapolitanum. Graue Merkurialsalbe, Graue Quecksilbersalbe, Graue Salbe, Neapolitanische Salbe. Unguentum Hydrargyri dilutum (US), Unguentum Hydrargyri mite (US); Blue Ointment, Mercury Ointment (e); Pomatum hydrargyricum dilutum, Pommade mercurielle faible (fr).

Unguentum Hydrargyri cinereum mite. Graue Salbe, Läusesalbe, Blaues Umgewandt.

Unguentum Hydrargyri dilutum (US)—Unguentum Hydrargyri cinereum.

Unguentum Hydrargyri flavum. Unguentum Hydrargyri oxydi flavi, Unguentum Oxidi hydrargyrici flavi, Unguentum Praecipitati flavi.

Unguentum Hydrargyri mite — Unguentum Hydrargyri cinereum.
Unguentum Hydrargyri Oxidi flavi—Unguentum Hydrargyri flavum.
Unguentum Hydrargyri Oxidi rubri—Unguentum Hydrargyri rubrum.

Unguentum Hydrargyri rubrum. Balsamum mercuriale, Balsamum ophthalmicum, Unguentum Hydrargyri Oxidi rubri, Unguentum mercuriale rubrum, Unguentum Oxydi hydrargyrici rubri, Unguentum Praecipitati rubri. Rote Augensalbe, Rote Merkurialsalbe, Rote Präzipitatsalbe, Rote Quecksilbersalbe, St. Yves Augenbalsam. Baume ophthalmique rouge, Pommade de Lyon, Pommade de précipité rouge (fr).

Unguentum irritans—Unguentum Cantharidum.
Unguentum Jodeti kalici—Unguentum Kalii jodati.
Unguentum Kalii hydrojodici—Unguentum Kalii jodati.

Unguentum Kalii jodati. Unguentum Jodeti kalici, Unguentum Kalii hydrojodici. Jodkaliumsalbe, Kropfsalbe.

Unguentum Lauri—Oleum Lauri.

Unguentum leniens. Ceratum Galeni, Unguentum Aquae Rosae, Unguentum Cetacei, Unguentum Cetacei rosatum, Unguentum emolliens, Unguentum refrigerans. Walratsalbe. Rose Water Ointment (e); Cérat cosmétique (de Galien), Crème froide (fr); Koelzalf (h).

Unguentum mercuriale album—Unguentum Hydrargyri album.
Unguentum mercuriale album Werlhofii—Unguentum Hydrargyri album.
Unguentum mercuriale cinereum—Unguentum Hydrargyri cinereum.
Unguentum mercuriale rubrum—Unguentum Hydrargyri rubrum.
Unguentum mercuriale simplex—Unguentum Hydrargyri cinereum.
Unguentum neapolitanum—Unguentum Hydrargyri cinereum.
Unguentum nervinum—Unguentum Rosmarini compositum.

Unguentum Nihili—Unguentum Zinci.
Unguentum nutritum—Unguentum Plumbi.
Unguentum Oxydi hydrargyrici flavi—Unguentum Hydrargyri flavum.
Unguentum Oxydi hydrargyrici rubri—Unguentum Hydrargyri rubrum.
Unguentum Oxydi zincici—Unguentum Zinci.
Unguentum Petroleis—Vaselinum.

Unguentum Plumbi. Balsamum saturninum, Butyrum Saturni, Ceratum Saturni (S. Goulardi), Unguentum Acetatis plumbici basici, Unguentum Goulardi, Unguentum nutritum, Unguentum Plumbi acetici, Unguentum plumbicum, Unguentum Plumbi Subacetatis, Unguentum Saturni (saturninum). Brandsalbe, Eissalbe, Frostsalbe, Kühlsalbe, Zieratsalbe.

Unguentum Plumbi acetici—Unguentum Plumbi.
Unguentum plumbicum—Unguentum Plumbi.
Unguentum Plumbi hydrico-carbonici—Unguentum Cerussae.
Unguentum Plumbi oleatis—Unguentum diachylon.
Unguentum Plumbi Subacetatis—Unguentum Plumbi.
Unguentum Plumbi subcarbonici—Unguentum Cerussae.

Unguentum Plumbi tannici. Cataplasma ad decubitum, Unguentum ad decubitum (D. Authenriethii), Unguentum plumbotannicum. Bleitannatsalbe, Durchliegsalbe, Tanninbleisalbe.

Unguentum plumbotannicum—Unguentum Plumbi tannici.
Unguentum Praecipitati albi—Unguentum Hydrargyri album.
Unguentum Praecipitati flavi—Unguentum Hydrargyri flavum.
Unguentum Praecipitati rubri—Unguentum Hydrargyri rubrum.
Unguentum refrigerans—Unguentum leniens.
Unguentum Resinae—Unguentum basilicum.
Unguentum Resinae Pini—Unguentum basilicum.
Unguentum resinosum flavum—Unguentum flavum.
Unguentum Rorismarini compositum—Unguentum Rosmarini compositum.

Unguentum Rosmarini compositum. Unguentum aromaticum flavum, Unguentum nervinum, Unguentum Rorismarini compositum. Gliedersalbe, Nervensalbe, Rosmarinbutter.

Unguentum Saturni (saturninum)—Unguentum Plumbi.
Unguentum simplex—Unguentum cereum.
Unguentum stibiatum—Unguentum Tartari stibiati.
Unguentum Stibio-Kali tartarici—Unguentum Tartari stibiati.
Unguentum Subcarbonatis Plumbi—Unguentum Cerussae.
Unguentum Tartari emetici—Unguentum Tartari stibiati.

Unguentum Tartari stibiati. Unguentum stibiatum, Unguentum Stibio-Kali tartarici, Unguentum Tartari emetici.

Unguentum terebinthinaceum—Unguentum Terebinthinae.

Unguentum Terebinthinae. Balsamum Locatelli, Balsamum terebinthinatum, Unguentum digestivum, Unguentum terebinthinaceum. Einfache Digestivsalbe.

Unguentum Terebinthinae fuscum (resinosum)—Unguentum basilicum.
Unguentum tetrapharmacum—Unguentum basilicum.
Unguentum Werlhofii—Unguentum Hydrargyri album.

Unguentum Zinci. Unguentum de Nihilo, Unguentum exsiccans,

Unguentum Nihili, Unguentum Oxydi zincici, Unguentum Zinci Oxidi. Augennichtssalbe, Weiße Augensalbe, Weiße Nichtssalbe, Weißer Augenbalsam.

Unguentum Zinci Oxidi—Unguentum Zinci.
Universalpflaster—Emplastrum fuscum camphoratum.
Universalspiritus, gelber—Mixtura oleoso-balsamica.
Unschlitt—Sebum ovile.
Urao—Natrium carbonicum.

Uragoga ipecacuanha (Willd) Baillon. Callicocca ipecacuanha Brotero, Cephaelis ipecacuanha Willd., Psychotria ipecacuanha Muell. Argov.

Urea diaethylmalonylica—Acidum diaethylbarbituricum.
Urea phenylaethylmalonylica—Acidum phenylaethylbarbituricum.

Urethanum. Aethylis Carbamas. Aethylurethan, Karbaminsäureäthylester. Ethyl Carbamate (e).

Urginea scilla Steinheil—Urginea maritima (L.) Baker.

Urginea maritima (L.) Baker. Scilla maritima L., Urginea scilla Steinheil.

Uritone—Hexamethylentetramin.
Urotropin—Hexamethylentetraminum.
Urucu—Orleana.
Uva Ursina—Folia Uvae Ursi.

Valeriaan—Radix Valerianae.
Valerian Root—Radix Valerianae.
Vandal Root—Radix Valerianae.
Varecinium—Jodum.
Varek—Natrium carbonicum.
Varenextract—Extractum Filicis.
Varenwortel—Rhizoma Filicis.
Vaselina—Vaselinum.
Vaselinöl—Paraffinum liquidum.

Vaselinum. Adeps Petrolei, Paraffinum molle, Petrolatum, Petrolinum, Unguentum Petroleis, Vaselina. Paraffin Jelly, Petroleum Jelly. Petroleum Ointment (e); Graisse minérale, Pétréoline (fr).

Vaselinum liquidum—Paraffinum liquidum.
Vauquelinium—Strychninum.
Vegetabilisches Wachs—Cera japonica.
Vegetable Glue—Agar-Agar.
Vegetable Sulfur—Lycopodium.
Veilchenkraut—Herba Violae tricoloris.
Veilchenwurzel—Rhizoma Iridis.
Veilchenwurzel, Florentiner—Rhizoma Iridis.
Veilleuse—Colchicum.
Vellolin—Lanolinum.

Venezianischer Terpentin—Terebinthina laricina.
Venkelolie—Oleum Foeniculi.
Venkelvruchten—Fructus Foeniculi.
Venus—Cuprum.
Veratrina—Veratrinum.
Veratrinum. Veratrina, Veratrium.
Veratrium—Veratrinum.
Veratrum officinale Schlechtendal—Schoenocaulon officinale (Schlechtendal et Chamisso) Asa Grey.
Veratrum sabadilla Schiede—Schoenocaulon officinale (Schlechtendal et Chamisso) Asa Grey.
Verde Rame—Cuprum aceticum basicum.
Verdet—Cuprum aceticum basicum.
Verdet cristallisé—Cuprum aceticum.
Verdigris—Cuprum aceticum basicum.
Vermillon—Hydrargyrum sulfuratum rubrum.
Vermillon de Provence—Flores Carthami.
Veronal—Acidum diaethylbarbituricum.
Vert-de-gris—Cuprum aceticum basicum.
Vesikatorpflaster—Emplastrum Cantharidum ordinarium.
Vestalium—Cadmium.
Vestium—Cadmium.
Vetriolo azzurro—Cuprum sulfuricum.
Vetriolo di rame—Cuprum sulfuricum.
Vinagre—Acetum.
Vinagre de escila—Acetum Scillae.
Vinaigre—Acetum.
Vinaigre de scille—Acetum Scillae.
Vinaigre glacial—Acidum aceticum.
Vinaigre scillitique—Acetum Scillae.
Vinegar—Acetum.
Vinegar Naphtha—Aether aceticus.
Vinegar of Squill—Acetum Scillae.
Vingerhoed—Folia Digitalis.
Vier Räuberessig—Acetum aromaticum.
Vijg—Caricae.
Vinum amarum—Elixir Aurantii compositum.
Vinum antimoniale—Vinum stibiatum.
Vinum Aurantiorum compositum—Elixir Aurantii compositum.
Vinum emeticum—Vinum stibiatum.
Vinum Opii aromaticum—Tinctura Opii crocata.
Vinum Opii compositum—Tinctura Opii crocata.
Vinum Opii paregoricum—Tinctura Opii crocata.
Vinum Pepsini. Essentia Pepsini, Vinum pepticum. Pepsinessenz.
Vinum pepticum—Vinum Pepsini.
Vinum Rhei—Tinctura Rhei vinosa.
Vinum stibiatum. Aqua benedicta (Rulandi), Tinctura Antimonii Huxhamii, Vinum antimoniale, Vinum emeticum, Vinum Stibio-Kali tartaricum.
Vinum Stibio-Kali tartaricum—Vinum stibiatum.
Vinum thebaicum crocatum—Tinctura Opii crocata.
Violenwurzel—Rhizoma Iridis.

Virginia Serpentaria—Rhizoma Serpentariae.
Virginia Snakeroot—Rhizoma Serpentariae.
Virginienhohlwurzel—Rhizoma Serpentariae.
Viride aeris—Cuprum aceticum basicum.
Viride aeris cristallisatum—Cuprum aceticum.
Viszeralelixier—Elixir Aurantii compositum.
Vitriolated Soda—Natrium sulfuricum.
Vitriolated Tartar—Kalium sulfuricum.
Vitriol, blauer—Cuprum sulfuricum crudum.
Vitriol bleu—Cuprum sulfuricum.
Vitriol, englischer—Ferrum sulfuricum.
Vitriolgeist—Acidum sulfuricum crudum.
Vitriol, gewöhnlicher—Ferrum sulfuricum.
Vitriol, grüner—Ferrum sulfuricum crudum.
Vitriolic acid—Acidum sulfuricum.
Vitriol, Londoner—Ferrum sulfuricum.
Vitriolo azul—Cuprum sulfuricum.
Vitriolo de Cobre—Cuprum sulfuricum.
Vitriolöl—Acidum sulfuricum crudum.
Vitriol, römischer—Ferrum sulfuricum.
Vitriolsäure—Acidum sulfuricum crudum.
Vitriol, schwererdiger—Barium sulfuricum.
Vitriolspiritus—Acidum sulfuricum dilutum.
Vitriolweinstein—Kalium sulfuricum.
Vitriol, weißer—Zincum sulfuricum.
Vitriol, zyprischer—Cuprum sulfuricum.
Vitriolum album—Zincum sulfuricum.
Vitriolum ammoniacale—Ammonium sulfuricum.
Vitriolum anglicum—Ferrum sulfuricum.
Vitriolum Barii—Barium sulfuricum.
Vitriolum caeruleum—Cuprum sulfuricum crudum.
Vitriolum caeruleum camphoratum—Cuprum aluminatum.
Vitriolum Calcariae ustum—Calcium sulfuricum ustum.
Vitriolum chinicum—Chininum sulfuricum.
Vitriolum coeruleum—Cuprum sulfuricum.
Vitriolum Cupri—Cuprum sulfuricum crudum.
Vitriolum de Cypro—Cuprum sulfuricum.
Vitriolum Martis—Ferrum sulfuricum crudum.
Vitriolum Martis purum—Ferrum sulfuricum purum.
Vitriolum Potassae—Kalium sulfuricum.
Vitriolum Veneris—Cuprum sulfuricum.
Vitriolum viride—Ferrum sulfuricum.
Vitriolum Zinci—Zincum sulfuricum.
Vitrum Antimonii—Stibium oxydatum vitreum.
Vitrum solutum—Liquor Natrii silicici.
Vlierbloemen—Flores Sambuci.
Vluchtige Olien—Olea aethereae.
Vogelknöterich—Herba Polygoni.
Volatile Oils—Olea aetherea.
Volatile oil of Nutmeg—Oleum Myristicae aethereum.
Volatile Salt—Ammonium carbonicum.
Vomitwort herb—Herba Lobeliae.
Vomizin—Bruzin.
Voßsaft—Mel rosato-boraxatum.

Vuilboombast—Cortex Frangulae.
Vuurzwam—Fungus igniarius.

Wachandelbeere—Fructus Juniperi.
Wacholderbeerenöl—Oleum Juniperi.
Wacholderholz—Lignum Juniperi.
Wacholdersaft—Succus Juniperi inspissatus.
Wachssalben—Cerata.
Wachs, vegetabilisches—Cera japonica.
Wachtelbeere—Fructus Juniperi.
Waidasche—Kalium carbonicum.
Waldmalven—Flores Malvae.
Waldnachtschattenblätter (Wurzel)—Folia (Radix) Belladonnae.
Waldstaub—Lycopodium.
Walrat—Cetaceum.
Walratsalbe—Unguentum leniens.
Walschot—Cetaceum.
Wanzendillkörner—Fructus Coriandri.
Warrance root—Radix Rubiae.
Waschrinde—Cortex Quillaiae.
Washed Sulphur—Sulfur depuratum.
Wasserbaldrian (W. großer)—Radix Valerianae.
Wasserfenchelsamen—Fructus Phellandri.
Wasserglas—Liquor Natrii silicici.
Wasserklee—Folia Trifolii fibrini.
Wasserkleeextrakt—Extractum Trifolii fibrini.
Wasserkrautextrakt—Extractum Trifolii fibrini.
Wasserkrautwurzel, kanadische—Rhizoma Hydrastis.
Wasserpoley—Herba Pulegii.
Wasserstoffperoxyd—Hydrogenium peroxydatum.
Water—Aqua.
Water Avens—Rhizoma Caryophyllatae.
Water Fennel seeds—Fructus Phellandri.
Water Hemlock seeds—Fructus Phellandri.
Water Shamrock leaves—Folia Trifolii fibrini.
Watte—Gossypium depuratum.
Waythorn Berries——Fructus Rhamni cathartici.
Wegebreite—Herba Plantaginis.
Wegerich—Herba Plantaginis.
Weglunge—Radix Cichorei.
Wegwartwurzel—Radix Cichorei.
Weihnachtswurzel—Radix Hellebori nigri.
Weinessig—Acetum.
Weinraute—Herba Rutae.
Weinrebenwurzel—Radix Bryoniae.
Weinsteinalkali—Kalium carbonicum.
Weinsteinerde—Kalium carbonicum.
Weinsteinerde, blättrige—Kalium aceticum.
Weinsteinrahm, auflöslicher—Tartarus boraxatus.
Weinsteinsalz—Kalium carbonicum.
Weinsteinsalz, blätteriges—Kalium aceticum.
Weinsteinsäure—Acidum tartaricum.

Weinstein, tartarisierter—Kalium tartaricum.
Weinstein, vitriolisierter—Kalium sulfuricum.
Weiße Arquebusade—Aqua vulneraria vinosa.
Wendwurzel—Radix Valerianae.
Wermut—Herba Absinthii.
Wermutsalz—Kalium carbonicum.
White Agaric—Fungus Laricis.
White Ginger—Rhizoma Zingiberis.
White Lead—Cerussa.
White Mallow Root—Radix Althaeae.
White Mustard seeds—Semen Erucae.
Wiener Tränkchen—Infusum Sennae compositum.
Wiesenbaldrian—Radix Valerianae.
Wiesenkümmel—Fructus Carvi.
Wijnsteen—Tartarus depuratus.
Wild Cinnamone bark—Cortex Canellae albae.
Wilder Buchsbaum—Folia Uvae Ursi.
Wildfräuleinkraut—Herba Ivae Moschatae.
Wild Ginger—Rhizoma Asari.
Wild Lemon—Podophyllum peltatum L.
Wild Marjoram—Herba Majoranae.
Wildmohn—Flores Rhoeados.
Wild Pepper bark—Cortex Mezerei.
Wild Rosemary—Herba Ledi palustris.
Wild Thyme—Herba Serpylli.
Williamsons Blau—Ferrum cyanatum.
Windblume—Herba Pulsatillae.
Wind Flower herb—Herba Pulsatillae.
Wintergreenöl, künstliches—Methylium salicylicum.
Winterrosen—Flores Malvae arboreae.
Wirk und Mosch—Mastix.
Wismutnitrat, präzipitiertes—Bismutum subnitricum.
Wismutoxyd, basisch salizylsaures—Bismutum subsalicylicum.
Wismutoxyd, basisch salpetersaures—Bismutum subnitricum.
Wismutoxyd, salizylsaures—Bismutum subsalicylicum.
Wismutoxyd, salpetersaures—Bismutum nitricum.
Wismutsubnitrat—Bismutum subnitricum.
Wismutweiß—Bismutum subnitricum.
Witch Gowan root—Radix Taraxaci.
Witch-grass root—Rhizoma Graminis.
Witchhazel—Hamamelis.
Wit Precipitaat—Hydrargyrum praecipitatum album.
Wohlverleih—Flores Arnicae.
Wohlverleihblüten—Flores Arnicae.
Wohlverleihwurzel—Radix Arnicae.
Wolfberry leaves—Herba Paridis.
Wolf's Bane flowers—Flores Arnica.
Wolf's Bane root—Tubera Aconiti.
Wolfsbeere—Herba Paridis.
Wolfsblume—Flores Arnicae.
Wolfs herb root—Radix Arnicae.
Wolfskirschenblätter (Wurzel)—Folia (Radix) Belladonnae.
Wolfsklaauw—Lycopodium.
Wolfsklausamen—Lycopodium.

Wolfsmilchgummi—Euphorbium.
Wollfett—Adeps Lanae anhydricus.
Wollblumen—Flores Verbasci.
Wollsalz, Glaubers—Natrium sulfuricum.
Wollschweißfett—Adeps Lanae anhydricus.
Wood charcoal—Carbo Ligni pulveratus.
Wood Naphtha—Alcohol methylicus.
Wood Spirit—Alcohol methylicus.
Woody Nightshade—Stipites Dulcamarae.
Wool-blade flowers—Flores Verbasci.
Wool fat—Adeps Lanae anhydricus.
Wool grease—Adeps Lanae anhydricus.
Wonderboom—Ricinus.
Wonderolie—Oleum Ricini.
Wormkruid—Flores Cinae.
Wormseed—Flores Cinae.
Wormwood—Herba Absinthii.
Wundbalsam—Balsamum peruvianum.
Wunderbalsam—Tinctura Benzoes composita.
Wunderbaum—Ricinus.
Wunderbaumsamen—Semen Ricini.
Wundererde sächsische—Bolus alba.
Wundfarn—Penghawar Djambi.
Wundschwamm—Fungus igniarius.
Wundstein—Cuprum aluminatum.
Wundwasser—Aqua vulneraria vinosa.
Wundwatte—Gossypium depuratum.
Würfelsalpeter—Natrium nitricum.
Wurmfarnextrakt—Extractum Filicis.
Wurmfarnkraut—Herba Tanaceti.
Wurmfarnwurzel—Rhizoma Filicis.
Wurmkraut—Herba Tanaceti.
Wurmmehl—Lycopodium.
Wurmmoos—Helminthochorton.
Wurmsamen—Flores Cinae.
Wurmsamenöl—Oleum Chenopodii anthelmintici.
Wurmtang—Helminthochorton.
Wurzel, Florentiner—Rhizoma Iridis
Wutbeerenblätter (Wurzel)—Folia (Radix) Belladonnae.
Wymote root—Radix Althaeae.

Xanthopikrit—Berberin.
Xylaloe aromatica—Lignum Aloes.
Xylit—Alcohol methylicus.
Xylocaracta—Fructus Ceratoniae.
Xyloceratia—Fructus Ceratoniae.
Xylocassia—Cortex Cinnamomi Cassiae.
Xylum präparatum—Gossypium depuratum.

Yarrow—Flores Millefolii.
Yeast—Faex medicinalis.

Brieger, Synonyma.

Yellow Beeswax—Cera flava.
Yellow Gowan root—Radix Taraxaci.
Yellow mercurial Lotion—Aqua phagedaenica lutea.
Yellow Oxide of Lead—Lithargyrum.
Yellow Praecipitate—Hydrargyrum oxydatum via humida paratum.
Yellow Prussiate of Potash—Kalium ferrocyanatum.
Yellow Puccoon root—Rhizoma Hydrastis.
Yellow seed—Semen Jequirity.
Yellow Sweet Clover—Herba Meliloti.
Yellow Wash—Aqua phagedaenica lutea.
Yellow wax—Cera flava.
Yodo—Jodum.
Yoduro mercurioso—Hydrargyrum jodatum.
Yoduro mercurico—Hydrargyrum bijodatum.
Yoduro sodico—Natrium jodatum.
Yohimboarinde—Cortex Yohimbehe.

Zafferano—Crocus.
Zafferano selvatico—Colchicum.
Zahnkorallen—Semen Paeoniae.
Zahnperlen—Semen Paeoniae.
Zahnpflaster—Emplastrum Cantharidum perpetuum.
Zahnwurzel—Rhizoma Iridis.
Zaltpeterzuur—Acidum nitricum.
Zalven—Unguenta.
Zapfenkorn—Secale cornutum.
Zauberbalsam—Balsamum peruvianum.
Zaunrübe—Radix Bryoniae.
Zeckenkörner—Semen Ricini.
Zederatöl—Oleum Citri.
Zedoaire—Rhizoma Zedoariae.
Zedoary—Rhizoma Zedoariae.
Zedroessenz—Oleum Citri.
Zedroöl—Oleum Citri.
Zeep—Sapo.
Zeeppleister—Emplastrum saponatum.
Zeltchen—Pastilli.
Zenebladen—Folia Sennae.
Zenzero—Rhizoma Zingiberis.
Zerate—Cerata.
Zeste de Citron—Pericarpium Citri.
Zeste d'Orange amère—Pericarpium Aurantii.
Zetmeel—Amylum.
Zetylessigsäure—Acidum stearinicum.
Zetylzitronensäure—Acidum agaricinicum.
Zichorienwurzel—Radix Cichorei.
Zieratsalbe—Unguentum Plumbi.
Zilver—Argentum.
Zimmt, bitterer—Cortex Culilawan.
Zimmtkassie—Cortex Cinnamomi cassiae.
Zimmtkassienöl—Oleum Cinnamomi cassiae.

Zimmtwasser, weingeistiges—Aqua Cinnamomi.
Zimmt, weißer—Cortex Canellae albae.
Zinci Chloridum—Zincum chloratum.
Zincicum—Zincum oxydatum.
Zinci Oxidum—Zincum oxydatum.
Zinci Phenolsulphonas—Zincum sulfophenylicum.
Zinci Sulphas—Zincum sulfuricum.
Zinci Sulphocarbolas—Zincum sulfophenylicum.

Zincum. Speltrum, Spiauter.

Zincum aceticum. Essigsaures Zinkoxyd.

Zincum calaminare—Zincum carbonicum naturale.

Zincum carbonicum naturale*). Calamina, Lapis Calaminaris, Nihilum griseum, Tutia grisea, Zincum calaminare, Zincum ochraceum. Galmei.

Zincum chloratum. Butyrum Zinci, Chloretum (Chloruretum) Zinci, Lapis zinzicus, Zinci Chloridum, Zincum muriaticum. Zinkbutter.

Zincum muriaticum—Zincum chloratum.
Zincum ochraceum—Zincum carbonicum naturale.

Zincum oxydatum*) (ohne Trennung nach dem Reinheitsgrade). Cadmia alba, Cadmia fornacum, Cadmia fossilis, Cadmia nativa, Calx Zinci, Flores Zinci, Lana fixata, Lana philosophica, Nihilum album, Oxydum zincicum, Pompholix zincicum, Tutia (T. alexandrina) (T. praeparata), Zinci Oxidum, Zincum oxydatum venale, Zincum oxydatum via humida paratum. Augennichts, Nichts (N., weißer), Philosophenwolle, Weißes Nichts, Zinkblumen, Zinkweiß. Calamina praeparata (National Formulary), Prepared Calamine (National Formulary) (e); Blanc de Zinc, Fleurs de Zinc (fr).

Zincum oxydatum sulfuricum—Zincum sulfuricum.
Zincum oxydatum venale—Zincum oxydatum.
Zincum oxydatum via humida paratum—Zincum oxydatum.
Zincum sulfocarbolicum—Zincum sulfophenylicum.
Zincum sulfophenolicum—Zincum sulfophenylicum.

Zincum sulfophenylicum. Zinci Phenolsulphonas, Zinci Sulphocarbolas, Zincum sulfocarbolicum, Zincum sulfophenolicum.

Zincum sulfuricum. Chalcarthum, Gilla Vitrioli, Sal Zinci, Sulfas Zinci, Sulphas zincicus, Vitriolum album, Vitriolum Zinci, Vitriolum Zinci purum, Zinci Sulphas, Zincum oxydatum sulfuricum, Zincum vitriolatum. Schwefelsaures Zinkoxyd, Weißer Augenstein, Galitzenstein, Weißer Galizienstein, Weißer Kupferrauch, Weißer Vitriol.

Zincum vitriolatum—Zincum sulfuricum.
Zineol—Eucalyptolum.
Zingiber—Rhizoma Zingiberis.

---

*) Die Synonyma für Zincum carbonicum naturale und Zincum oxydatum crudum lassen eine scharfe Trennung kaum zu. Die Ausdrücke „Lapis calaminaris", „Cadmia", „Nihilum" und „Tutia" mit Zusätzen bezeichnen bald das eine, bald das andere Mittel.

Zingiber officinalis Roscoe. Amomum Zingiber L.
Zinkblumen—Zincum oxydatum.
Zinkbutter—Zincum chloratum.
Zinkoxyd, essigsaures—Zincum aceticum.
Zinkoxyd, schwefelsaures—Zincum sulfuricum.
Zinkvitriol—Zincum sulfuricum.
Zinkweiß—Zincum oxydatum.
Zinnkraut—Herba Equiseti.
Zinnober—Hydrargyrum sulfuratum rubrum.
Zitronenmelissenblätter—Folia Melissae.
Zitronensalz—Acidum citricum.
Zitronenwurzelkraut—Herba Abrotani.
Zittwersamen—Flores Cinae.
Zittwerwurzel—Rhizoma Zedoariae.
Zitwersamen—Flores Cinae.
Zizyphae punicae—Fructus Jujubae.
Zoethoutwortel—Radix Liquiritiae.
Zottenblumenblätter—Folia Trifolii fibrini.
Zucchero—Saccharum.
Zucchero di Latte—Saccharum Lactis.
Zucchero di Saturno—Plumbum aceticum.
Zuckerin—Saccharin.
Zuckerrosenblätter—Flores Rosae.
Zuckersäure——Acidum oxalicum.
Zugpflaster—Emplastrum Cantharidum perpetuum.
Zugpflaster, braunes—Emplastrum fuscum.
Zugpflaster, zusammengesetztes—Emplastrum Lithargyri compositum.
Zugsalbe—Unguentum basilicum.
Zunder—Fungus igniarius.
Zwart Mosterdzaad—Semen Sinapis.
Zwavel—Sulfur.
Zwawelmilk—Sulfur praecipitatum.
Zweifach basisches Natriumphosphat—Natrium phosphoricum.
Zweifach kohlensaures Kali—Kalium bicarbonicum.
Zyanquecksilber—Hydrargyrum cyanatum.

Verlag von Julius Springer / Berlin

Pharmazeutisch-chemisches Rechenbuch
Von

Prof. Dr. O. Anselmino und Dr. R. Brieger
Oberregierungsrat und Mitglied des   Wissenschaftlicher Redakteur an der
Reichsgesundheitsamts   Pharmazeutischen Zeitung

IV, 73 Seiten. 1928. RM 3.75

Anleitung zur Erkennung und Prüfung der Arzneimittel des Deutschen Arzneibuches zugleich ein Leitfaden für Apothekerrevisoren. Von Dr. Max Biechele †. Auf Grund der sechsten Ausgabe des Deutschen Arzneibuches neubearbeitet und mit Erläuterungen, Hilfstafeln und Zusammenstellungen über Reagenzien und Geräte, sowie über die Aufbewahrung der Arzneimittel versehen von Dr. Richard Brieger, Berlin, Apotheker und Redakteur an der Pharmazeutischen Zeitung.
Sechszehnte Auflage erscheint im Frühjahr 1929.

Mylius-Brieger, Grundzüge der praktischen Pharmazie. Von Dr. phil. Richard Brieger, Apotheker und Redakteur an der Pharmazeutischen Zeitung. Sechste, völlig neubearbeitete Auflage der „Schule der Pharmazie, Praktischer Teil von Dr. E. Mylius". Mit 160 Textabbildungen. VIII, 358 Seiten. 1926.
Gebunden RM 14.70

Die kaufmännische Apothekenführung und die Spezialitätenfabrikation. Von Dr. phil. Richard Brieger, Apotheker. IV, 148 Seiten. 1926. RM 6.75; gebunden RM 7.50

Apothekengesetze. Nach deutschem Reichs- und preußischem Landesrecht herausgegeben und erläutert von Ernst Urban, Redakteur der Pharmazeutischen Zeitung. Sechste Auflage von Böttger-Urban: „Die preußischen Apothekengesetze". XII, 427 Seiten. 1927.
Gebunden RM 21.—

Freigegebene und nicht freigegebene Arzneimittel. Die Verordnung betreffend den Verkehr mit Arzneimitteln und die Rechtsprechung der höheren Gerichte. Von Ernst Urban, Redakteur der Pharmazeutischen Zeitung. Sechste Auflage. Nach dem Stande vom 1. Juli 1928. 80 Seiten. 1928. RM 2.—

Die gesetzlichen Bestimmungen über Arzneimittelankündigung und Geheimmittelverkehr. Von Ernst Urban, Redakteur der Pharmazeutischen Zeitung. 47 Seiten. 1925. RM 1.20

Verlag von Julius Springer / Berlin

Pharmazeutisch-chemisches Praktikum. Herstellung, Prüfung und theoretische Ausarbeitung pharmazeutisch-chemischer Präparate. Ein Ratgeber für Apothekenpraktikanten. Von Dr. D. Schenk, Apotheker und Nahrungsmittelchemiker. Zweite, verbesserte und erweiterte Auflage. Mit 49 Abbildungen im Text. VI, 223 Seiten. 1928. RM 10.—; gebunden RM 11.—

Tabellen für das pharmakognostische Praktikum zugleich Repetitorium der Pharmakognosie. Von Dr. H. Zörnig, Professor an der Universität Basel. Zweite, verbesserte und vermehrte Auflage. 151 Seiten. 1925. RM 6.—

Tabelle zur mikroskopischen Bestimmung der offizinellen Drogenpulver. Von Dr. H. Zörnig, Professor an der Universität Basel. Zweite, verbesserte und vermehrte Ausgabe. VI, 59 Seiten. 1925. RM 3.60

Neues pharmazeutisches Manual. Von Eugen Dieterich. Vierzehnte, verbesserte und erweiterte Auflage, bearbeitet von Dr. Wilhelm Kerkhof, ehemaligem Direktor der Chemischen Fabrik Helfenberg A.-G., vormals Eugen Dieterich, herausgegeben von der Chemischen Fabrik Helfenberg A.-G., vormals Eugen Dieterich, Helfenberg bei Dresden. Mit 156 Textabbildungen. VIII, 825 Seiten. 1924.
Gebunden RM 22.20

Die chemischen und physikalischen Prüfungsmethoden des Deutschen Arzneibuches 6. Ausgabe. Von Dr. J. Herzog, Direktor in der Handelsgesellschaft Deutscher Apotheker, Berlin und A. Hanner, Regierungsrat im Reichsgesundheitsamt. Berlin. Dritte, völlig umgearbeitete und vermehrte Auflage. Aus dem Laboratorium der Handelsgesellschaft Deutscher Apotheker. Mit 10 Textabbildungen. VI, 545 Seiten. 1928. Gebunden RM 29.50

Der Apotheker als Subjekt und Objekt der Literatur. Von Georg Urdang. Mit 16 Bildnissen. VI, 181 Seiten. 1926.
In Pappband gebunden RM 9.60; in Geschenkband RM 10.50

Der Apotheker im Spiegel der Literatur. Von Georg Urdang. VI, 157 Seiten. 1921. Gebunden RM 3.—

Pharmazeutischer Kalender 1929. Herausgegeben von Ernst Urban. In drei Teilen. Achtundfünfzigster Jahrgang. (69. Jahrgang des Pharm. Kalenders für Norddeutschland.)
 I. Teil: Pharmazeutisches Taschenbuch (gebunden).
 II. Teil: Pharmazeutisches Handbuch (gebunden).
 III. Teil: Pharmazeutisches Adreßbuch (geheftet).
RM 11.50
Die drei Teile des Kalenders werden einzeln nicht abgegeben.

MIX
Papier aus verantwortungsvollen Quellen
Paper from responsible sources
FSC® C105338

If you have any concerns about our products,
you can contact us on
ProductSafety@springernature.com

In case Publisher is established outside the EU,
the EU authorized representative is:
**Springer Nature Customer Service Center GmbH
Europaplatz 3, 69115 Heidelberg, Germany**

Printed by Libri Plureos GmbH
in Hamburg, Germany